速查！

數學大百科事典

127個公式‧定理‧法則

一次、二次函數／指數／對數／數列／三角函數／向量／矩陣／
排列組合／微分／積分／數值分析／圖形方程式／機率／統計／
複數／參數式／極座標／標準差／變異數／機率分布／貝氏定理／
特徵值／特徵向量／梯度、散度、旋度／尤拉公式／傅立葉變換

公式、定理、法則太多很容易忘記嗎？
幫助你快速查閱、有效率的複習，
為工程、3D動畫、機器學習打基礎。

蔵本貴文 Kuramoto Takafumi 著　　黃鵬瑞 博士 譯

感謝您購買旗標書,
記得到旗標網站
www.flag.com.tw
更多的加值內容等著您…

● FB 官方粉絲專頁:旗標知識講堂

● 旗標「線上購買」專區:您不用出門就可選購旗標書!

● 如您對本書內容有不明瞭或建議改進之處,請連上
旗標網站,點選首頁的 [聯絡我們] 專區。

若需線上即時詢問問題,可點選旗標官方粉絲專頁
留言詢問,小編客服隨時待命,盡速回覆。

若是寄信聯絡旗標客服 email,我們收到您的訊息
後,將由專業客服人員為您解答。

我們所提供的售後服務範圍僅限於書籍本身或內
容表達不清楚的地方,至於軟硬體的問題,請直接
連絡廠商。

學生團體　　訂購專線:(02)2396-3257 轉 362
　　　　　　傳真專線:(02)2321-2545

經銷商　　　服務專線:(02)2396-3257 轉 331
　　　　　　將派專人拜訪
　　　　　　傳真專線:(02)2321-2545

國家圖書館出版品預行編目資料

速查! 數學大百科事典 - 127個公式、定理、法則
/ 蔵本貴文 Kuramoto Takafumi 著,　　黃鵬瑞 博士 譯,--
臺北市:旗標,2021.05　　面;　　公分
譯自:大百科事典:仕事使公式定理127
ISBN 978-986-312-668-3 (平裝)
1.數學
310　　　　　　　　　　　　　　　110005867

作　　者/蔵本貴文 Kuramoto Takafumi
封面與版型設計/吉村朋子
封面與內文插圖/大野文彰
翻譯著作人/旗標科技股份有限公司
發 行 所/旗標科技股份有限公司
　　　　　台北市杭州南路一段15-1號19樓
電　　話/(02)2396-3257(代表號)
傳　　真/(02)2321-2545
劃撥帳號/1332727-9
帳　　戶/旗標科技股份有限公司
監　　督/陳彥發
執行編輯/孫立德
美術編輯/陳慧如
中文版封面設計/陳慧如
校　　對/孫立德

新台幣售價:500 元
西元 2024 年 7 月初版 3 刷
行政院新聞局核准登記-局版台業字第 4512 號
ISBN 978-986-312-668-3

数学大百科事典 仕事で使う公式・定理・ルール127
(Sugaku Daihyakka Jiten : 5626-2)
© 2018 Takafumi Kuramoto
Original Japanese edition published by
SHOEISHA Co.,Ltd.
Traditional Chinese Character translation rights
arranged with SHOEISHA Co.,Ltd.
through TUTTLE-MORI AGENCY, INC.

Traditional Chinese Character translation
copyright © 2021 by Flag Technology Co., LTD.

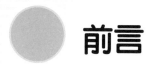

前言

沒有數學就無法生存在目前與未來的時代

AI 機器學習、大數據、量子電腦，這些都是現在經常聽到的名詞，也因為在現今的科技發展上是重中之重，因而許多人嚮往進入這個領域。

此外，自動駕駛與機器人等科技日新月異，電腦也將從原本靠人類操作的工具，逐漸轉變為具有自我學習能力的助手，或甚至成為「同事」，或直接參與我們的日常生活。

現今具備跨領域專長越來越重要，科技業不僅僅需要有技術能力的人才，也需要有人文專長的人才。例如理工出身的人可能不懂社會學、經濟學、心理學⋯，此時就非常需要其他領域的人才加入團隊協同工作。不過既然是科技領域，如果參與者沒有數學的邏輯常識，恐怕也很難看懂團隊在做甚麼事吧。

電腦是靠數學運算才得以工作，在 AI 機器學習時代更是靠數學演算法來自我學習，所以我們可以說電腦的指令是由數學衍生而來。因此，為了瞭解電腦的運作模式並與電腦溝通，我們就需要懂數學，當然也必須懂程式設計。

在紙上能算出答案的數學只是學習的開端，真實世界的數學必然比理論複雜許多，例如人工智慧的發展在納入統計學的觀念之後，從大量數據中去找出規律，建立數學模型並進而預測可能發生的機率，其中牽涉到非常大量的電腦運算才能得出結果，而且精確度還不見得高，只有懂數學的人才有能力調整參數與改善演算法。為此，筆者才著手寫了這本書。

筆者的工作是設計半導體的工程師，需要建立模型將半導體的特性用數學式表示，工作中就會使用到很多數學，包括對數、向量、矩陣、微積分、複數、統計等等，因此我也在本書中加入一些商業或工業界如何使用這些數學的範例，讓讀者知道數學可以應用在哪些地方。

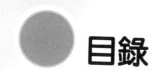

目錄

Chapter 01 中學數學回顧   001

Chapter **02**

一次、二次函數與方程式、不等式　　031

Introduction

^{Chapter}
03 指數、對數　　　　　　　　　　　　　　**055**

Chapter 04 三角函數 ─────────────────────── 079

Chapter
06 積分 123

Chapter **11**

向量   **217**

Introduction

Chapter 14

機率

273

Introduction

Chapter

15 基礎統計 ————————————— 297

Introduction

Chapter

16

統計進階　　　　　　　　　　　319

Introduction

本書的特色與使用方法

使用數學是甚麼意思？

本書的目標不僅僅是知道數學，也要能夠「使用數學」。在現實世界中，例如聚集人氣、減少不良品等問題，都可以利用數學去解決。

那麼要怎麼做才能夠使用數學呢？應該有許多人會回答「能夠解學校教的題目」。不過，解學校教的題目與使用數學是不一樣的。

例如，我們知道 x^5 的微分是 $5x^4$、而 $2x^4$ 的微分是 $8x^3$，也就是 x^n 的微分會得到 nx^{n-1}。知道這個公式就表示知道微分是甚麼意義了嗎？該用在哪裡呢？所以說，會解學校教的題目只是基礎的學習過程，要理解其意義之後，才知道可以用在哪裡，以及該怎麼使用。我想就算是數學很好的同學，也不見得就真的瞭解數學。也因此許多人會有學數學沒用的錯誤認知。

實際應用數學時，不僅要知道理論，最重要的是**要能夠知道所學的內容是可以用在甚麼情況**。很可惜的是，這在目前的教學課程中，幾乎沒有告訴學生這些。本書特別設計 ⌞💻Business⌝ 專欄，就是在說明該單元的內容能夠使用在甚麼情況。這部分可以訓練我們對於數學的感覺，讓我們知道在甚麼情況是有用的。

教學太著重細節卻見樹不見林

目前數學教育的問題是太著重於細節的部份。當然，從做學問的角度看，細節可以說是數學的命脈。不過，教學太專注在細節上，學生反而很難看清楚整體的輪廓。

在本書中，每一章開頭都會有 Introduction（簡介），這是在說明各章學習內容的重要性以及與其他章節的連結，讓讀者可以多考慮到不同主題的相關性，進而將各單元的視野擴展到其他領域。另一方面，為了讀者的易讀性，我們也刻意省略了一些細節，例如公式推導過程省略，用意是讓讀者以好查閱為準。

高中數學是頗有難度的

本書的內容以高中數學為主，實際上高中數學一點也不簡單，**如果能夠完全理解高中數學的函數、微積分、向量等等內容，就已經算是打下不錯的數學基礎**。當然，統計、數值分析、線性代數等高中課程外的內容也很重要（本書也涵蓋這些主題一部分的內容）。不過，只要能夠學好高中數學，要理解上述內容也就不至於太困難。

另外，大多數人接觸數學最多的時期就是入學考試。本書也包括適合考生閱讀的指引，但主要目的是希望藉由將學校的數學教學與實際應用上相互對照，可以加強考生對數學的理解。其中也包括一些雖然考試不考，但卻能引發對科學技術產生興趣的有趣主題。

本書的使用方法

　　本書的使用方法如下表示。可以先參考星號的數量與簡介，一開始不要著重在細節，而是優先掌握大致的內容。

　　讀者可以用查字典的方式，閱讀自己想知道的數學主題。時間允許的話，能夠整篇閱讀一次，相信對掌握整體內容會更有幫助。

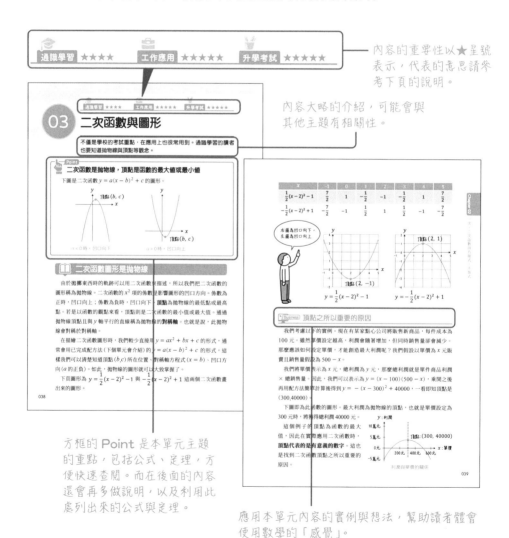

內容的重要性以★星號表示，代表的意思請參考下頁的說明。

內容大略的介紹，可能會與其他主題有相關性。

方框的 Point 是本單元主題的重點，包括公式、定理，方便快速查閱。而在後面的內容還會再多做說明，以及利用此處列出來的公式與定理。

應用本單元內容的實例與想法，幫助讀者體會使用數學的「感覺」。

本書依照閱讀的對象區分為「通識學習」「工作應用」「升學考試」等三種，並且依建議的學習重要性用星號數量表示。

「通識學習」的目的

適用對象例如是從事管理工作、文科出身，數學知識停留在高中階段。或是工程技術企業內需要與技術同仁溝通的業務行銷人員，希望有基本的數學知識等讀者。

★★★★★　→ 重要的內容。要知道計算方法。

★★★★　　→ 重要的內容，能實際計算最好。

★★★　　　→ 不必練習計算，但是要知道名詞的意義。

★★　　　　→ 有時間的話再看看是甚麼意思。

★　　　　　→ 不屬於通識學習階段的內容。

「工作應用」的目的

在電子、資訊、機械、建築、化學、生物、醫藥等相關企業擔任規劃與開發、製造工程的管理等工程師或程式設計師，進行數據分析的工程師與顧問。

★★★★★　→ 幾乎每天在工作上都會使用，一定要熟練。

★★★★　　→ 工作上經常使用，要能夠會計算。

★★★　　　→ 偶爾在工作需要用到，所以也需要學習。

★★　　　　→ 工作中較少需要用到。

★　　　　　→ 工作上應該不需要追求的知識。

「升學考試」的目的

學測或指考的高中考生，並且有考數學科目。

★★★★★　→ 一定要熟練到不需要思考就能夠動手計算。

★★★★　→ 常見的出題內容，不會的話可能就不妙了。

★★★　→ 屬於測驗範圍，一定要確實學習。

★★　→ 屬於課程範圍，但較少進入考題。

★　→ 不屬於高中數學的課程範圍。

中學數學回顧

重點是推廣、抽象、邏輯的觀念

我們從中學階段學到的數學開始複習。因為是基礎中的基礎，所以與工作直接相關的部分比較少。不過，這些都是後續學習的基本知識，因此需要確實理解才行。數學的三個重點是「**推廣**」、「**抽象**」、「**邏輯**」，接下來就從這裡開始說明。

首先是「推廣」（也就是廣義化）。在小學時期，我們學了正整數、小數、分數，到了國中就接觸到稍具複雜概念的負數與無理數等。

舉例來說，存款餘額上如果有數字「1000」，就代表有 1000 元。正數代表金額的數量。可是，如果推廣到負數時，「−1000」就可以表示借了1000 元。「推廣」的概念時常出現在數學當中。或許讀者一開始會不太理解，但只要熟悉之後，對我們的思考會很有幫助。

第二個是「抽象」。國中數學開始會將整數、小數等數字計算換成使用 x、y 等符號的代數式來表示。許多學生害怕數學就是從這個階段開始的，因為代數就是將事物用符號代表，將實際的數字變得很抽象。如果觀念沒有跟上，後面就都會學得很辛苦，自然就越來越不喜歡數學。

舉例來說，假設某個店家將所有商品以八折優惠進行拍賣。若是原價200 元的商品，則應付金額就是原價的八折，所以需付款

$$200 \times 0.8 = 160 \text{ 元}$$

如果將上述算式以符號來抽象化之後，一件 x 元的商品，應付金額就是

$$x \times 0.8 \times 1.0 = 0.80x \text{ 元}$$

前者的算式只能計算 200 元商品,而後者的代數式只要將 x 換成任一金額,便可涵蓋所有金額的商品。

為什麼數學對我們有用呢?其中之一的答案是「**因為利用數學可以計算未知的事**」。而「抽象化」正是一切的起源。

第三個重點是「邏輯」。讀者還記得國中時期的圖形證明題吧。說實話,那對我們往後的日常生活沒有甚麼用處。但是,在證明的過程中,**將自己的想法傳達給他人,並利用合乎邏輯的步驟將每一段事實逐步推導至結論的能力,就非常的重要**。因此,那些看起來似乎對我們沒用的證明題,其實就是訓練邏輯能力的基礎。

因此,即使在國中階段的數學就已經隱藏著許多推廣、抽象、邏輯的重點。有了這些認識,我們就能接著繼續學習。

通識學習的讀者

如果是將本書當成科普休閒閱讀的讀者,可以從頭讀到尾,並全部瞭解內容。最好能夠熟悉計算,建議實際動手跟著書中的例子算算看。

工作應用的讀者

除了圖形相關的章節之外,其他部分都很重要。如果有覺得不理解之處,請確實弄懂克服困難。

升學考試的讀者

每個章節都很重要。希望讀者可以熟練到不須思考就能計算的程度。

01 正負數

基礎主題。最基本的正負數四則運算觀念。

Point

負×正＝負、負×負＝正

絕對值：拿掉正負號後的數字（數線上的距離）

例) 4 的絕對值是 4，−4 的絕對值也是 4

負數的加法、減法

（數）＋（負數）＝ 減去負數的絕對值

（數）－（負數）＝ 加上負數的絕對值

例) $7 + (-2) = 7 - 2 = 5$　　　　$-7 + (-2) = -9$

$7 - (-2) = 7 + 2 = 9$　　　　$-7 - (-2) = -5$

負數的乘法（除法亦同）

（正數）×（正數）＝（正數）

（正數）×（負數）＝（負數）

（負數）×（正數）＝（負數）

（負數）×（負數）＝（正數）

$(-) \times (+)$ 是 $(-)$、
$(-) \times (-)$ 是 $(+)$

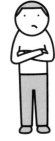

例) $2 \times 3 = 6$　　$2 \times (-3) = -6$　　$(-2) \times 3 = -6$　　$(-2) \times (-3) = 6$

📖 用數線來理解負數的計算

　　有些人不太習慣負數的寫法，原因或許是對負數的加減法產生困惑。這時候我們可以用**數線**來考慮。

　　數線如下頁圖中將數字按照大小順序排列於一直線上。在數線上，加上正數就是向右前進，而減掉正數就代表向左前進。舉例來說，考慮 $3 + 2$ 的情形，就是從 3 開始向右走 2 格到 5，所以答案是 5。而 $3 - 2$ 就是從 3 開始向左走 2 格到 1，所以答案是 1。

加上負數就是向左移動，減去負數就代表向右移動。例如，考慮 1 ＋（−3）時就是從 1 開始向左走 3 格到 −2，而 1 −（−3）就是從 1 開始向右走 3 格到 4，因此答案就是 4。

使用數線時要注意的是**數線在右邊的數字較大**。所以在比較數字時，5 比 2 大，−2 比 −5 大。

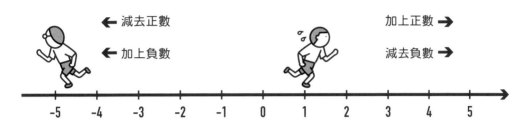

數線位於右邊的數字較大

絕對值 ： 與 0 的距離

乘法時請記住（負）×（正）＝（負），（負）×（負）＝（正）。在考慮三個負數相乘時，由於兩個負號得正，所以與剩下的負號相乘得負。由此可知，偶數個負數相乘得到正數，奇數個負數相乘得到負數。

同理，除法的正負規則也是遵循和乘法一樣的規則。

Business 銀行貸款與溫度

例如，在銀行有貸款時，帳戶的存款金額會變成負的，有的定期定額投資即使在餘額不足時也會先扣成負的，這樣的好處在於能清楚知道欠銀行多少錢，便於利用餘額來管理貸款。

另外，在溫度單位 °C 也會有正有負。我們知道水在 0°C 時會結冰，比 0°C 還低的溫度就可以用負數來表示與 0°C 的距離，所以 − 20°C 比 0°C 還冷了 20°C。其實就跟上面數線的道理是一樣的。

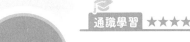

無理數、平方根

基礎主題。讀者要瞭解平方根的意義與無理數的存在。

☞ Point

無理數無法用分數表示，可以用符號 $\sqrt{}$ 來表示

數的分類

- 整數　　：……, -3, -2, -1, 0, 1, 2, 3,……
- 自然數：1, 2, 3, 4, ……（0 以外的正整數）
- 有理數：可以用分數表示的數
- 無理數：無法用分數表示的數（不是有理數的數）

根號的計算（這裡的 a, b 皆為正數）

用 $\sqrt{a}$ 表示平方後為 a 的數

- $\sqrt{a^2} = a$ 　　　　例）$\sqrt{25} = \sqrt{5^2} = 5$
- $\sqrt{a} \times \sqrt{b} = \sqrt{ab}$ 　　例）$\sqrt{2} \times \sqrt{5} = \sqrt{10}$
- $\sqrt{a} \div \sqrt{b} = \sqrt{\dfrac{a}{b}}$ 　　例）$\sqrt{3} \div \sqrt{2} = \sqrt{\dfrac{3}{2}}$

📖 無法用分數表示的數字

根號（$\sqrt{}$）這個符號看起來就有難度，有些讀者光只是看到就不喜歡，不過這個符號是有故事的。

距今約 2500 年前，當時有名的數學家畢達哥拉斯（*Pythagoras*）有位學生叫希伯斯（*Hippasus*）在研究正方形的對角線長，而且他證明了正方形的對角線長無法用分數表示。

畢達哥拉斯主張任何數字都可以表示為整數的比例，也就是所有的數都可以寫成分數的形式。但是希伯斯卻得出了與老師立場矛盾的事實。

這個研究讓畢達哥拉斯感到不滿且想隱瞞這件事。可是，卻被希伯斯洩漏了出去。有一說是畢達哥拉斯後來把希伯斯殺了。總之，畢達哥拉斯顯然是厭惡根號的存在。比起希伯斯的不幸遭遇，我們學習根號運算也就沒那麼悲劇了。

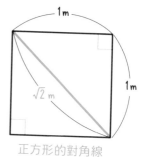

正方形的對角線

顯然無法用分數表示的數已經是事實了，既然這類數字無法表示成有理數（分數），所以我們就稱之為無理數，也因為無法寫成分數的形式，我們便引進一個新的符號 $\sqrt{}$ 來表示。

若一個數的平方為 a，我們稱此數為 a 的平方根，而平方根幾乎都是無理數。例如從 1~10 的正整數當中，1、4、9 的平方根分別為 ± 1、± 2、± 3，其餘皆為無理數。

要注意的是，一個數的平方根有兩個。例如 2 的平方是 4，-2 的平方也是 4。同理，$\sqrt{2}$ 的平方是 2，$-\sqrt{2}$ 的平方也是 2。應該有不少人在學校的測驗中，因為忘記還有負的平方根，而被扣分吧。

📖 為什麼一定要把分母有理化

我們在學校的考試中，有看過「請將分母有理化」的題目。例如，$\dfrac{1}{\sqrt{2}}$ 的分母出現 $\sqrt{}$ 時，要把分母改寫成整數（我們將分子分母同時乘上 $\sqrt{2}$ 後，就得到 $\dfrac{\sqrt{2}}{2}$ 的題目。

為什麼我們要將分母做有理化呢？其實我也不是很清楚。如果要讓數字看起來比較簡單的話，讀者認為 $\dfrac{1}{\sqrt{2}}$ 與 $\dfrac{\sqrt{2}}{2}$ 哪個比較簡單呢？對我來說，顯然前者比較簡單。

只是在學校的教學中，一般都會要求將分母出現的 $\sqrt{}$ 改寫為有理數。如果不是應付數學考試的讀者，是可以不須理會分母有理化的。

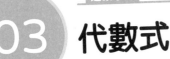
03 代數式

代數式是數學的根本，非常重要。若無法了解代數式的運算規則，以後要寫程式都會遇到困難。

Point

代數式中會省略乘號，除號則用分數表示

① 省略 ×（乘號）

例) $2 \times x \times y \rightarrow 2xy$

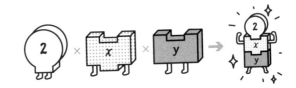

② 不用除號，用倒數相乘

例) $3x \div y \rightarrow \dfrac{3x}{y}$

③ 乘積依字母順序排列（數字放最前面）

例) $b \times c \times a \times 2 \rightarrow 2abc$

④ 出現相同字母時，用次方表示

例) $a \times a \times a \times b \times b \times 4 \rightarrow 4a^3b^2$

⑤ 1 與字母的相乘時，則省略 1。-1 與字母的相乘時也省略 1。

例) $1 \times x \times y \rightarrow xy$ 　　　$(-1) \times x \times y \rightarrow -xy$

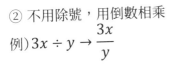 **使用代數式的理由**

使用代數式的原因就是要**進行抽象化**，我們來解釋一下理由。假設我們買了 50 元的糖果 3 個，80 元的巧克力 2 個，結帳時總共要付 $50 \times 3 + 80 \times 2 = 310$ 元。但是這個算式在買 3 個糖果、2 個巧克力以外的情況都不成立。

然而，如果我們使用代數式，買了 50 元的糖果 x 個，80 元的巧克力 y 個，則應付金額為 $50x + 80y$ 元。這條代數式不管我們買了多少個糖果與巧克力都適用。使用代數式後，縱使不知道實際數字為何，都可以表達出計算的方式。

抽象化的優點

接下來，我們用實例來說明抽象化的好處。

奇數與奇數相加是偶數還是奇數呢？答案很簡單，就是偶數。可是我們該怎麼說明比較好？一個方法是把每種情況都列出來。$1 + 1 = 2$ 所以是偶數，$1 + 3 = 4$ 也是偶數…以此類推全部條列出來，這永遠也寫不完。

然而，如果我們使用符號 m, n 來表示，那麼我們就可以用 $2m - 1$, $2n - 1$ 來表示 2 個奇數。這裡的 m, n 是自然數（1,2,3…）。此時，不論 m, n 是多少，我們可以知道 $2m - 1$ 與 $2n - 1$ 確實是奇數。接著把這兩個數相加。整理之後得到以下的式子。

$$(2n - 1) + (2m - 1) = 2(n + m) - 2 = 2(n + m - 1)$$

這裡的 m, n 為自然數，所以 $m + n - 1$ 也是自然數。而自然數的兩倍一定是偶數，所以兩個任意奇數的和就是偶數。也就是說，藉由代數式即可輕鬆證明任何兩個奇數的和一定是偶數，而根本不需要去一一條列出來。

Business 用代數式寫程式

我們利用程式設計來進行軟體開發，都會將許多需要運算的式子用代數式寫成程式，然後去做運算，例如：

$$a = 10$$
$$b = 5$$
$$c = 0$$
$$c = a + b$$

因此**程式設計師一定都非常熟悉代數式的寫法**。

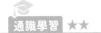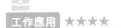

04 交換律、分配律與結合律

計算時的基本規則。由於太基本了，反而有些讀者會忽略這些
重要的法則。

Point

○○律其實很好理解

交換律

$$a + b = b + a \qquad a \times b = b \times a$$

例）$2 + 3 = 3 + 2 = 5 \qquad 2 \times 3 = 3 \times 2 = 6$

分配律

$$a(b + c) = ab + ac$$

例）$2(3 + 4) = 2 \times 3 + 2 \times 4 = 6 + 8 = 14$

結合律（括號的位置不影響計算結果）

$$a + b + c = a + (b + c) \qquad abc = a(bc)$$

例）$2 + 3 + 4 = 2 + (3 + 4) = 2 + 7 = 9$

$\quad 2 \times 3 \times 4 = 2 \times (3 \times 4) = 2 \times 12 = 24$

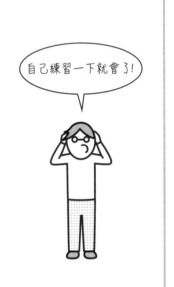

自己練習一下就會了！

📖 理所當然的交換律

　　讀者應該覺得上述的法則很基本吧。2×3 與 3×2 是一樣的。但要注意
的是，交換律只有加法與乘法成立，在減法與除法是不成立的。也就是
說，$2 - 3$ 與 $3 - 2$ 的結果不相同，而 $2 \div 3$ 與 $3 \div 2$ 也不一樣。

　　分配律與結合律也是類似的情形。雖然被大多數人認為太過基礎，但也
僅止於加法與乘法時成立。

確實，要探究數學中的這些規則，就需要一一證明出來。然而對於一般人來說，只要懂得應用即可，將之視為理所當然的記起來就可以了。

📖 爲何代數式不使用除號

在前一個單元當中（Point ②），我們提到了代數式中不使用除號 ÷，而會換成倒數。這是為什麼呢？

因為交換律與結合律在除法不成立，而造成運算上的不便。同理，這些法則在減法運算也不成立，所以在計算時，會將 2 － 3 改寫成 2 ＋（－ 3），如此就把減法當成加法來處理，如此一來交換律與結合律就成立了。

那如果要進行除法運算時該怎麼辦呢？讀者應該已經知道了，被除數除以除數就等於被除數乘上除數的**倒數**，這時除法就可以轉換為乘法了。

例如 $3 \div 2 = 3 \times \dfrac{1}{2}$。這裡的倒數是以分數的形式出現，也就是說除法運算可以改為乘上倒數運算。

數學本身就是一個重視單純性的學問，所以使用的符號要越少越好。因此，既然可用乘號取代除號，就不需要使用除號了。

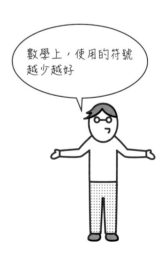

數學上，使用的符號越少越好

另外一個理由是，除法的運算符號並不統一。例如在德國，要計算「6 ÷ 2 ＝」是寫成「6 : 2 ＝」。符號的不統一會產生混亂也是不使用除號的原因。

總之，小學畢業之後的數學就很少使用除號了。

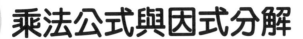
05 乘法公式與因式分解

用於手算的基本法則。需要參加測驗者一定要會。

👆 **Point**

十字交乘法需要實際動手操作，而不是光想而已

乘法公式（① 是所有公式的基礎，②～④ 都可以由 ① 推導出來）

① $(a + b)(c + d) = ac + ad + bc + bd$

② $(ax + b)(cx + d) = acx^2 + (ad + bc)x + bd$

例）$(x + 2)(2x + 3) = 2x^2 + (3 + 4)x + (2 \times 3) = 2x^2 + 7x + 6$

③ $(x + a)^2 = x^2 + 2ax + a^2$

例）$(x + 3)^2 = x^2 + (2 \times 3)x + 3^2 = x^2 + 6x + 9$

④ $(x + a)(x - a) = x^2 - a^2$

例）$(x + 3)(x - 3) = x^2 - 3^2 = x^2 - 9$

因式分解

乘法公式的反向操作。

②的情形又稱為十字交乘法，

使用方法如下：

$acx^2 + (ad + bc)x + bd$
$\quad = (ax + b)(cx + d)$

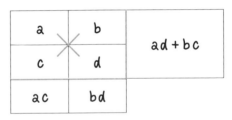

十字交乘法

📖 **一定要反覆練習**

　　乘法公式是將若干個代數式乘積展開成一個代數式。反之，**因式分解**是將一個代數式表示成兩個或以上個代數式的乘積。

　　在測驗時出現的頻率很高，所以不要只是用想的，務必要熟練到一看到問題就知道怎麼做因式分解的程度，否則考試時間會不夠。

應該有學生會提出「該如何做因式分解呢？」的問題，其實就像學習一種運動一樣，一定要反覆練習到習慣的地步才行，因此只有確實動手多做幾遍，而不是只用眼睛看而已。

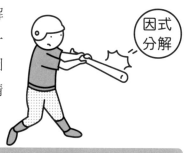

📖 為什麼要做因式分解？

因式分解就是將一串代數式改用兩個或多個代數式的乘積來表示。甚麼時候會用到因式分解呢？將代數式表示成乘積的形式有甚麼好處嗎？這與我們要求解代數式等於「0」的解有關。

舉例來說，考慮 $a \times b \times c \times d$ 此時 a、b、c、d 當中只要有一個為 0 時，則乘積就變成 0 了。例如，代數式 $x^2 - 3x + 2$，好像也看不出甚麼東西來，但是藉由因式分解寫成 $(x - 2)(x - 1)$，我們就知道當 $x = 1$ 或 $x = 2$ 時，這個代數式會變成 0。

如果有人問說「知道這個又能幹嘛！」時，其實最顯而易見的用處就是找出二**次方程式**的解（我們會在 p.040 提到）。將一個代數式改寫成因式分解形式的觀念在解題時相當有用。

💻Business 用因式分解來看職員的付出與公司的利益

我們將某個現象用代數式寫出來，再用乘積來表達，就可以看到一些有趣的東西。

例如，假設公司職員的付出為 a，管理階層的付出為 b，目前的世界潮流為 c，我們假設公司的利益為 $a \times b \times c$。

此時，只要其中有一個為 0 時，則成果就變成 0 了。意即，公司職員再怎麼努力，可是管理階層完全不支持，那成果也是 0。如果所有人都認真工作，但公司發展方向卻違背世界潮流，最終也只能是徒勞無功。這種關係從因式分解就能看出端倪。

06 一次方程式

最基本的方程式。一定要練習如何解題。

Point

移項後要改變正負號

解方程式的重要等式性質

① 若 $A = B$，則 $A \pm C = B \pm C$ 成立

在等號兩邊加上（減去）同一個數，則等號依然成立。

例）$2x - 1 = x + 2$ 則 $(2x - 1) + 1 = (x + 2) + 1$

② 若 $A = B$，則 $A \times C = B \times C$ 成立

在等號兩邊乘上同一個數，則等號依然成立。

例）$2x - 1 = x + 2$ 則 $(2x - 1) \times 2 = (x + 2) \times 2$

③ 若 $A = B$，則 $B = A$ 成立

等號兩邊式子互換時，等式依然成立。

例）$2x - 1 = x + 2$ 則 $x + 2 = 2x - 1$

移項的方法

若 $A + B = C + D$，則 $A = C + D - B$（因為 $A + B = C + D \Rightarrow$
$A + B - B = C + D - B$（性質①）$\Rightarrow A = C + D - B$ ）

將等號右式（左式）的項移至左邊（右邊）時，要改變正負號。

例）$2x - 1 = x + 2$ 則 $2x = x + 2 + 1$ 則 $2x - x = (2 + 1)$

方程式的名詞解釋

● 等式：使用等號「＝」的數學關係式。例如「$2x + 1 = 5$」

● 項：方程式「$2x + 1 = 5$」當中的 $2x$、1、5 皆稱為項

● 係數：方程式「$2x + 1 = 5$」當中，$2x$ 的 2 為 x 的係數

● 解：滿足方程式的答案。「$2x + 1 = 5$」的解為 $x = 2$

● 左式、右式、左右兩式：方程式「$2x + 1 = 5$」當中，左式為 $2x + 1$，
右式為 5，而左邊與右邊則稱為左右兩式

📖 方程式是為了求出未知數的答案（解）

方程式是包括等號左右兩邊的算式，要解方程式也就是要找出能滿足方程式等號的解，例如：求出滿足 $2x - 1 = x + 2$ 的 x 是多少。

這裡使用的解法是上面 Point 中介紹的等式性質以及由等式性質得出的移項方法。事實上，**「移項」**與**「等號兩邊同時乘上相同的數」**都可以用來解一次方程式。此外，「一次方程式」中的「一次」代表未知數 x 的最高次數為一次。而「$x^2 + x = x + 5$」因為最高次為二次項 x^2，所以稱為二次方程式。

🖥 Business 求出商品價格

接下來我們試著用方程式來計算一個簡單的問題。

（問題）若某件商品用半價購買時，比原價便宜 90 元，求商品的原價？

我們假設商品原價為 x 元，則半價為 $\dfrac{x}{2}$ 元。而比原價便宜 90 元可以表示成 $x - 90$ 元。由於「半價」會等於「比原價便宜 90 元」，因此可寫成等式

$$\frac{x}{2} = x - 90$$

$$\frac{x}{2} - x = -90 \text{（將等號右式中的 } x \text{，移項至左邊）}$$

$$-\frac{x}{2} = -90$$

$$x = 180 \text{（左右兩式同時乘上 } -2\text{）}$$

> 解一次方程式用到的 2 個性質

因此我們算出 $x = 180$，所以商品的原價就是 180 元。如同上述所說，我們利用「移項」與「左右兩式同時乘上相同的數」很容易就能解出一次方程式了。

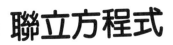

07 聯立方程式

一定要會解聯立方程式，而且要知道聯立方程式包含兩個或多個未知數與方程式。

Point
聯立方程式未知數的解與方程式個數有關

聯立方程式是兩個或多個未知數與方程式的組合（下例是兩個未知數）：

$$\begin{cases} 2x + y = 5 \\ x + 2y = 3 \end{cases}$$

聯立方程式的解法有加減消去法與代入消去法：

- 加減消去法：利用兩個式子的相加或相減，消去未知數而求解
- 代入消去法：將一個式子代入另外一個式子，消去未知數而求解

聯立方程式當中存在著兩個或兩個以上的未知數

上一個單元中提到一次方程式中的變數（未知數）只有一個（x）。而兩個或兩個以上的方程式中，包含兩個或兩個以上的變數，則稱為聯立方程式。解法有**加減消去法**與**代入消去法**。

在 Point 中的例子有兩個變數（x 與 y），式子也有兩個。為什麼剛好都是兩個？原因是，變數有兩個的時候，方程式要有兩個才會有唯一的解（若只有一個方程式則可能有無限多組解）。

縱使是三個未知數的聯立方程式，若式子的個數少於未知數，也很難求得確切的解。如果是遇到需要解數十個未知數的聯立方程式，此時如果用紙筆計算會非常花時間，因此都是用電腦去計算。不過，即使變數增加而變得更複雜，求解的基本方法還是不變，所以我們先藉由兩個變數的例子，來理解聯立方程式的解法吧。

Business　求蘋果與橘子的價格

　　我們用聯立方程式來計算以下的問題。當然，無論是使用加減消去法或是代入消去法，答案都會相同。

　　（問題）已知合計買了總數為 10 個的蘋果與橘子，並且總共付了 460 元，其中蘋果一個 60 元，橘子一個 40 元，求蘋果與橘子各買了多少個？

　　假設買了 x 個蘋果與 y 個橘子，因為共買了 10 個，因此我們有 $x + y = 10$。而 60 元的蘋果買了 x 個，40 元的橘子買了 y 個，並且最後付了 460 元，所以得到式子 $60x + 40y = 460$。接著我們列出聯立方程式並求解。

$$\begin{cases} x + y = 10 & \cdots ① \\ 60x + 40y = 460 & \cdots ② \end{cases}$$

（蘋果）(x)個 + （橘子）(y)個 =10
（蘋果）x + （橘子）y = 460
60元　　40元

（加減消去法）

　　在①式兩邊同時乘上 60 後，得到式子①'，然後將①'與②相減，

$$\begin{array}{r} 60x + 60y = 600 \quad \cdots ①' \\ -)\ 60x + 40y = 460 \quad \cdots ② \\ \hline 20y = 140 \end{array}$$

得到 $y = 7$

並代回①得 $x + 7 = 10$，所以 $x = 3$。

因此得到答案：買了 3 個蘋果與 7 個橘子。

（代入消去法）

將①改寫為 $y = 10 - x$ 並代入②中，得到 $60x + 40(10 - x) = 460$

化簡後得出 $20x = 60$，所以 $x = 3$ 並代回①中

將 $3 + y = 10$ 化簡後算出 $y = 7$

08 比例

重要的內容，也是之後會講的一次函數的預備知識。此外，我們經常使用「比例」這個名詞，所以也要熟悉定義。

Point

比例：當 x 變成 2 倍時，y 也變成原來的 2 倍

若 x 與 y 可以表示成「$y = ax$（a 稱為比例常數）」時，我們稱 y 與 x 成比例。

比例的圖形

● 隨著 a（比例常數）的正負號不同，圖形也有相對應的改變，如下圖
● 必會通過原點 $(0,0)$
● 當 x 變成 2 倍、3 倍……時，y 也同時變成 2 倍、3 倍……

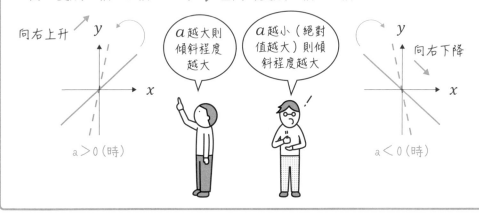

📖 日常生活中的比例

比例是一次函數，如同 Point 中指出的，可以用來表示某個關係的特徵。舉例來說，某人以時速 4km 由東向西走，經過 x 小時後，假設走的距離（km）為 y，那麼我們可以表示成 $y = 4x$ 的比例關係。這裡的 4，我們稱為比例常數。

下頁圖中，我們畫出 $y = 4x$ 的圖形，右圖是將比例常數改為 -4，接著再描繪出 $y = -4x$ 的圖形。

虛線部分為 $y = 2x$ 與 $y = -2x$ 的圖形，也就是將比例常數分別減為原來的一半。

x	-3	-2	-1	0	1	2	3
$y = 4x$	-12	-8	-4	0	4	8	12
$y = -4x$	12	8	4	0	-4	-8	-12

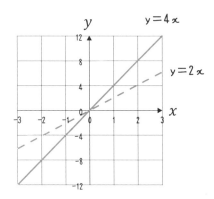 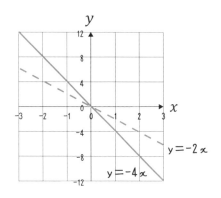

仔細觀察上面兩個圖形就可以看出在 Point 中提到的性質都成立。

📖 什麼是座標？

由於此處第一次看到座標圖，我們簡單介紹往後會經常出現的座標用語。**座標**就是將先前在單元 1 提到的數線，用互相垂直的縱向與橫向座標系來表示。

如右圖，橫向數線稱為 **x軸**，縱向數線稱為 **y軸**。

在座標系中 $x = 1$ 且 $y = -2$ 的點可以寫成（1，-2），需依照（x,y）的順序表示。而座標系中 x 軸與 y 軸的交點即（x,y）=（0,0），我們稱為**原點**。而具有比例關係的圖形必定通過原點。

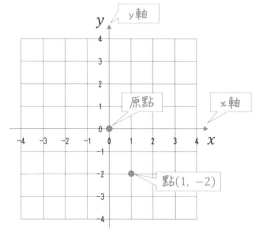

09 反比例

反比例的重要性雖然沒有單元 8 的比例高，但現實中有許多反比例的應用，仍屬於重要的概念。

> **Point**
>
> ## 反比例：當 x 變為 2 倍時，y 變為 $\frac{1}{2}$ 倍
>
> 若 x 與 y 可以表示成「$y = \dfrac{a}{x}$（a 稱為比例常數）」時，我們稱 y 與 x 成反比例。
>
> **反比例的圖形**
>
> - 隨著 a（比例常數）的正負號不同，圖形也有相對應的改變，如下圖
> - 由於分母不能為 0，因此當 $x = 0$ 時沒有定義
> - 當 x 變成 2 倍、3 倍……時，y 也同時變成 $\dfrac{1}{2}$ 倍、$\dfrac{1}{3}$ 倍……
> - 若 x 越接近 0，則 y 的絕對值會越快速增加
> - 若 x 的絕對值越大，則 y 越靠近 0
>
>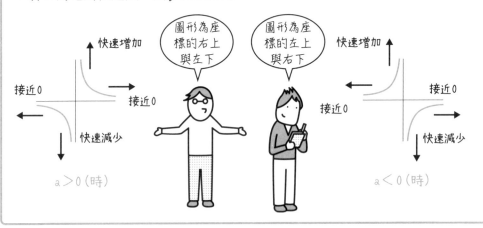

📖 日常生活中的反比例

反比例可以表示成 $y = \dfrac{a}{x}$，如同 Point 中指出的，可以用來表示某個關係的特徵。舉例來說，某人從所在地以 x km 的時速向西走 8 公里，所花

的時間為 y。由於可以寫成 $y = \dfrac{8}{x}$ 的關係式，因此 y 與 x 成反比例。此時，比例常數為 8。

我們畫出 $y = \dfrac{8}{x}$ 的圖形，並且將比例常數改為 -8，接著再描繪出 $y = -\dfrac{8}{x}$ 的圖形。

x	-8	-4	-2	-1	0	1	2	4	8
$y = \dfrac{8}{x}$	-1	-2	-4	-8	$-$	8	4	2	1
$y = -\dfrac{8}{x}$	1	2	4	8	$-$	-8	-4	-2	-1

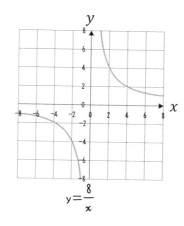

$y = \dfrac{8}{x}$

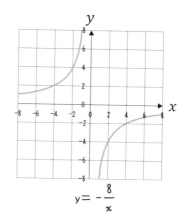

$y = -\dfrac{8}{x}$

仔細觀察上表與圖之後，可以核對出 Point 中提到的性質都成立。

要注意的是，數學中分母絕對不能為 0，所以 $x = 0$ 時，y 沒有定義。

Business 速率、時間、距離公式中的比例與反比例

在學習比例與反比例時，一個重要的例子就是速率、時間、距離的關係。讀者在中學時應該有學過這些公式。

從右邊的三個關係式可知，「速率固定時，距離與時間成正比」、「距離固定時，速率與時間成反比」。

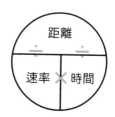

距離 (km) ＝ 速率 (km/h) ✕ 時間 (h)

速率 (km/h) ＝ 距離 (km) ÷ 時間 (h)

時間 (h) ＝ 距離 (km) ÷ 速率 (km/h)

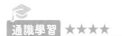 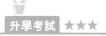

10 圖形的性質（三角形、四邊形、圓）

圖形的問題在應用面上較少出現，圖形的性質也比較少用到。可以作為通識內容學習。

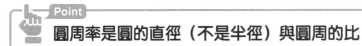

Point

圓周率是圓的直徑（不是半徑）與圓周的比

三角形的種類

正三角形　　　等腰三角形　　　直角三角形

三角形的內角和為180°
（∠A+∠B+∠C=180°）

 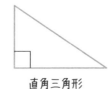 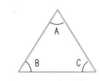

四邊形的種類

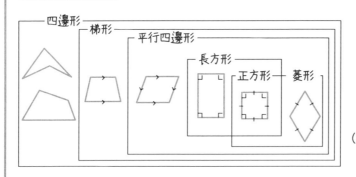

四邊形的內角和為360°
（∠A+∠B+∠C+∠D=360°）

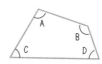

圓與球

半徑 r

圓

圓周：$2\pi r$

面積：πr^2

半徑 r

球

表面積：$4\pi r^2$

體積：$\dfrac{4\pi r^3}{3}$

至少需要掌握的圖形基本性質

　　圖形的基本性質在後續的數學中出現的頻率漸漸減少，此處會省略許多平面圖形、空間圖形與作圖等主題。而會介紹相當基本的內容，也希望讀者能確實掌握。

　　在三角形當中，請讀者要記住**三邊邊長相等的三角形稱為正三角形，有兩個相等邊長的三角形稱為等腰三角形，包含直角（90°）的三角形稱為直角三角形**。直角三角形還會出現在之後的畢氏定理與三角函數的章節。另外，也要記住**三角形的內角和為 180°**。

　　在四邊形當中，要記住**有一組平行對邊的四邊形稱為梯形，兩組對邊平行的四邊形稱為平行四邊形，四邊邊長相等的四邊形稱為菱形，四個角皆為直角的四邊形稱為長方形，四邊邊長相等的長方形稱為正方形**。且，**四邊形的內角和為 360°**。若推廣到五角形、六角形、甚至是一般的 n 邊形，內角和為 $180(n-2)$。

　　圓周率在圓與球是非常重要的。其實我們在小學有學過，但記得其定義的讀者應該很少。**圓周率就是圓的直徑與圓周的比**。也就是說，直徑 1 公分的圓，圓周率為 3.14……，則圓周長即為 $1 \times 3.14\cdots\cdots = 3.14\cdots\cdots$ 公分。圓周率為無理數，用希臘字母 π（讀做「拍」）表示。

　　在 Point 中圓與球的面積與體積等就都會出現圓周率的符號 π。要參加考試的才需要記得球的性質，一般人需要的時候再查就好了。

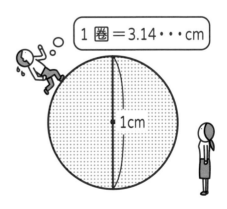

1 圈＝3.14・・・cm

1cm

11 圖形的全等與相似

有些圖形看起來很相似，可能只有擺放角度上的差異，或是大小上的差異，在此會有清楚的定義。

Point

相似是指形狀相同但大小不同的圖形

全等

兩個圖形當中，其中一個經過平移、旋轉後，與另一個圖形可以完全重疊時，則我們稱這兩個圖形全等。

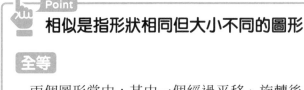

三角形 ABC 與三角形 DEF 全等時，我們用符號「≡」來表示

$$\triangle ABC \equiv \triangle DEF$$

相似

兩個圖形當中，其中一個經過放大、縮小後，與另一個圖形全等時，則我們稱這兩個圖形相似。

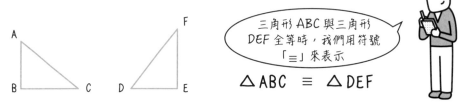

三角形 ABC 與三角形 DEF 相似時，我們用符號「∽」來表示

$$\triangle ABC \mathrel{\backsim} \triangle DEF$$

相似的意思

這裡要介紹全等與相似的意義。**全等**應該是比較好理解的，顧名思義就是完全相等的意思，而**相似**或許有點難理解。

試想一下我們用電腦或智慧型手機時，我們將照片做放大或縮小的操作後，其實都還是同一張照片，這就是相似的意思。直觀來說，就是「大小不一樣，但是形狀相同的圖形」。例如，所有的圓都是兩兩相似的。同理，所有的球也是兩兩相似。

在學習相似的內容時，也請讀者要熟悉**相似比**。相似比指的是兩個相似圖形的線段比例。剛才我們提到所有的圓都兩兩相似，此時的相似比指的就是半徑比。而相似三角形的情形，就是指相對應的邊長比。

另外，請讀者要記住，當相似比為 $1:n$ 時，面積比為 $1:n^2$、體積比為 $1:n^3$。也就是說，邊長增加為原來的 2 倍時，面積變為原來的 4 倍，體積變為原來的 8 倍。

Business 無法製造超大型飛機的原因

各位讀者知道世界上長度最大的船嗎？它的全長為 450m，寬超過 60m。是高度為 508m 的台北 101 的 0.9 倍，是高度為 333m 的東京鐵塔的將近 1.4 倍。

相對於世界上最大的飛機全長只有 85m，很明顯要比最大的船小得多。當然飛機重視的是飛行速度要快，而非載運量大。不過在物理學上，其實是有無法製造出超大飛機的理由。剛才提到，體積是按照相似比的立方倍增加，所以船本身的重量也隨著體積而增加，因此得到的浮力也與體積成正比。因此只要讓船本身變大，就能獲得需要的浮力。

而飛機的情形就不是如此了。當體積越大時，重量也會提升，但飛機的浮力卻是與機翼的面積成正比，而面積只增加平方倍而已。因此，只單純的增大體積卻無法獲得需要的浮力，也因此飛機才無法造得像船那麼巨大。

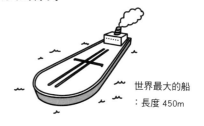

世界最大的船
：長度 450m

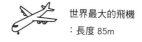

世界最大的飛機
：長度 85m

12 證明

這最主要是邏輯思考能力的訓練，對於推理過程很有幫助，雖然日常中的實用性不高，還是建議讀者可以試著挑戰一下。

Point

用數學證明的事情是絕對不可能被推翻的

甚麼是數學的證明？

從假設出發，利用已知正確的性質與條件，建立推論並得出合理的結論。

證明會出現的專有名詞

● 定義：明確解釋語彙的意思

例）等腰三角形的定義是有兩個邊相等的三角形。也就是，等腰三角形有兩個邊長相等。

● 定理：利用定義證明出來的結果

例）等腰三角形的兩底角相等（可以用等腰三角形的定義推論出來）

為什麼要學證明？

證明是**數學的命脈**。在大學等研究機關中，數學研究的主要工作就是在推論證明。但是對實務上使用數學的工作者來說，並沒有實質上的用處。為什麼這麼說？因為工作上都是使用已經被證明過的定理，並不需要自己再去證明。

那為什麼我們要學習數學證明呢？因為數學的證明題是最適合拿來訓練我們的邏輯思考能力。為了讓整個推理過程沒有矛盾、沒有跳躍式思考，練習數學證明是最適合的了。此外，電腦也需要用到相當多數學原理來運作，例如當我們要編寫程式時，就會利用到許多前人已經證明有用的方法，如此我們就可以省很多事。

Business 證明等腰三角形的兩底角相等

若△ABC 為等腰三角形，證明∠B = ∠C（兩底角相等）。

（證明）

做∠A 的角平分線並且與 BC 邊交於 P 點。

考慮△ABP 與△ACP

由於△ABC 為等腰三角形，

我們有 AB = AC………①

因為 AP 為△ABP 與△ACP 的共同邊

所以 AP = AP………②

而 AP 為∠A 的角平分線

因此∠BAP = ∠CAP………③

由①～③可知，△ABP 與△ACP 當中，

有兩個對應邊及其夾角相等

故△ABP ≡ △ACP

由全等性質可知對應角度也會相同

所以∠B = ∠C

（得證）

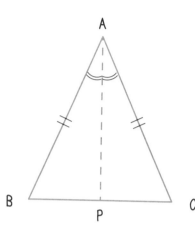

在數學的世界中，被證明過的正確事實，我們稱為**定理**。作為絕對正確的真理，數學家們利用定理來證明他們的假設是否為真。數學定理厲害的地方在於**絕對沒有例外**。

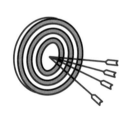
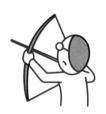

在數學以外的邏輯中，例如「氣溫上升」→「冰淇淋會大賣」→「零食公司會獲利」，這樣的邏輯推論並非 100% 正確，且假設與結論未必都成立。但是，若依照數學邏輯來推理則是 100% 成立的，所以在 A → B → C →………→ Z 的數學推論中，無論有幾個推理過程，只要假設是正確的，那麼結論必定 100% 成立。

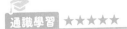

13 畢氏定理

畢氏定理在解圖形問題，或是求向量長度都很重要。同時也是三角函數的預備知識。

> **Point**
> ## 利用畢氏定理得到斜邊長度

畢氏定理

如下圖直角三角形中，假設直角兩邊的長度分別為 a、b 且斜邊長為 c。則 a、b、c 的關係式如下

$$a^2 + b^2 = c^2$$

也就是　$c = \sqrt{a^2 + b^2}$

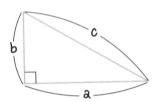

📖 重要的畢氏定理

雖然前面曾經提過圖形對實際應用的用處不大，但是畢氏定理是唯一的例外。不只是可以用來算斜邊長，**也是「求其他長度」時的基本定理，同時是三角函數的基礎**。另外，畢氏定理在其他領域，例如計算向量長度、統計學上的變異數、標準差，甚至是 AI 機器學習等都是重要的觀念。不論讀者的需求是通識學習、工作應用、升學考試，請務必確實理解。

畢氏定理一點都不難。在直角三角形中，假設斜邊長為 c，而斜邊以外的兩邊長為 a、b 時，我們有邊長的關係式 $a^2 + b^2 = c^2$。

此處我們就不做公式證明了，畢氏定理相當好記，相信看過一次就不會忘記。

將畢氏定理推廣到空間圖形

我們已經說明了畢氏定理的重要性，而且定理本身也可以很簡單的解釋清楚，因此接下來我們想將畢氏定理推廣到求出空間圖形的長度。

右圖的長方體中，AE 邊長為 a，EF 邊長為 b，FG 邊長為 c。那我們該如何表示對角線 EC 的長度呢？

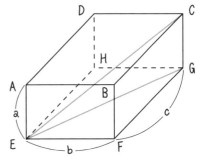

長方體的對角線

我們用兩次畢氏定理來算對角線長度。首先，三角形 EFG 是以 F 為直角的直角三角形，且 EF 長度為 b，FG 長度為 c，由畢氏定理可知 EG 長度為 $\sqrt{b^2 + c^2}$。

接著，在三角形 CGE 中（藍色線），G 為直角，所以三角形 CGE 為直角三角形。CG 長度為 a，而我們已經求出 EG 長度為 $\sqrt{b^2 + c^2}$。再將 CG 與 EG 長度帶進畢氏定理，長方體的對角線長度就會是 $\sqrt{a^2 + b^2 + c^2}$。

重點是，不管在平面上或是空間中，斜邊長都可以表示為**邊長平方和的平方根**。這個表示式在後面的內容，例如向量的絕對值、標準差等主題中都會再出現。

Business 電視螢幕的尺寸

我們描述螢幕的尺寸會說是「〇〇（英）吋」，其實這個長度代表的就是螢幕的對角線長。由畢氏定理可知，螢幕尺寸為長與寬的長度分別取平方後相加的平方根。因此，相同尺寸數字的螢幕如果長寬比不同，面積也會不同，例如長寬比 4：3 與 16：9 的螢幕相比，4：3 螢幕的面積會比較大（直觀來看，就是 4：3 等同於 16：12，顯然要比 16：9 來得大）。

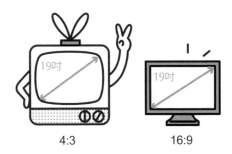

4:3　　　16:9

絕對值代表距離

「絕對值」是在學習正負數時出現的名詞。在中學階段,一般會簡化解釋為「拿掉正負號的數」,但由於絕對值在後面的內容都會登場,因此希望讀者能徹底理解它的概念。

那麼,我們應該如何理解絕對值呢?它代表的就是要計算「距離」。並非只是拿掉正負號的數,請讀者當作「距離」來理解。在後面會談到的內容,包括平面圖形、空間圖形、向量、矩陣、複數等,會一直運用這個概念。因此只要看到絕對值,就要聯想到是「計算距離」。

下圖的數線(一維)當中,假設 a 是正數,$-a$ 為 A 點的座標,A 與 O(原點)的距離為 a,因此 A 點的絕對值為 a。並且記做 $\sqrt{a^2}$。

若推廣到平面上(二維),點 $A(a,b)$ 與原點的距離為 $\sqrt{a^2 + b^2}$。如果是在三度空間中(三維),點 $A(a,b,c)$ 與原點的距離為 $\sqrt{a^2 + b^2 + c^2}$。它的距離就是 A 點的位置向量(*position vector*)的絕對值。上述的距離就是畢氏定理的公式。因此「距離」與畢氏定理有著密切的關係。

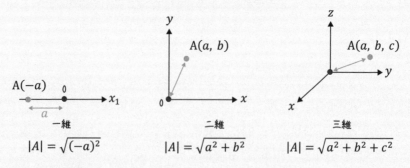

若把絕對值理解成「拿掉正負號的數」,那只是單純對數字來說而已,其實其意義就是指距離,而距離是正數。因此請讀者務必掌握「絕對值就是代表距離」的觀念。

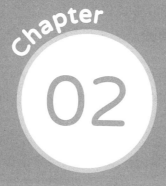

Chapter

02

一次、二次函數
與方程式、不等式

函數可以用來做甚麼？

在數學中會經常看到**函數**一詞。雖然許多讀者對這個詞有些陌生，但實際上會在不知不覺中就喜歡上使用函數。不過，如果真要問「甚麼是函數？」，大概一時還不知道該如何回答吧。

在本章一開始會先定義函數。我們可以把函數想成一個箱子，把一個數字放進去後，就會有另一個數字從箱子出來。而透過函數，我們可以用來計算未知的事。

哈雷彗星每 75 年就會接近地球，上一次發生在 1986 年，所以下次會在 2061 年接近地球。為什麼我們會知道呢？因為天文學家已將哈雷彗星的位置與時間的關係寫成函數了。

因此，只要找出準確的函數，就能計算出尚未發生的事，人類在發展數學的同時也在生活上大量應用函數。

一次函數與二次函數的重要性

本章主要介紹一次函數與二次函數。而一次函數與二次函數重要的原因有兩個。

第一個理由是，**有許多事物的變化模式可以用一次與二次函數來模擬**。一次函數的圖形是直線，所以成固定比例變化的事物都可以用一次函數來表示。二次函數的圖形是拋物線，像是拋擲物品的軌跡是拋物線，就可以用二次函數來描述。

第二個理由是，**一次函數與二次函數很容易理解**。在本章及之後的內容中，都會介紹各種函數。其中最簡單的就是一次函數與二次函數。所以有時候為了將複雜的問題簡單化，即使可能產生一些誤差，也還是可能會利用一次函數與二次函數進行估算。

由於本章非常重要，請將本章內容徹底學好，如此在看後面各章時才容易上手。此外，本章也會大略介紹三次以上的高次函數。

用函數圖形來思考，較容易理解方程式與不等式

本章會同時說明方程式與不等式，對於理解函數與函數圖形會很有幫助。

為了方便理解，我們希望讀者在學習方程式時，要標出圖形與 x 軸（$y = 0$）的交點。另外，雖然不等式會稍微複雜一點，但只要利用座標圖就很容易看懂了。

通識學習的讀者

目標是在看到一次函數與二次函數時，腦中就能浮現出圖形。學習一次函數是直線變化，二次函數是拋物線變化。也要熟悉截距、斜率、頂點等名詞的意義。

工作應用的讀者

本章內容非常重要。如果不懂函數，那可能連工作都會有問題吧，像工作上經常使用的 *Excel* 就會用到很多函數，甚至還可以寫自己需要的函數。可以試著畫出函數圖形來幫助理解。

升學考試的讀者

一次函數與二次函數是考試重點與基礎內容，務必要完全掌握。如果覺得式子很難，建議試著畫出函數圖形。由於考試也會有高次函數的題目，所以也需要理解。

01 函數及其定義

如果讀者已經很清楚函數的定義，大略瀏覽本節內容即可。

Point

函數就像一個箱子，
把一個數字放進去，就有另一個數字從箱子出來

兩變數 x、y，若給定變數 x 的值，存在唯一的 y 值與給定的 x 值對應時，我們稱 y 是 x 的函數，記做 $y = f(x)$。

若將 x 以 a 值代入時，我們以 $f(a)$ 來表示 f 在 a 的函數值。

甚麼是函數？

用簡單的一句話來解釋就是「把一個數字放進函數中，就會算出一個對應的函數值」。我們來考慮一個具體的例子。一瓶 130 元的果汁，我們用函數來表示買了 x 瓶的合計金額。

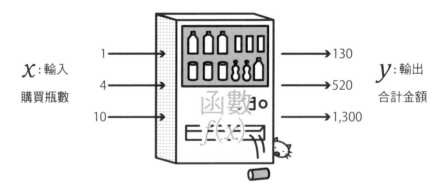

買一瓶是 130 元，買 4 瓶是 520 元，買 10 瓶是 1300 元。輸入購買瓶數後，就會輸出合計金額，類似這樣的對應關係，我們就稱為函數。

因為上例是相對簡單的例子，或許有讀者認為前面的例子有需要用到函數嗎？但是，數學就是一門抽象的學問，類似這樣的對應關係，我們統稱為函數並且用 $f(x)$ 表示，f 就是 $function$(功能)的第一個字母。當有好

幾個函數時，我們可以使用任意的字母來表示，例如經常可以看到用類似 $y = g(x)$、$y = h(x)$ 等的方式來表示函數。

📖 反函數、多變數函數、合成函數

接下來我們將介紹稍微進階的函數，首先是**反函數**。以買果汁為例，在函數 $f(x)$ 中，輸入的 x 值代表購買瓶數，輸出的 y 值為合計金額。在反函數當中，輸入的 x 值則是合計金額，而輸出的 y 值代表購買瓶數。我們把 $f(x)$ 的反函數則記作 $y = f^{-1}(x)$。

接著是**多變數函數**。在原來的函數 $f(x)$ 中，合計金額只跟購買瓶數對應。假設現在有加購牛奶的優惠，買果汁再額外支付 20 元就多一瓶牛奶。此時我們以 y 值表示是否有加購牛奶。所以選擇加購牛奶（$y = 1$）時，一瓶果汁與一瓶牛奶合計金額是 150 元。如果不加購牛奶（$y = 0$，買果汁），一瓶果汁的價錢就是 130 元。此時輸出合計金額的函數用 $z = f(x, y)$ 表示。因為此函數包括 x 與 y 不只一個輸入變數，稱為多變數函數。

最後是**合成函數**。假設現在是輸入小朋友的人數，而每人各買 2 瓶果汁。以函數 $g(x)$ 表示從小朋友的人數得出購買果汁的總瓶數。這時，如果我們要從購買果汁的總人數算出合計金額時，就要考慮 $g(x)$ 與原函數 $f(x)$ 的合成關係。我們稱這種函數為合成函數，記作 $f(g(x))$。

反函數與合成函數的概念稍微難一點，我們畫成下面的圖示後，仔細比對應該就很容易理解了。提示：反函數與多變數函數有一個箱子，而合成函數有兩個箱子，也就是由兩個函數「合成」起來的函數。

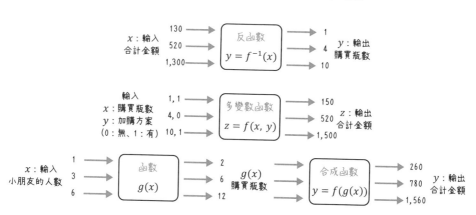

02 一次函數與圖形

此為微積分的重要基礎內容，一定要了解斜率與截距的定義與意義。

Point

一次函數由直線斜率與 y 截距決定

下圖直線為一次函數 $y = ax + b$ 的圖形，函數中的 a 稱為直線的斜率，b 稱為直線的 y 截距。

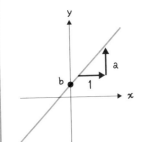

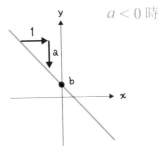

一次函數的圖形為直線

　　一次函數的圖形為直線，也是最單純的函數，例如在 Chapter 01 出現的「比例」就是一次函數中，y 截距 $b = 0$ 的特例，若 y 截距等於 0 也就是通過原點的直線。而一次函數的 y 截距不一定是 0。

　　直線中一個重要的參數稱為**斜率**，就是函數表示式的 a 值。x 增加 1 個單位時，y 增加的量，就是斜率代表的意義。因此，$a > 0$ 時，x 增加且 y 也隨著增加，所以圖形是往右上遞增；$a < 0$ 時，x 增加但 y 卻減少，所以圖形是往右下遞減。

　　在微分的章節裡，斜率代表非常重要的意義，讀者務必在這裡就要確實理解。此外，函數表示式的 b 稱為 y 截距，即直線與 y 軸交點的 y 座標（$x = 0$ 時的 y 值）。

我們在上一段解釋了斜率與 y 截距的數學意義。接著,我們將透過實例重新確認一次。

如果我們要向印刷廠訂製新年賀卡。A 店報價為 5 張 2000 元,15 張 4000 元。B 店報價要收製版費 2000 元,每張單價 150 元。接下來,我們分別描繪出向兩店訂購 x 張新年賀卡與總費用 y 的圖形。A 店是藍色線,B 店是黑色線。

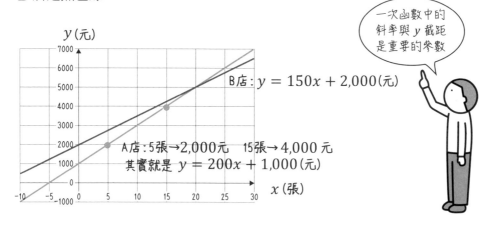

B店:$y = 150x + 2,000$(元)

A店:5張→2,000元　15張→4,000元
其實就是 $y = 200x + 1,000$(元)

一次函數中的斜率與 y 截距是重要的參數

如上圖所示,A 店的費用(y 截距)比 B 店低,不過 A 店每張單價(斜率 = 200)比 B 店(斜率 = 150)高。所以,當訂製張數超過 20 張(也就是兩條直線的交叉點),A 店總費用會高於 B 店。

接下來,我們比較一下兩店的報價說明。A 店是「訂製 5 張 2000 元、15 張 4000 元」,B 店是「要收製版費 2000 元,每張單價 150 元」。讀者認為那一家店的報價比較容易理解?

雖然資訊量差不多,但我認為 B 店比較容易理解。理由是,B 店明確指出斜率(每張單價)與 y 截距(製版費用),而 A 店的報價還要經過計算才能找出這條一次函數。

實際在使用一次函數時,斜率與 y 截距通常都代表著特殊的意義。因此在應用上,我們特別重視一次函數中的這兩個數值。

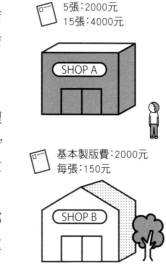

5張:2000元
15張:4000元

SHOP A

基本製版費:2000元
每張:150元

SHOP B

03 二次函數與圖形

不僅是學校的考試重點，在應用上也很常用到。讀者要知道拋物線與頂點等觀念。

Point

二次函數是拋物線，頂點是函數的最大值或最小值

下圖是二次函數 $y = a(x - b)^2 + c$ 的圖形。

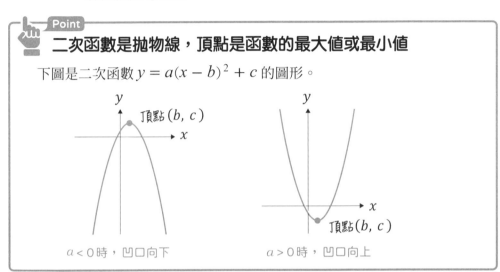

$a < 0$ 時，凹口向下　　　　$a > 0$ 時，凹口向上

二次函數圖形是拋物線

由於拋擲東西時的軌跡可以用二次函數來描述，所以我們把二次函數的圖形稱為拋物線。二次函數的 x^2 項的係數是影響圖形的凹口方向。係數為正時，凹口向上；係數為負時，凹口向下。**頂點**為拋物線的最低點或最高點。若是以函數的觀點來看，頂點則是二次函數的最小值或最大值。通過拋物線頂點且與 y 軸平行的直線稱為拋物線的**對稱軸**。也就是說，此拋物線會對稱於對稱軸。

在描繪二次函數圖形時，我們較少直接用 $y = ax^2 + bx + c$ 的形式，通常會用已完成配方法（下個單元會介紹）的 $y = a(x - b)^2 + c$ 的形式，這樣我們可以清楚知道頂點 (b, c) 所在位置、對稱軸方程式 $(x = b)$、凹口方向（a 的正負）。如此，拋物線的圖形就可以大致掌握了。

下頁圖形為 $y = \frac{1}{2}(x - 2)^2 - 1$ 與 $-\frac{1}{2}(x - 2)^2 + 1$ 這兩個二次函數畫出來的圖形。

x	-1	0	1	2	3	4	5
$\frac{1}{2}(x-2)^2-1$	$\frac{7}{2}$	1	$-\frac{1}{2}$	-1	$-\frac{1}{2}$	1	$\frac{7}{2}$
$-\frac{1}{2}(x-2)^2+1$	$-\frac{7}{2}$	-1	$\frac{1}{2}$	1	$\frac{1}{2}$	-1	$-\frac{7}{2}$

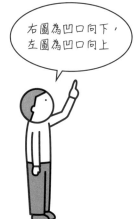

右圖為凹口向下，左圖為凹口向上

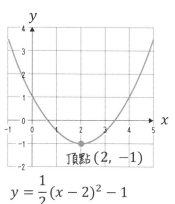

頂點 $(2, -1)$

$$y = \frac{1}{2}(x-2)^2 - 1$$

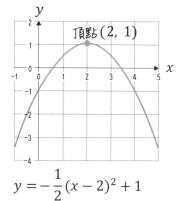

頂點 $(2, 1)$

$$y = -\frac{1}{2}(x-2)^2 + 1$$

🖥 Business 頂點之所以重要的原因

我們考慮以下的實例。現在有某家點心公司將販售新商品，每件成本為 100 元。雖然單價設定越高，利潤會隨著增加，但同時銷售量卻會減少。那麼應該如何設定單價，才能創造最大利潤呢？我們假設以單價為 x 元販賣且銷售量假設為 $500 - x$。

我們將單價表示為 x 元，總利潤為 y 元，那麼總利潤就是單件商品利潤 × 總銷售量。因此，我們可以表示為 $y = (x - 100)(500 - x)$，乘開之後再用配方法簡單計算後得到 $y = -(x - 300)^2 + 40000$，一看即知頂點是 $(300, 40000)$。

下圖即為此函數的圖形。最大利潤為拋物線的頂點，也就是單價設定為 300 元時，將獲得總利潤 40000 元。

這個例子的頂點為函數的最大值，因此在實際應用二次函數時，**頂點代表的是有意義的數字**。這也是找到二次函數頂點之所以重要的原因。

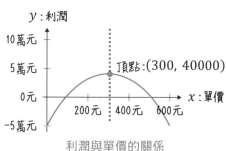

利潤與單價的關係

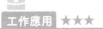 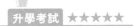

04 二次方程式的解法

二次方程式的解法共有三種，分別是公式解、配方法、因式分解，需要多加練習才能一看到就知道該怎麼求解。

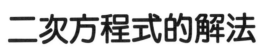

Point

利用二次方程式的公式解，可以求出二次方程式的所有解
（解也可以稱爲根）

公式解

二次方程式 $ax^2 + bx + c = 0$
（a 不能等於 0）的解為

$$x = \frac{-b \pm \sqrt{b^2 - 4ac}}{2a}$$

例）$2x^2 - 5x - 3 = 0$

　$a = 2$　$b = -5$　$c = -3$

　可將對應的係數代入公式解，
　得到

$$x = \frac{-(-5) \pm \sqrt{(-5)^2 - \{4 \times 2 \times (-3)\}}}{2 \times 2}$$

$$= \frac{5 \pm \sqrt{49}}{4} = \frac{5 \pm 7}{4}$$

$$x = 3, \quad -\frac{1}{2}$$

配方法

　將方程式整理成以下的形式

$(x - b)^2 = c$

$x - b = \pm\sqrt{c}$

$x = b \pm \sqrt{c}$。

例）$2x^2 - 5x - 3 = 0$

$$\left(x^2 - \frac{5}{2}x + \frac{25}{16}\right) = \frac{3}{2} + \frac{25}{16}$$

$$\left(x - \frac{5}{4}\right)^2 = \frac{49}{16}$$

$$x = \frac{5}{4} \pm \sqrt{\frac{49}{16}}$$

$$x = 3, \quad -\frac{1}{2}$$

因式分解

將方程式改寫為

$(ax - b)(cx - d)$ 的形式。

當 $ax - b = 0$ 或 $cx - d = 0$ 時，

即 $(ax - b)(cx - d) = 0$，

所以 $x = \dfrac{b}{a}$ 或 $\dfrac{d}{c}$。

例）$2x^2 - 5x - 3 = 0$

　$(2x + 1)(x - 3) = 0$

$$x = 3, \quad -\frac{1}{2}$$

二次方程式的三種解法

二次方程式的解法有三種。第一種是**公式解**，第二種是**配方法**，第三種是**因式分解**。三種解法中最簡單的是公式解。當給定方程式後，係數 a、b、c 就已經確定了，代入公式解只要計算正確，就一定能把解給寫出來。**通常二次方程式會有兩個解**，也就是在公式解看到的加減號（$\pm$）。

第二種解法是配方法，計算比較需要技巧。使用配方法在描繪二次函數的圖形是比較方便的，因此熟悉這套解法也很有用。

第三種解法是因式分解，若可以順利將方程式做因式分解，這會是最快的解法。由於不容易發生計算錯誤，因此是最理想的解法。但是，若係數比較複雜，就沒辦法順利進行因式分解，這個時候還是要套用公式解。

〔Business〕 點心公司的利潤

在上一個單元，我們考慮了制定單價與最大利潤的問題。若此時公司已經設定了目標利潤，那我們該如何決定單價呢？我們再重新說明上個單元的應用問題。現在有某家點心公司將販賣新商品，其中成本為 100 元。雖然單價設定越高，利潤也會同時增加，但銷售量卻會減少。若目標為賺取 30000 元的利潤，那我們該如何設定單價才能達成目標呢？我們假設單價為 x 元進行販賣且銷售量為 $500 - x$。

設定單價為 x 元後，由於每個商品的利潤為 $x - 100$ 元，所以總利潤可以表示為 $(x - 100)(500 - x)$ 元。此時我們希望總利潤為 30000 元，因此

$$(x - 100)(500 - x) = 30000$$

經過移項整理 $x^2 - 600x + 80000 = 0$

再做因式分解 $(x - 400)(x - 200) = 0$、得到 $x = 400$ 或 200

所以將單價定為 400 元（銷售 100 個）或 200 元（銷售 300 個），都可以達成 30000 元利潤的目標。

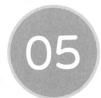

05 二次方程式的虛數根

> 如果根號內出現負數時，則方程式的解也可以是虛數。但是在日常應用上，虛數根沒有意義。

Point

$i^2 = -1$ 是定義，不必想爲什麼要這樣

為了能夠解出所有的二次方程式，我們才有必要引進虛數。

● 平方後爲 -1 的數稱爲虛數單位，記做 i。就是 $i^2 = -1$

● 利用 i（虛數單位），形如 $a + bi(a,b$ 爲實數$)$ 的數稱爲複數

● 虛數之間無法比較大小

● 虛數在進行運算時，把 i（虛數單位）視爲符號處理就可以了

例）$(2 + 3i) + (3 + i) = 5 + 4i$　　$i(i + 5) = i^2 + 5i = -1 + 5i$

📖 根號中出現負數時

利用公式解可以表示出全部的解，但當公式解中的根號內出現負數，即 $b^2 - 4ac < 0$ 時，那我們該怎麼辦？

這個時候「方程式就沒有（實數）解」。因為沒有這樣的（實）數。**我們回想在上一章根號的定義**（p.006）**，就是某數平方後爲 a 時，我們稱這個某數為 a 的平方根並且記做 $\sqrt{a}$。但是對任意實數 x，x^2 是大於等於 0 的實數，因此 $x^2 = -1$ 是沒有實數解的。**

為此，數學家就想像有個數的平方為 -1，然後用 i 表示這個數。如此一來，就有 $i^2 = -1$ 了。同理，$x^2 = -4$ 這個方程式就有一個解是 $x = 2i$。但這終究只是想像的，並非現實世界存在的數字。既然是想像的、虛幻的數，那就稱為「虛數」。

不過，虛數並非沒有意義。在 Chapter13 介紹的複數平面中，虛數的概念對於數學本身的發展扮演著極重要的角色。但是在此處二次方程式的虛數解是沒有意義的。

Business 價格爲虛數!?

我們在前面考慮了如何設定單價才能賺到 30000 元利潤的問題。如果我們希望利潤能提高到 80000 元，那應該如何設定商品的單價呢？

我們再重新說明一次問題。有某家點心公司將販賣成本為 100 元的新商品。雖然單價設定越高，利潤也會同時增加，但銷售量卻會減少。若目標為賺取 80000 元的利潤，那我們該如何設定單價才能達成目標呢？我們假設單價為 x 元進行販賣且銷售量為 $500 - x$。

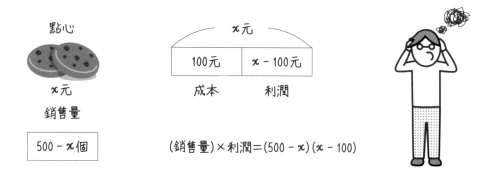

設定單價為 x 元後，由於每個商品的利潤為 $x - 100$ 元，所以總利潤可以表示為 $(x - 100)(500 - x)$ 元。此時我們希望總利潤為 80000 元，因此

$$(x - 100)(500 - x) = 80000$$

移項整理 $\quad x^2 - 600x + 130000 = 0$

將 $\quad a = 1 \quad b = -600 \quad c = 130000$ 代入公式解中，得到

$$x = 300 - 200i, \quad 300 + 200i$$

所以算出當單價為 $300 - 200i$ 元或 $300 + 200i$ 元，就可以賺取 80000 元的利潤。但是現實中根本不可能存在虛數定價，這也就代表依現有條件想獲得 80000 元的利潤是不可能的事。

實際上在應用二次方程式時，一定要確認求出的解的數是不是有意義。在上面的例子中算出單價是包括虛數的複數，當然是沒有意義的。要特別注意的是，價格也不能是負數，所以算出小於 0 的數也不能當作單價。

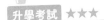

二次方程式的判別式、根與係數的關係

只有在考試才會出現的內容。對於通識學習與工作應用的讀者可以省略。

Point

👆 判斷二次方程式的解會是什麼狀況的工具

在二次方程式 $ax^2 + bx + c = 0$ 的公式解中，根號裡面的 $b^2 - 4ac$ 稱為二次方程式的判別式。

實係數二次方程式的解（根），可以用判別式的值 $D = b^2 - 4ac$ 來分類

- 若 $D > 0$，則方程式有兩個相異實數根
- 若 $D = 0$，則方程式有重根（也就是兩個根相同）
- 若 $D < 0$，則方程式有兩個相異虛根

根與係數的關係

設二次方程式 $ax^2 + bx + c = 0$ 的兩個根為 α、β，則

$$\alpha + \beta = -\frac{b}{a} \qquad \alpha\beta = \frac{c}{a}$$

📖 判別式是用來判斷根的狀況

上個單元介紹了虛數解。本單元介紹的判別式則是讓我們判斷方程式有沒有實數解，或是只有虛根的工具。

其實這不是太困難的東西，$ax^2 + bx + c = 0$ 的公式解 $x = \frac{(-b \pm \sqrt{b^2 - 4ac})}{2a}$。判別式就只是看公式解根號內的 $b^2 - 4ac$。當 $b^2 - 4ac > 0$，就代表方程式有兩相異實根。若 $b^2 - 4ac = 0$，就是公式解裡根號的部分為 0，代表方程式有重根。而 $b^2 - 4ac < 0$，就代表方程式有兩相異虛根了。要注意的是，當判別式為 0，原來的二次方程式可以重新整理為 $(x - \alpha)^2 = 0$ 的形式。此時的兩個解相同，我們稱為重根。

當然，就算不引進判別式，直接用公式解也可以看出根的情況。但在計算上，使用判別式 $D = b^2 - 4ac$ 比公式解的計算量少，也可以說是為了方便判斷而使用的公式。無論如何，考試就是與時間賽跑，對考生來說是一定要知道的。

為了更深入了解判別式，我們利用圖形來討論判別式與函數 $y = ax^2 + bx + c$ 的幾何關係。二次方程式 $ax^2 + bx + c = 0$ 的解，其實就是函數 $y = ax^2 + bx + c$ 的圖形與 x 軸（$y = 0$）的交點。判別式 $D > 0$ 時，代表函數圖形與 x 軸有兩個交點。$D = 0$ 時，代表函數圖形與 x 軸相切（有一個交點）。$D < 0$ 時，代表函數圖形與 x 軸沒有相交。

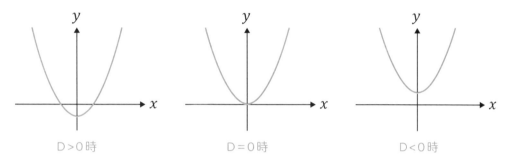

D＞0時　　　　　　D＝0時　　　　　　D＜0時

Business 快速解題

我們利用根與係數的關係，來解下面的題目。

（問題）假設二次方程式 $2x^2 + 5x + 4 = 0$ 的根為 α、β，求 $\alpha^2 + \beta^2$ 的值。

這個題目利用根與係數的關係，就可以很快地解出來。 因為 $\alpha^2 + \beta^2 = (\alpha + \beta)^2 - 2\alpha\beta$，由根與係數的關係可知，

$$\alpha + \beta = -\frac{b}{a} = -\frac{5}{2} \text{、} \alpha\beta = \frac{c}{a} = 2 \text{，所以 } \alpha^2 + \beta^2 = \left(-\frac{5}{2}\right)^2 - 2 \times 2 = \frac{9}{4} \text{。}$$

我們當然可以利用公式解把上面方程式的兩個根寫出來

$$(\alpha \text{、} \beta) = (\frac{-5 \pm \sqrt{7}\,i}{4})$$

然後去計算兩根的平方和，但顯然這個方法沒有比較快，也容易計算錯誤。所以二次方程式的根與係數關係，對於要求速度與正確性的考生而言是很重要的技巧，對非考生的讀者就不是這麼重要了。

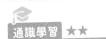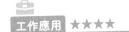 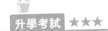
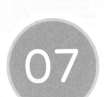

07 高次函數

利用高次函數去擬合(fitting)數據的趨勢是很常見的事(例如在 AI 機器學習就常用)，因此高次函數的性質也要了解。

> **Point**
>
> ## 函數次數越高，遞增(遞減)的速度越快
>
> 下圖為三次函數與四次函數的圖形($a > 0$ 時)。
>
>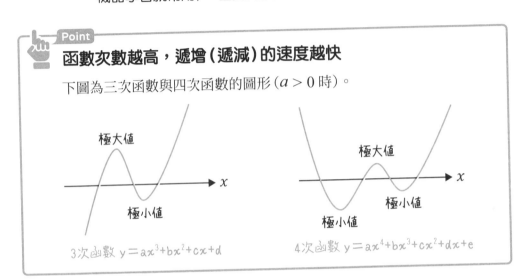
>
> 3次函數 $y = ax^3 + bx^2 + cx + d$　　　4次函數 $y = ax^4 + bx^3 + cx^2 + dx + e$

📖 函數次方數越增加，圖形就越蜿蜒

當次方增加之後，如上圖所示，函數圖形就開始產生蜿蜒的現象。此時，我們就可以看出函數的極大值與極小值。而三次函數最多有 2 個極值(極大值或極小值)、四次函數最多有 3 個極值。對數學比較有感覺的讀者，應該已經可以猜到 n 次函數最多有 $n-1$ 個極值。

對高次函數來說，另一個重要的性質就是**遞增速度**。右圖是 $y = x^2$、$y = x^4$ 與 $y = x^6$ 的圖形。$x = 3$ 代入這三個函數的函數值分別為 9、81、729。

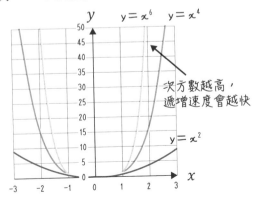

次方數越高，遞增速度會越快

我們可以看出，次方數越大，在同一個 x 的函數值會急遽增加，x 越大則增加速度愈快。實際上，不管多項式函數長甚麼樣子，我們就是直接用次方數（最高次方）來分類。例如，二次函數、四次函數、六次函數等。或許有讀者覺得為什麼只看最高次方項？這是因為最高次方項的遞增（遞減）的速度很快，當 x 越大（越小）時，最高次方項的值對整個函數值的影響也越來越大。

Business 利用高次函數作資料點的擬合（data fitting）

在應用上，將一群資料點用高次函數去擬合是很常見的事。$Excel$ 等用表格計算的軟體，通常都有這個功能。下圖是同一群資料點用一次函數到六次函數分別去擬合的圖形。圖中的 R^2 值介於 0~1 之間，稱為決定係數（$coefficient\ of\ determination$）。當 R^2 越接近 1，擬合的誤差就愈小。我們可以從圖形看出當次方增加時，函數圖形越蜿蜒且 R^2 越靠近 1 的同時，擬合的程度也越精準。

但是次方數越高也增加了處理的困難度，所以在可容許的誤差範圍內，我們都希望用次方數較低的函數去擬合資料點。在 AI 機器學習中，用越高次方數的多項式雖然越能擬合資料點，但也會因此產生過度擬合（$over\ fitting$）的情況。

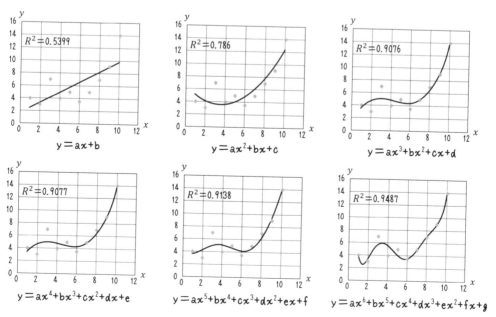

$R^2=0.5399$
$y＝ax+b$

$R^2=0.786$
$y＝ax^2+bx+c$

$R^2=0.9076$
$y＝ax^3+bx^2+cx+d$

$R^2=0.9077$
$y＝ax^4+bx^3+cx^2+dx+e$

$R^2=0.9138$
$y＝ax^5+bx^4+cx^3+dx^2+ex+f$

$R^2=0.9487$
$y＝ax^6+bx^5+cx^4+dx^3+ex^2+fx+g$

08 因式定理與餘式定理

重點在於求得多項式的解，就可以因式分解，一般在應用上較少使用。

> **Point**
>
> **若 $f(a) = 0$，則 $(x - a)$ 為 $f(x)$ 的因式，反之亦然。**

因式定理

若 $f(x)$ 可以被 $ax - b$ 整除，即 $ax - b$ 為 $f(x)$ 的因式，則 $f\left(\dfrac{b}{a}\right) = 0$。

反之，若已知 $f\left(\dfrac{b}{a}\right) = 0$，則 $ax - b$ 為 $f(x)$ 的因式。

例) $f(x) = x^3 - 2x^2 - x + 2 = (x - 2)(x + 1)(x - 1)$ 被 $x - 2$, $x + 1$,
$x - 1$ 整除。那麼可知 $f(2) = f(-1) = f(1) = 0$。

餘式定理

多項式 $f(x)$ 除以 $ax - b$ 的餘式為 $f\left(\dfrac{b}{a}\right)$

例) $f(x) = x^3 - 2x^2 - x + 5 = (x - 2)(x + 1)(x - 1) + 3$

可以因式分解為 $x - 2$, $x + 1$, $x - 1$ 還餘下 3。

那麼可知 $f(2) = f(-1) = f(1) = 3$。

📖 用實例去考慮因式定理就不難了

　　因式定理與餘式定理都在說明「餘式為多少」。不過多項式 $f(x)$ 中，若 $f(a) = 0$，則 $(x - a)$ 為 $f(x)$ 的因式。用這樣的例子去想，應該就很好理解了。例如，三次多項式 $f(x)$ 有根 1、2、3，則 $f(x)$ 可以表示為 a $(x - 1)(x - 2)(x - 3)$，其中 a 為任意非零實數。此時可以看出 $f(1)$ $= f(2) = f(3) = 0$。上述的例子在次方數增加後，依然會成立。

　　另一方面，餘式定理也可以用同樣的方法來思考。例如，三次多項式 g (x) 除以 $(x - 1)$ 的餘式為 2。所以我們可以把 $g(x)$ 表示為 $a(x - 1)$ $(x - b)(x - c) + 2$。所以很明顯地，$g(1) = 2$。

📖 多項式的除法運算

接下來會介紹多項式的除法運算。我們在小學就學過整數的長除法，多項式的除法也是利用同樣的原理，只是加入了代數式而已，仔細看一下相信讀者就可以理解了。

我們用右邊的例子，$x^3 + 2x^2 + 3x + 1$ 除以 $x + 1$ 的計算方法來說明。

首先，因為 $x + 1$ 有兩個項（x 和 1），所以我們先比較 $x^3 + 2x^2$ 與 $x + 1$，為了消掉 x^3，所以我們在商的地方先寫上 x^2。相減之後得到 $x^2 + 3x$。再利用同樣的方法，次方數就會持續遞減，最後算出餘式為 -1。

$$
\begin{array}{r}
x^2 +\ x + 2 \\
x+1\ \overline{\big)\ x^3 + 2x^2 + 3x + 1} \\
\underline{x^3 +\ x^2} \\
x^2 + 3x \\
\underline{x^2 +\ x} \\
2x + 1 \\
\underline{2x + 2} \\
-1
\end{array}
$$

多項式的除法運算

💻 Business 高次多項式的解法

三次、四次方程式也跟二次方程式一樣都有公式解。但是公式解非常複雜而且表示式有相當的長度，所以我們不在這裡列出公式解。有興趣的讀者可以自行搜尋「三次方程式 $wiki$」、「四次方程式 $wiki$」。不過，五次以上的方程式，已經被證明沒有公式解。雖然沒有公式解，但不代表沒有解。沒有公式解只是代表解無法表示成係數的四則運算與次方的形式。

在應用上，要解高次方程式通常是用數值方法去算出近似值。所以並不一定要算出解析解（真正的解），近似解就已經很充分了。

在高中數學的題目裡，解高次方程式的方法都是利用因式定理將次方數下降。例如，方程式 $x^3 - 2x^2 - x + 2 = 0$ 中，很明顯有一個解為 $x = 1$。所以 $x^3 - 2x^2 - x + 2$ 有因式 $x - 1$，利用除法就可以將次方數下降至二次多項式。當變成二次多項式時，就可以利用公式解把所有的解算出來。而最先得到的解通常也是用觀察而來。

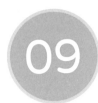

09 不等式的解法

不管是考試或是工作應用，不等式都會經常使用。重點在於不等式的兩邊同時乘上一個負數時，不等式大於小於的方向要反過來。

Point

兩邊同時乘上一個負數後，要改變不等式的方向

若 $A > B$ 時，我們有以下不等式的性質。

- $A + m > B + m$

例)$5 > 2 \Rightarrow 5 + 2 > 2 + 2\ (7 > 4)$

- $A - m > B - m$

例)$5 > 2 \Rightarrow 5 - 2 > 2 - 2\ (3 > 0)$

- $Am > Bm\ (m > 0時)$　　$Am < Bm\ (m < 0時)$

例) $5 > 2 \Rightarrow 10 > 4$ 兩邊乘上 2、

　　或 $-10 < -4$ 兩邊乘上 -2，符號換方向

📖 在不等式兩邊乘上負數時要特別小心！

我們處理不等式，只要是不等式兩邊加減同樣的數值以及乘除正數，皆是利用與方程式相同的移項與「兩邊同時乘上非零實數」的方法。但必須注意的重點就是**在不等式兩邊同時乘上一個負數後，要改變不等式的方向**。

接下來，我們利用解不等式「$-2x + 4 > 8$」來說明。

兩邊同時減去 4(移項)　　$-2x > 4$

兩邊同時乘上 $-\dfrac{1}{2}$　　　　$x < -2$

在第一個步驟的移項之後，我們在不等式兩邊乘上 $-\dfrac{1}{2}$。請特別留意第二個步驟的不等式方向已經改變了。

正數的絕對值（拿掉正負號的數）越大，則原來的數字也越大。但負數的絕對值越大，原來的數字則越小。例如，-2 比 -10 大（$-2 > -10$），但是取絕對值後，2 比 10 小（$2 < 10$）。不等式兩邊乘上負數，表示不等式兩邊的正負號改變了，所以不等式的方向需要反過來。

📖 二次不等式的解法

接下來，我們將介紹二次不等式的解法。

求出滿足二次不等式 $x^2 - 3x + 2 < 0$ 的 x 範圍。

解二次不等式時，先進行因式分解。如果無法用心算來因式分解時，那我們就用公式解來進行因式分解。

現在考慮的問題 $x^2 - 3x + 2 = (x-1)(x-2)$ 可以因式分解，所以我們將不等式改寫為以下的形式。

$$(x - 1)(x - 2) < 0$$

然後我們畫出 $y = (x-1)(x-2)$ 的函數圖形。簡略的圖形如右。此時函數與 $x = 1$、$x = 2$ 相交，同時在這個範圍內的函數值在 0 以下。因此，滿足不等式 $x^2 - 3x + 2 < 0$ 的 x 範圍是 $1 < x < 2$。

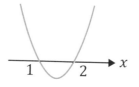

$y = (x-1)(x-2)$ 的圖形

另外，如果我們考慮 $x^2 - 3x + 2 > 0$ 的話，那麼 x 是在甚麼範圍呢？從一樣的圖形判斷，當 x 小於 1 或是 x 大於 2 時，函數值皆為正。所以，解的範圍是 $x < 1$ 或 $x > 2$。

另外，若 $ax^2 + bx + c = 0$ 有虛根時，代表方程式圖形跟 x 軸沒有交點。例如 $x^2 + 1 = 0$ 的解為 $\pm i$。很明顯地，對任意實數 x，$x^2 + 1 > 0$ 恆成立，所以每一個實數 x 都是 $x^2 + 1 > 0$ 的解。但是，我們找不到一個實數 x 使得 $x^2 + 1 < 0$，所以 $x^2 + 1 < 0$ 沒有解。

如果無法確實掌握不等式的大小關係時，那我們就**把圖形畫出來**之後，就會比較清楚了。

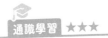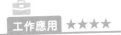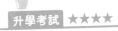
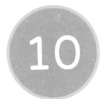

10 不等式與滿足不等式可行解的區域

應用在線性規劃上很常見，畫出圖形可以幫助理解。

Point
試著把圖形畫出來

對於直線 $y = mx + n$，

不等式 $y > mx + n$ 的區域在直線上方，

不等式 $y < mx + n$ 的區域在直線下方。

例) 直線 $y = x + 1$ 將平面
分成兩個部分，如右圖
所示。點 $A(-4,2)$ 位於
$y > x + 1$ 的區域內，而
點 $B(1,-3)$ 則是落在
$y < x + 1$ 的區域

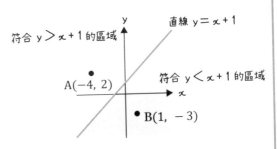

不等式與可行解區域要畫出圖形

　　上個單元的不等式中，我們只考慮一個變數 x 的情形。現在我們要考慮兩個變數 x 與 y 的不等式，並且用平面的區域來處理這類不等式問題。

　　不等式與可行解區域的應用，我們稱為**線性規劃**。例如工廠在設備與人力的限制條件下，考慮如何得到產量最大化問題時，就可以考慮使用線性規劃。

　　當條件變多之後，問題雖然會變得複雜，但是仔細將每一個條件的圖形描繪出來，就會變得容易處理了，請花點時間確實理解。（編註：現實中其實很多都不是線性的問題，而可能是非線性的（例如二次函數、三次函數或甚至更加複雜的函數），此處學習的是最基本的線性不等式的觀念）。

📺 Business 利用線性規劃算出最大的銷售額

我們考慮以下的例題。某個蛋糕店在製作商品 A 時，需要麵粉 200g 與鮮奶油 200ml。商品 B 則需要麵粉 300g 與鮮奶油 100ml。已知庫存為麵粉 1900g、鮮奶油 1300ml。而商品 A 售價為 700 元，商品 B 售價為 500 元。假設全部都能賣完，那麼應該分別製作 A、B 多少個，才能得到最大的銷售額？假設製作 A 商品 x 個、B 商品 y 個，由於 x、y 皆為非負整數（≧0），所以

$x \geqq 0$……①　　$y \geqq 0$……②

由麵粉的限制條件可知　$200x + 300y \leqq 1900$……③

鮮奶油的限制條件可知　$200x + 100y \leqq 1300$……④

所以我們的問題就是，滿足①～④的條件時，求出使得 $700x + 500y$ 為最大的 x、y 值。假設 $700x + 500y = k$，我們改寫為 $y = -\dfrac{7}{5}x + \dfrac{k}{500}$ 當我們列出所有限制條件與目標函數後，將所有限制條件對應的直線與可行解區域 D 畫出來，如下圖。問題就轉換為：滿足①～④的條件時，所有通過區域 D 並且斜率為 $-\dfrac{7}{5}$ 的直線中，求出 y 截距為最大的直線。

直線 $700x + 500y = k$ 的直線斜率為 $-\dfrac{7}{5}$，恰好介於條件③的直線斜率 $-\dfrac{2}{3}$ 條件④的直線斜率 -2 之間。每條直線與區域 D 的關係，如右圖的標示。

所以，每一條通過區域 D 並且斜率為 $-\dfrac{7}{5}$ 的直線中，y 截距為最大的直線就是通過條件③與條件④的交點 (5,3)。

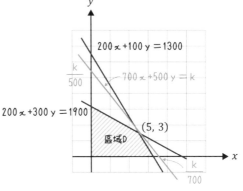

因此，當製作 A 商品 5 個，B 商品 3 個時，會得到最大的銷售額 5000 元。

因為只有兩個變數，所以這個問題相對比較簡單。可是在處理實際的應用問題時，我們可能會使用更多的變數，此時就不大會用紙筆計算，而會讓電腦去算，但具備解題的基本觀念仍然相當重要。

確保網路安全的質因數分解

本章介紹代數式的因式分解，或許有讀者會聯想到正整數的質因數分解（*prime factorization*），就是指將某個正整數表示成若干個質數（大於1的正整數中，除了1和該數本身外，無法被其他正整數整除的數）的乘積。例如，36可以寫成$2^2 \times 3^2$的形式。

可能有讀者認為「不就是個數字遊戲嗎，這種東西對我們有甚麼幫助？」事實上，質因數分解在網路世界扮演著非常重要的角色，也就是密碼學的應用。

例如，我們在網路購物時需要輸入信用卡資訊（卡號、安全碼等），若是在傳輸這些資訊的過程中被盜取，就會發生很嚴重的不良後果。因此，有必要把傳輸的訊息加密，而目前廣泛使用的加密系統就是使用質因數分解。

我們簡單說明密碼學在網路購物的應用。首先，會找出兩個非常大的質數P與Q，稱為私密金鑰（*private key*）。接著再取這兩個質數的乘積，也就是$P \times Q$，我們稱為公開金鑰（*public key*）。網路購物公司會公布公開金鑰，但不會公布私密金鑰，因為是極機密的資訊，而顧客則利用公開金鑰將想要傳送的訊息（信用卡資訊）進行加密。

由於網路購物公司收到的是加密後的訊息，為了完成付款交易，公司必須進行解碼來取得顧客的信用卡資訊。在解碼時，就需要用到P與Q了。但是，$P \times Q$是個非常大的數字，如果不知道P與Q，以目前的電腦能力是不可能將$P \times Q$進行質因數分解來取得P與Q的。所以，只有掌握私密金鑰P與Q的網路購物公司知道如何去解碼，以得到顧客的資訊。

所以質因數分解在技術上，提供了網路世界的便利與安全，同時也維護了人類社會的金融交易秩序。

公開金鑰 $P \times Q$

11438162578888676692357799761466120102189672124236256256184293570693524573389783059712356395870505989907514759929002687954354

‖

質數 P（私密金鑰）

3276913299326670954996198819083446141317764296799294253979828853

質數 Q（私密金鑰）

34905295108476509491478496199038981334177646384933878439908205577

指數、對數

指數的用途用一句話來說就是：**方便我們處理很大數值或很小數值的方法**。

中學時學過「2^3」(2 自乘 3 次) 的寫法就稱為指數。當數字很大時，我們就會體會到指數的便利性。例如，要表示化學的亞佛加厥常數 (*Avogadro constant*)：

600000000000000000000000 (有 23 個 0)

這麼大的數值，由於太多 0 了，導致我們有可能會算錯有幾個 0，多算或少一個 0 就差了 10 倍。

這個時候，我們就可以用 6×10^{23} (科學記號表示法) 來表示。此時，0 的個數就用指數來表示，如此就不容易弄錯了。在工程、天文領域也常會出現相當大的數字，或者是小數點後有很多位數。我們用指數來表示這些數字就變得易讀也好記。

對數與指數互為逆運算。我們來看個例子：

指數：「10 的 4 次方是多少？$10^4 = 10000$」
對數：「10000 是 10 的幾次方？$\log_{10} 10000 = 4$ 次方」

為何要這樣思考？這是因為使用對數後，我們可以將「**乘法化為加法、除法化為減法**」來處理。就像要計算 1234×5678 時，很多人沒辦法直接心算。但如果是 $1234 + 5678$，就變得非常簡單，許多人都可以用心算得到答案。在本章單元 07 就會介紹如何用指數、對數來計算複雜的乘除法。

在以前還沒有計算機的時代，要計算這些位數很多的數字是很辛苦的。因為這個原因，我們使用對數讓乘法運算可以轉變成比較容易計算的加法。也因為對數的發明，才有「對數讓天文學家的壽命多延長一倍」這種說法。

生活中有許多計算問題是使用對數。例如，描述地震規模大小的芮氏地震規模、聲音大小的分貝數 dB、溶液酸鹼度的 pH 值等數字，其實都是將很大或很小的數字取對數之後的數值。如果不了解對數，就沒辦法正確理解這些單位與數值的意義。

此外，也有許多圖形是使用對數的，要是沒辦法正確判讀對數的圖形，就有可能會產生誤解。照著本章的順序研讀就不會覺得難了，確實掌握與熟悉指數與對數吧。

通識學習的讀者

要知道指數與對數是處理很大或很小數值的技巧，也要理解地震規模與分貝的單位代表的意義。最後要熟悉對數函數的圖形。

工作應用的讀者

由於在日常生活中很常出現，所以應該已經習慣了。不過也需要知道對數不只是以 10 為底的**常用對數**，也有以 e（納皮爾常數）為底的**自然對數**。要留意不同函數的使用方法。最後配合所需畫出指數、對數函數的圖形也是必須學會的。

升學考試的讀者

並非困難的內容，需要背誦的公式也不多。不過，log 在計算上，有其特別的規則，建議要多加練習。

01 指數

基本內容。指數讓我們便於表示很大或很小的數字。

> **Point**
>
> ### 指數將乘法轉為加法，將除法轉為減法
>
> - $a^n = a \times a \times \cdots\cdots \times a\,(a\ 自乘\ n\ 次)$
>
> 例）$2^5 = 2 \times 2 \times 2 \times 2 \times 2 = 32$
>
> 以下是正整數的指數律
>
> - $a^n \times a^m = a^{(n+m)}$
>
> 例）$2^3 \times 2^2 = 2^{(3+2)} = 2^5 = 32$
>
> - $a^n \div a^m = a^{(n-m)}$
>
> 例）$2^4 \div 2^2 = 2^{(4-2)} = 2^2 = 4$
>
> - $(a^n)^m = a^{(n \times m)}$
>
> 例）$(2^2)^3 = 2^2 \times 2^2 \times 2^2 = 2^6 = 64$

指數是為了表示大數值的技巧

以 2^3 為例，指數是位於右上角字體較小的數字 3。這個數字代表左下角的數字自乘的次數。指數下方的數字 2 稱為底數。

例如，$2^2 = 2 \times 2, 2^3 = 2 \times 2 \times 2$。

從上面的例子可能還看不太出來指數的好處，那如果要計算下面的式子該怎麼辦呢？

$$20000 \times 3000000000 \times 10000$$

其實計算本身並不難，主要是數字太大寫起來麻煩，還容易數錯 0 的個數。為了避免不必要的錯誤發生，此時指數就派上用場了。

我們可以使用指數，將剛才的計算式改寫成以下的形式

$$2.0 \times 10^4 \times 3.0 \times 10^9 \times 1.0 \times 10^4$$
$$= 6.0 \times 10^{(4+9+4)} = 6.0 \times 10^{17}$$

> 使用指數可以更簡單地表示式子

除了可以寫成更簡潔的形式，而且計算起來也很方便。

請讀者留意在**計算乘法時，指數的部分是加法運算**。這個性質幫助我們更容易計算，所以指數是一種便利的計算技巧。

Business 求出「隼鳥號」探測器的速度

地球與小行星 25143（又名糸川小行星）之間的來回距離約為 60 億公里，隼鳥號探測器往返時間約為 7 年。求隼鳥號的飛行平均速度（km/秒）。

由於一年約 31,536,000 秒，所以 7 年約是 220,000,000 秒。
因此，平均速度為 6000000000[km] ÷ 220000000[秒]。

因為有太多 0 的關係，為了避免算錯，我們改寫為指數來計算。
從剛才的例子，應該知道式子會變得更簡潔。

$$6.0 \times 10^9 \div (2.2 \times 10^8) = 6.0 \div 2.2 \times 10^{(9-8)} \fallingdotseq 2.7 \times 10^1 \ [km/ 秒]$$

探測器每秒前進 27 公里，相比於每小時 300 公里極速（相當於每秒前進 0.083 公里）的台灣高鐵來說差不多是 325 倍，那是超級快的速度了。

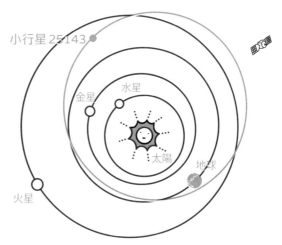

02 指數的推廣

我們會將指數從正整數推廣到 0、負整數、有理數、無理數，最後到虛數。這是數學上學習推廣概念很好的例子。

Point

指數可以定義在0、負數，甚至是無理數

● $a^0 = 1$，其中 $a \neq 0$（所有非零數值的 0 次方都是 1）

例) $3^0 = 2^0 = 5^0 = 1$

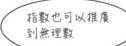

指數也可以推廣到無理數

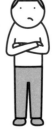

● $a^{-n} = \dfrac{1}{a^n}$

例) $2^{-3} = \dfrac{1}{2^3} = \dfrac{1}{8}$

● $a^{\frac{n}{m}} = \left(\sqrt[m]{a}\right)^n = \sqrt[m]{a^n}$

例) $8^{\frac{2}{3}} = \sqrt[3]{8^2} = \left(\sqrt[3]{8}\right)^2 = 2^2 = 4$

● 任意一個正數 b，都可以找 a 與 x，使得 $b = a^x$ 成立

例) $23.4 = 10^{1.3692\cdots}$（在這個例子中，指數會是無理數，有無窮的小數）

📖 **為何要將指數推廣到非整數？**

我們在上個單元指出，指數有化乘除為加減的性質，但是只有 1000 與 10000 之類的數值可以表示成 10 的乘冪，也就是 10^n 的形式。

因此，以前的數學家希望 a^x 中的指數 x 不只是正整數，且底數 a 也不一定要是 10，而是希望能**推廣到所有的數**。只要將指數推廣到無理數也適用，就表示所有的正數都可以表示成 a^x 的形式。如此一來，化乘除為加減的指數優點，也就可以推廣到所有底數為正的數。

將指數推廣到無理數

接下來，我們要逐步推廣指數到也適用於無理數。在此之前，請讀者先忘記 a^n 是 a 自乘 n 次的定義。因為如果要考慮 a^{-1} 時，就無法解釋為「a 自乘 -1 次」，因為不知道這代表甚麼」。所以我們會用邏輯性的數學推理來推廣，而數學理論就是這樣發展的。

首先我們考慮指數 $n = 0$ 的情形。

舉例來說，$5^2 \div 5^2 = 5^{(2-2)} = 5^0$。而且我們知道 $25 \div 25 = 1$，所以把 5^0 定義為 1 是合理的。實際上，對所有正數 a，$a^0 = 1$。

接著我們考慮指數 n 為負數的情形。

由於指數可以將乘法轉為加法，所以我們應該有 $5^2 \times 5^{-2} = 5^0 = 1$。此時，$5^{-2}$ 可以定義為 5^2 的倒數 $\dfrac{1}{5^2} = \dfrac{1}{25}$。因此對所有正數 a，我們有 $a^{-n} = \dfrac{1}{a^n}$。

最後我們考慮指數為有理數的情形。

例如，$5^{\frac{1}{3}}$ 是甚麼意思。由於乘法可以轉換為加法，所以 $5^{\frac{1}{3}} \times 5^{\frac{1}{3}} \times 5^{\frac{1}{3}} = 5^{\left(\frac{1}{3}+\frac{1}{3}+\frac{1}{3}\right)} = 5^1$。因此 $5^{\frac{1}{3}}$ 自乘三次為 5。這個情形，我們稱 $5^{\frac{1}{3}}$ 為 5 的立方根並記做 $\sqrt[3]{5}$，可知我們有 $5^{\frac{1}{3}} = \sqrt[3]{5}$。

由以上可得，$5^{\frac{2}{3}} = 5^{\left(\frac{1}{3}+\frac{1}{3}\right)} = 5^{\frac{1}{3}} \times 5^{\frac{1}{3}} = \left(\sqrt[3]{5}\right)^2 = \sqrt[3]{5^2}$，因此對於所有的正數 a 與正整數 m、n，可得 $a^{\frac{n}{m}} = \sqrt[m]{a^n}$。

到目前為止，我們將指數推廣到所有的有理數。事實上，指數還可以推廣到無理數與虛數，但本書限於篇幅故省略這部分的證明。

03 指數函數的圖形性質

內容不難，要注意 a^x 的圖形，在 $a > 1$ 與 $0 < a < 1$ 範圍中遞增的方向相反。

Point

👆 指數函數遞增的速度非常快

指數函數的圖形

● 若 $a > 1$，則函數是單調遞增。若 $0 < a < 1$，則函數是單調遞減。

● $y = a^x$ 與 $y = \left(\dfrac{1}{a}\right)^x$ 這兩個函數的圖形會對稱於 y 軸。

● 當 $a > 1$ 時，x 越大則 y 遞增速度越快。x 越靠近 0 則 y 也越靠近 0（但永遠不為 0）。當 $0 < a < 1$ 時，則情況相反，如下圖。

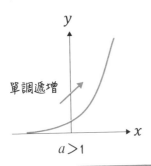
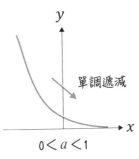

📖 指數函數的特徵

指數函數在我們日常生活中經常會用到。例如，銀行存款利息計算、買房屋貸款還款、病毒繁殖等。

指數函數最重要的特徵就是**遞增速度非常快**。本書在 Chapter02 提到的高次函數遞增速度也是很快（p.046），但是指數函數的遞增速度是更快。例如 $y = 2^x$ 隨著 x 遞增會以 2 的倍數增加：2、4、8、16、32、64、128、256……，可以看出很快就會跳到非常大的數值。所以看到指數函數就要聯想到函數值的變化會非常劇烈。

指數函數的圖形

我們描繪出 $y = 2^x$ 與 $y = \left(\dfrac{1}{2}\right)^x$ 的圖形，如下圖。

讀者應該可以從圖形看出，函數是快速增加的。

x	-3	-2	-1	0	1	2	3
2^x	$\dfrac{1}{8}$	$\dfrac{1}{4}$	$\dfrac{1}{2}$	1	2	4	8
$\left(\dfrac{1}{2}\right)^x$	8	4	2	1	$\dfrac{1}{2}$	$\dfrac{1}{4}$	$\dfrac{1}{8}$

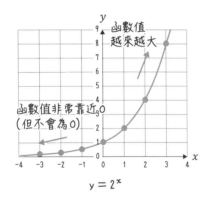
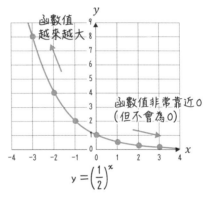

Business 複利的本利和計算

假設將 10 萬元存入銀行，年利率分別為 2%、6%、10% 的情況時，則 n 年後可領回的本利和分別為 $10 \times (1.02)^n$、$10 \times (1.06)^n$、$10 \times (1.10)^n$ 萬元。

如果是 25 年後領回，由下圖可以看出 3 種年利率的差異有多大。這個差距正是因為指數函數的增加速度所造成的。

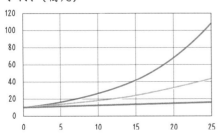
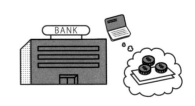

10% → 108.3 萬

6% → 42.9 萬

2% → 16.4 萬

04 對數函數的定義

對數是指數的逆運算。只要瞭解前面介紹的指數概念，則對數也不會有問題。這是重要的概念，務必要熟悉。

Point

對數是將指數反過來操作

滿足 $a^x = p$ 的 x 值，我們可以用 $x = \log_a p$ 的對數形式則（log 是 logarithm 的簡寫）。此時 a 稱為對數的底數，p 則稱為真數。

例）$\log_{10} 1000 = 3$ 　$(10^3 = 1000)$

- $\log_a 1 = 0$

例）$\log_2 1 = 0$ 　$(2^0 = 1)$

- $\log_a a = 1$

例）$\log_2 2 = 1$ 　$(2^1 = 2)$

- $\log_a M^r = r \log_a M$

例）$\log_2 2^4 = 4 \log_2 2 = 4$

- $\log_a(M \times N) = \log_a M + \log_a N$

例）
$\log_2(4 \times 16) = \log_2 4 + \log_2 16$
$= \log_2 2^2 + \log_2 2^4 = 2 + 4 = 6$

- $\log_a(M \div N) = \log_a M - \log_a N$

例）
$\log_2(4 \div 16) = \log_2 4 - \log_2 16$
$= \log_2 2^2 - \log_2 2^4 = 2 - 4 = -2$

📖 對數是指數的逆運算

對數與指數互為逆運算，例如 2 的 3 次方是多少呢？答案是 8，並且記做「$2^3 = 8$」，這個是指數的運算。反過來，8 是 2 的幾次方呢？答案是 3，並且記做「$\log_2 8 = 3$」，這個就是對數的運算。

為什麼要考慮這麼麻煩的東西？這是因為對數一般來說是無理數。例如，$\log_2 10$ 是一個確實存在的數字，就是滿足 $2^x = 10$ 的 x 值，但因為 x 有可能是無理數，無法用有理數的分數形式或有限位數小數的形式表示出來，所以我們可用對數形式來表示成 $\log_2 10$。

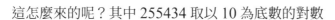 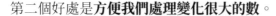

Business 對數的好處是？

引進對數的概念有兩個好處。一個是可以**幫助我們簡化計算**。當我們要計算以下運算時，光是看到就覺得頭痛。

$$255434 \times 2578690 \div 34766$$

但如果知道其指數形式，就可以改寫成如下的形式。

$$10^{5.407} \times 10^{6.411} \div 10^{4.541}$$

這怎麼來的呢？其中 255434 取以 10 為底數的對數
$\log_{10} 255434 \fallingdotseq 5.407$
（這是個估計值，因此我們使用 ≒ 並不是 ＝）。所以計算就變成
$5.407 + 6.411 - 4.541 = 7.277$，將一開始的 3 個大數字的乘除法簡化成加減法。這個計算方法可以利用對數表來查出數值，在本章單元 07 再說明。

第二個好處是**方便我們處理變化很大的數**。

在科學領域裡存在許多變化很大的量，我們通常將該量取對數運算來做為單位量。例如，地震規模大小的芮氏地震規模與聲音大小的 dB（分貝數）。要理解這些單位時，就需要知道對數的觀念。我們在本章單元 09 還會再介紹。

除此之外，社會中也有許多差異很大的量在做比較，例如將全國 500 大企業的市值（市值高的與市值低的可能差到幾十或數百倍）擺在同一張圖表中比較，那排在後面的企業就幾乎少到看不見了。但如果將他們的市值取對數，那麼在對數圖表上就都可以看得清楚來做分析。我們會在本章單元 08 介紹對數函數的圖形。

對數的好處就是幫助我們將很大／很小的數值，或是差距很大的數值做個轉換，便於處理問題或畫出圖形來做分析，因此一定要好好熟悉對數。

Chapter 03 指數、對數

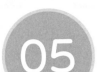
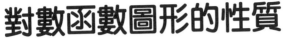
05 對數函數圖形的性質

對數函數是指數函數的反函數，圖形會對稱於直線 $x = y$。

Point

對數函數的遞增速度會越來越慢

對數函數 $y = \log_a x$ 的圖形($x > 0$)

- 若 $a > 1$，則函數是單調遞增。若 $0 < a < 1$，則函數是單調遞減。

- $y = \log_a x$ 與 $y = \log_{\frac{1}{a}} x$ 兩個函數的圖形會對稱於 x 軸

- 對數函數與 x 軸交點為 $(1,0)$，且必通過 $(1,0)$

- $a > 1$ 時，函數值隨著 x 增加而增加，但是當 x 越大時，遞增的程度會越來越慢。當 x 越接近 0 時，函數值會急劇變小。$0 < a < 1$ 時，則情況相反。

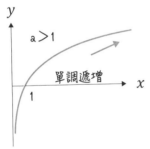
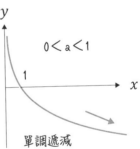

- 對數函數 $\log_a x$ 是指數函數 $y = a^x$ 的反函數，兩個函數圖形會對稱於直線 $y = x$。

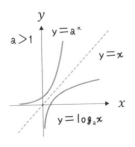
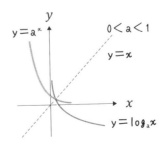

對數函數的特徵

　　畫對數函數圖形的機會要比畫指數函數圖形來得少。因為**對數函數是指數函數的反函數**，所以我們**將指數函數的特徵反過來，就是對數函數的特徵**。

　　如下圖，我們實際畫出 $y = \log_2 x$ 與 $y = \log_{\frac{1}{2}} x$ 的圖形。

　　在 $y = \log_2 x$ 的圖形中，當 $x = 8$ 時，$y = 3$。縱使 x 增加到 $x = 1024$，函數值也只是 $y = 10$。所以對數函數是 x 越大，遞增程度越慢的函數。

x	$\frac{1}{8}$	$\frac{1}{4}$	$\frac{1}{2}$	1	2	4	8
$\log_2 x$	-3	-2	-1	0	1	2	3
$\log_{\frac{1}{2}} x$	3	2	1	0	-1	-2	-3

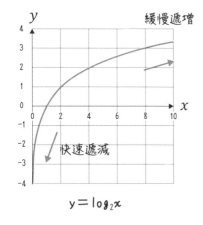

$y = \log_2 x$

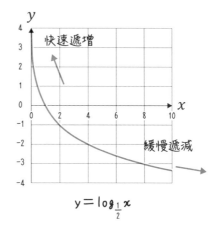

$y = \log_{\frac{1}{2}} x$

Business **熵是使用對數定義出來的物理量**

　　在物理學中的統計力學中，有一個物理量叫做熵（*entropy*，中文名音同「低」）。熵 S 是利用對數定義表示成 $S = k \log_e W$。其中 k 為波茲曼常數，W 為粒子運動的數量。

　　W 是非常龐大的數字，例如 20 立方公尺的空氣中，W 會是 2 乘以 10^{24} 次方。由於數字太大而難以處理，因此我們利用對數函數遞增緩慢的性質，引進對數的概念來定義熵。

06 對數的換底公式

在工作應用上很少會使用到換底公式，只要記住對數的底數是可以更換的。

Point

利用公式進行換底

將 $\log_a b$ 的底數 a 換成 c，其中 b 為正數且 a、c 為不等於 1 的正數。

$$\log_a b = \frac{\log_c b}{\log_c a}$$

例）$\log_{10} 8 = \dfrac{\log_2 8}{\log_2 10} = \dfrac{3}{\log_2 10}$

📖 使用換底公式的例題

在使用對數時通常底數都是固定的，需要更換底數的情況較少。但是，為了判斷學生是否了解對數的概念，換底的問題會出現在考試中。常見的考題如下。

（問題）求方程式 $\log_{10} X - 3 \log_X 10 = 2$ 中 X 的解。

題目中一個是以 10 為底的對數，另一個是以 X 為底的對數，現在我們要利用換底公式，將方程式中所有的對數都轉換為以 10 為底的對數。因此，我們有

$$\log_{10} X - \frac{3 \log_{10} 10}{\log_{10} X} = 2$$

$$(\log_{10} X) - \frac{3}{(\log_{10} X)} = 2$$

等號兩邊同時乘上 $\log_{10} X$ 並計算整理，得到 $(\log_{10} X)^2 - 2(\log_{10} X) - 3 = 0$
$(\log_{10} X - 3)(\log_{10} X + 1) = 0$

$\log_{10} X = 3, -1$，所以 $X = 1000, \dfrac{1}{10}$。

雖然在實務上很少有機會做換底，不過還是要知道**對數的換底公式**。

為何底數不能是 1 與負數？

目前為止，我們考慮的底數 a 都是 $a > 0$ 且 $a \neq 1$ 的情形。這是甚麼原因呢？以指數函數 a^x 中的 x 為例，我們一開始考慮 x 是正整數的情況。接著我們將 x 推廣到一般化，即推廣到整數、有理數（分數）、實數（有理數與無理數）亦成立。既然如此，那我們怎麼不把底數也推廣到 1 或是負數呢？這是因為底數為 1 或是負數時，會產生矛盾。

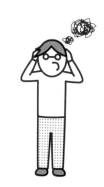

首先，我們看一下當底數為 1 時，會發生甚麼情況。若 $y = \log_1 x$，則 $1^y = x$。但此式中無論 y 值為多少，x 都會是 1。因此，無法滿足函數的定義：「給定變數 x 的值，存在唯一的 y 值與給定的 x 值對應」。很遺憾地，我們就排除了底數為 1 的情況。而排除底數為 0 也是同樣的道理。

接著，我們考慮底數為負數的情況。要將對數函數的底數推廣到負數，也比指數函數中將指數推廣到負數來得困難。例如，底數為 -2 時，在指數函數就是考慮 $y = (-2)^x$。當 x 為整數時，是沒有問題的。例如，$x = 1$、2、3、4…時，$y = -2$、4、-8、16…。

可是當 x 為分數時會發生甚麼狀況？我們考慮 $(-8)^{\frac{1}{3}}$。我們知道 -8 的立方根是 -2，所以 $(-8)^{\frac{1}{3}} = -2$。但是根據指數律，我們有以下的推導。

$$(-8)^{\frac{1}{3}} = (-8)^{\frac{2}{6}} = ((-8)^2)^{\frac{1}{6}} = (64)^{\frac{1}{6}} = 2$$

我們得到矛盾的結果：$2 = (-8)^{\frac{1}{3}} = -2$。所以我們沒辦法在底數為負的情況下定義指數函數。而對數又是指數的逆運算，因此我們就放棄定義當底數為負數時的指數函數與對數函數。

附帶一提，在高中數學中有定義對數的真數（即 $y = \log_a x$ 中的 x）為正數。一個正數的次方數不管是多少，都永遠是正數。但是數學家將真數繼續推廣到了虛數，這時就排除了真數為正的限制。所以，數學這門學問只要可以一般化，就能推廣到很多的領域。

07 常用對數與自然對數

對數中的底數經常使用的是「常用對數（10）」與「自然對數（e）」。我們先熟悉常用對數，再看自然對數。

Point

底數為10的常用對數是用來表示「0的個數」。

● 常用對數：底數為 10 的對數。可以知道某個數有多少個 0 的個數。一般使用的**對數表**就是常用對數的計算結果。

● 自然對數：以納皮爾常數 $e = 2.718281\cdots$（這是一個無理數）為底的對數。在書寫時若使用 log 符號會寫成 $\log_e$，而通常會省略底數 e，只用 ln 來表示自然對數，例如 ln2 就等於（$\log_e 2$）。

納皮爾數的一個重要性質是，指數函數 $y = e^x$ 經過微分之後仍然是 e^x。

編註： 因為這個性質非常好用，在 AI 機器學習中經常需要做微分運算，因此都會採用自然對數的函數來做公式推導。不過在 AI 領域的書籍中通常會將 ln 寫成 log，因此在該種書中看到 log 時就要注意指的是自然對數 ln，只要分清楚就好。

📖 常用對數與自然對數的性質

常用對數是以 10 為底的對數，就是將某個數 x 表示成 $x = 10^y$ 時，則 $y = \log x$。常用對數具有「0 的個數」的直觀意義。例如 $100 = 10^2$，常用對數是 2，所以 100 有 2 個 0。$10000 = 10^4$，常用對數是 4，所以 10000 有 4 個 0。而 2000 約為 10 的 3.30 次方，也可以表現出 0 有 3 個。

此外，10 為底的對數與真數對應的數值表稱為**對數表**（請參考 p.072）。在沒有計算機的古早年代，對數表幫助科學家簡化非常複雜的計算，尤其對天文數字的計算特別有幫助。

自然對數函數 e^x 具有微分不變的重要性質，也就是 $y = e^x$ 經過微分得到 $y' = e^x$，由於這個性質實在太漂亮了，因此在需要做許多微分的科學公式推導與運算中就被廣為使用。

Business) 利用對數表來計算

使用對數表可以方便計算時化乘除為加減。對數表中的縱軸由上至下排列 1.0~9.9(下頁中的對數表只列出 1.0~5.4),我們舉個利用對數表來計算的例子。

$$11600 \times 1210 \times 18900 \div 19.8$$

因為要利用對數表,所以先將對數的算式拆開成加減計算,也就是
$$\log(11600 \times 1210 \times 18900 \div 19.8)$$
$$= \log 11600 + \log 1210 + \log 18900 - \log 19.8$$

首先,我們將 11600 轉變為對數。11600 的科學記號是 1.16×10^4。所以
$$\log 11600 = \log(1.16 \times 10^4) = \log 1.16 + \log 10^4 = \log 1.16 + 4$$

我們要利用對數表查出 $\log 1.16$ 的值。因為真數是 1.16,所以先在縱軸的地方找到 1.1,接著對到橫軸 6 的位置,因此 $\log 1.16$ 的值就相當於 0.0645。所以 $\log 11600 = \log 1.16 + 4 = 0.0645 + 4 = 4.0645$。

按照同樣的作法,我們可以找出其他數值對應的對數。找出之後,我們有

$$4.0645 + 3.0828 + 4.2765 - 1.2967 = 10.1271 = 10 + 0.1271$$

因為算出的對數值是 10.1271,接著在對數表中找出接近 0.1271 的值。查表後發現剛好位於縱軸 1.3、橫軸 4 的地方。所以 $0.1271 = \log 1.34$。也就是

$$\log(11600 \times 1210 \times 18900 \div 19.8) = 10 + 0.1271$$
$$= \log 10^{10} + \log 1.34 = \log(1.34 \times 10^{10})$$

因此,我們一開始要計算的算式,利用查對數表後可知相當於 1.34×10^{10}。所以利用對數表,就可以方便我們將龐大的數字乘除化為加減運算。

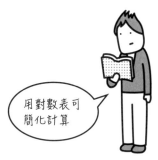

用對數表可簡化計算

編註: 我們用計算機將原來算式算出來等於 1.3398×10^{10},以本書上的對數表只到小數後 4 位數來說已經算很好了。事實上在十七世紀時就已經有精確到小數後 14 位數的對數表。對數表對人類科學研究的幫助相當大。

對數表

數	0	1	2	3	4	5	6	7	8	9
1.0	0.0000	0.0043	0.0086	0.0128	0.0170	0.0212	0.0253	0.0294	0.0334	0.0374
1.1	0.0414	0.0453	0.0492	0.0531	0.0569	0.0607	0.0645	0.0682	0.0719	0.0755
1.2	0.0792	0.0828	0.0864	0.0899	0.0934	0.0969	0.1004	0.1038	0.1072	0.1106
1.3	0.1139	0.1173	0.1206	0.1239	0.1271	0.1303	0.1335	0.1367	0.1399	0.1430
1.4	0.1461	0.1492	0.1523	0.1553	0.1584	0.1614	0.1644	0.1673	0.1703	0.1732
1.5	0.1761	0.1790	0.1818	0.1847	0.1875	0.1903	0.1931	0.1959	0.1987	0.2014
1.6	0.2041	0.2068	0.2095	0.2122	0.2148	0.2175	0.2201	0.2227	0.2253	0.2279
1.7	0.2304	0.2330	0.2355	0.2380	0.2405	0.2430	0.2455	0.2480	0.2504	0.2529
1.8	0.2553	0.2577	0.2601	0.2625	0.2648	0.2672	0.2695	0.2718	0.2742	0.2765
1.9	0.2788	0.2810	0.2833	0.2856	0.2878	0.2900	0.2923	0.2945	0.2967	0.2989
2.0	0.3010	0.3032	0.3054	0.3075	0.3096	0.3118	0.3139	0.3160	0.3181	0.3201
2.1	0.3222	0.3243	0.3263	0.3284	0.3304	0.3324	0.3345	0.3365	0.3385	0.3404
2.2	0.3424	0.3444	0.3464	0.3483	0.3502	0.3522	0.3541	0.3560	0.3579	0.3598
2.3	0.3617	0.3636	0.3655	0.3674	0.3692	0.3711	0.3729	0.3747	0.3766	0.3784
2.4	0.3802	0.3820	0.3838	0.3856	0.3874	0.3892	0.3909	0.3927	0.3945	0.3962
2.5	0.3979	0.3997	0.4014	0.4031	0.4048	0.4065	0.4082	0.4099	0.4116	0.4133
2.6	0.4150	0.4166	0.4183	0.4200	0.4216	0.4232	0.4249	0.4265	0.4281	0.4298
2.7	0.4314	0.4330	0.4346	0.4362	0.4378	0.4393	0.4409	0.4425	0.4440	0.4456
2.8	0.4472	0.4487	0.4502	0.4518	0.4533	0.4548	0.4564	0.4579	0.4594	0.4609
2.9	0.4624	0.4639	0.4654	0.4669	0.4683	0.4698	0.4713	0.4728	0.4742	0.4757
3.0	0.4771	0.4786	0.4800	0.4814	0.4829	0.4843	0.4857	0.4871	0.4886	0.4900
3.1	0.4914	0.4928	0.4942	0.4955	0.4969	0.4983	0.4997	0.5011	0.5024	0.5038
3.2	0.5051	0.5065	0.5079	0.5092	0.5105	0.5119	0.5132	0.5145	0.5159	0.5172
3.3	0.5185	0.5198	0.5211	0.5224	0.5237	0.5250	0.5263	0.5276	0.5289	0.5302
3.4	0.5315	0.5328	0.5340	0.5353	0.5366	0.5378	0.5391	0.5403	0.5416	0.5428
3.5	0.5441	0.5453	0.5465	0.5478	0.5490	0.5502	0.5514	0.5527	0.5539	0.5551
3.6	0.5563	0.5575	0.5587	0.5599	0.5611	0.5623	0.5635	0.5647	0.5658	0.5670
3.7	0.5682	0.5694	0.5705	0.5717	0.5729	0.5740	0.5752	0.5763	0.5775	0.5786
3.8	0.5798	0.5809	0.5821	0.5832	0.5843	0.5855	0.5866	0.5877	0.5888	0.5899
3.9	0.5911	0.5922	0.5933	0.5944	0.5955	0.5966	0.5977	0.5988	0.5999	0.6010
4.0	0.6021	0.6031	0.6042	0.6053	0.6064	0.6075	0.6085	0.6096	0.6107	0.6117
4.1	0.6128	0.6138	0.6149	0.6160	0.6170	0.6180	0.6191	0.6201	0.6212	0.6222
4.2	0.6232	0.6243	0.6253	0.6263	0.6274	0.6284	0.6294	0.6304	0.6314	0.6325
4.3	0.6335	0.6345	0.6355	0.6365	0.6375	0.6385	0.6395	0.6405	0.6415	0.6425
4.4	0.6435	0.6444	0.6454	0.6464	0.6474	0.6484	0.6493	0.6503	0.6513	0.6522
4.5	0.6532	0.6542	0.6551	0.6561	0.6571	0.6580	0.6590	0.6599	0.6609	0.6618
4.6	0.6628	0.6637	0.6646	0.6656	0.6665	0.6675	0.6684	0.6693	0.6702	0.6712
4.7	0.6721	0.6730	0.6739	0.6749	0.6758	0.6767	0.6776	0.6785	0.6794	0.6803
4.8	0.6812	0.6821	0.6830	0.6839	0.6848	0.6857	0.6866	0.6875	0.6884	0.6893
4.9	0.6902	0.6911	0.6920	0.6928	0.6937	0.6946	0.6955	0.6964	0.6972	0.6981
5.0	0.6990	0.6998	0.7007	0.7016	0.7024	0.7033	0.7042	0.7050	0.7059	0.7067
5.1	0.7076	0.7084	0.7093	0.7101	0.7110	0.7118	0.7126	0.7135	0.7143	0.7152
5.2	0.7160	0.7168	0.7177	0.7185	0.7193	0.7202	0.7210	0.7218	0.7226	0.7235
5.3	0.7243	0.7251	0.7259	0.7267	0.7275	0.7284	0.7292	0.7300	0.7308	0.7316
5.4	0.7324	0.7332	0.7340	0.7348	0.7356	0.7364	0.7372	0.7380	0.7388	0.7396

一般來說，對數表能呈現的小數位數有限（無理數的小數點位數無限），所以對數表中的值與實際的值還是會有一些誤差，計算的精確度取決於您用的對數表能做到小數點後的位數。

📖 如何利用電腦計算指數、對數？

接下來介紹如何利用 *Microsoft Excel* 與寫程式來計算指數與對數。此處雖以 *Excel* 為例，但其他類似軟體使用的函數與輸入方式大致相同。

首先，計算指數時的次方一般都使用「^」算符（讀做 hat），例如 2 的 5 次方就是輸入 2^5，得到 32。而指數的部分不一定要是正整數，也可以輸入負數或小數。例如，輸入 $10^{-1.6990}$ 就會得到約 0.02。（ **編註：** 在 *Google* 搜尋欄內輸入簡單的算式也可以計算）

使用時要注意的是，電腦會優先處理算式中出現的「^」算符，例如計算 $2*3^2$ 時（ * 代表乘法），並不是先計算 $2*3=6$ 再計算 6^2，而是先計算 $3^2=9$ 再計算 $2*9$。

下表是 *Excel* 中與指數、對數相關的函數。自然科學與工程技術領域中，經常會用到 EXP() 函數，也就是 e 的次方函數。EXP 就是指數的英文 *exponential* 取前面 3 個字母。

函數名稱	說明
函數名稱	說明
POWER(X,Y)	X 的 Y 次方
EXP(X)	納皮爾數 e 的 X 次方
LOG(X,Y)	$\log_Y X$，當省略 Y 不寫時，則 Y = 10
LN(X)	lnX 也就是 $\log_e X$
LOG10(X)	$\log_{10} X$

編註： 在 *Excel* 儲存格中輸入函數計算時，前面要加上「 = 」算符，例如「 = EXP(2)」。

08 對數圖的使用方法

雖然測驗不太會考，但生活中時常會用到，也是工程師的本職學能。

Point
對數尺度將等比例的數字標示為等距離

對數圖是具有對數尺度（*logarithmic scale*）的圖形，將大範圍變化的數值進行圖形化時使用。

對數尺度的特徵

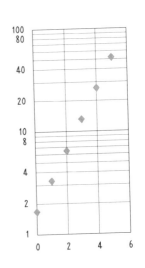

● 一般的座標軸（如右圖的橫軸），是如同 $0, 2, 4, 6$ 等相等距離為間隔。但對數軸（如右圖的縱軸）則是以等比例（$2 \to 4$、$4 \to 8$）的方式間隔。

● 因此在記入 $1, 2, 3, 4$……的刻度時，會產生變形，如右圖。

● 右圖中的 x 軸為一般刻度，而 y 軸為對數尺度。也有兩軸皆為對數尺度的情形。只有一個對數尺度時，我們稱為**半對數圖**。兩軸皆為對數尺度時，我們稱為**全對數圖**。

📖 對數尺度的意義

對數圖（對數尺度）與指數函數類似，適用於數字的位數變化較大時的情況。由於用起來非常方便，在日常生活中很常見，不過應該還是有不少讀者對這樣特別的尺度產生困惑。

雖然看起來很奇怪，但卻有實際的意義。相對於一般座標軸是以等差的方式（$2, -4, -6, -8, -10, -12…$）排列，**對數尺度是將等比例的數字標示為等距離**。

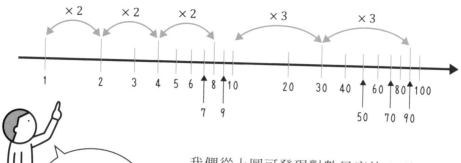

對數尺度將等比例的數字標示為等距離

我們從上圖可發現對數尺度的 1 到 2、2 到 4、4 到 8 都是畫成等距離。此外，1 到 3 與 3 到 9 也是等距離。同理，1 到 10 與 10 到 100 在對數尺度上也是相同距離。

Business 將二極體的電流－電壓特性以對數圖表示

我們將電流－電壓關係分別用一般軸與對數軸表示，來看看其差異。在一般座標中，$0.2\sim0.6\text{V}$ 時，圖形非常接近橫軸，看起來好像沒什麼變化（左圖）。但相同的數據若改用對數軸來看，就能清楚看出數值的變化（右圖）。

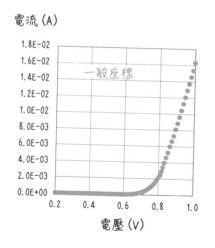

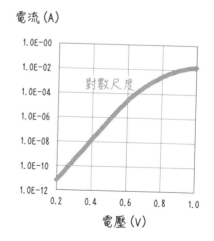

請注意！左圖縱軸的刻度是等距離，而右圖的刻度雖然是等距離，但數值是對數尺度。這就是對數圖的優點。因此，在看這種圖的時候，一定要特別留意座標軸是使用哪種尺度。

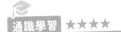 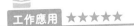

09 指數、對數的物理單位

測驗不會考,但生活中經常看得到這些單位。除了需要了解之外,也是作為工程師的基本知識。

> **Point**
>
> 常見的 milli、micro、kilo、mega 等,不是指單位,
> 而是單位制詞頭(metric prefix)。

用於表示指數的詞頭

記號	發音	數量
da	deca	10^1
h	hector	10^2
k	kilo	10^3
M	mega	10^6
G	giga	10^9
T	tera	10^{12}
P	peta	10^{15}
E	exa	10^{18}
Z	zetta	10^{21}
Y	yotta	10^{24}

記號	發音	數量
d	deci	10^{-1}
c	centi	10^{-2}
m	milli	10^{-3}
μ	micro	10^{-6}
n	nano	10^{-9}
p	pico	10^{-12}
f	femto	10^{-15}
a	atto	10^{-18}
z	zepto	10^{-21}
y	yocto	10^{-24}

用於表示對數的詞頭

● 分貝(db):表達聲音的大小
● 芮氏地震規模(M):地震規模大小

📖 表示指數的單位制詞頭

1000 m 是 1 km,這裡的 km 的 k(kilo)代表的就是 1000 的**詞頭**。

在電腦的資料量中經常看見表示很大數值的詞頭，然而電腦中並非以 1000 的倍數來看，而是以 1024(2^{10}) 倍來使用這些詞頭。

在表示小數值的詞頭時，經常可見到 1mm(*milli meter*) 的 $\frac{1}{1000}$，也就是 **1μm** (*micro meter*，微米) 來當作單位。一般讀者只要知道微米即可，但是在物理與電子工程中，甚至會用到 fm(*femto meter*，飛米)。

Business 分貝與地震規模

生活中有許多使用對數的單位。以表示聲音大小的分貝 (dB) 來說，能量變為原來的 10 倍時，單位的數字則增加 10。也就是說，20 分貝的能量是 10 分貝能量的 10 倍。同理，30 分貝的能量是 10 分貝的 100 倍。

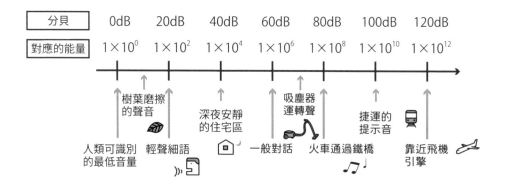

地震規模也是以對數為單位 (M)。地震規模增加 2 時，能量增加 1000 倍。也就是芮氏地震規模 M7 的地震，其能量是地震規模 M5 的 1000 倍。

例如發生的地震規模由原先的 M8.8 上修至 M9.0，感覺好像只是調整了小小的 0.2 而已，但能量卻是多了將近一倍。也就是說，對數單位的數值增加，實際上的數值卻是差別很大。

> **編註：** 例如溶液的 pH 酸鹼值也是將氫離子濃度取對數後的數值，也就是說 pH 值 5 與 6 的氫離子濃度相差 10 倍，pH 值 6 與 7 也相差 10 倍。雖然 pH 值 5 與 7 只差 2，但氫離子濃度卻差了 100 倍。

數學世界的炸彈

本章的內容提到指數與對數有一些定義上的限制（規則）。例如，底數不能為1或0或是負數，而且也不能用一個數去除以0。我們試著利用計算機按 $1 \div 0$，結果會出現 Error 錯誤。數學中，除以0是絕對要避免的。

要是如同虛數的定義 $\sqrt{-1} = \pm i$，找一個像 i 的符號來定義 $1 \div 0 = 1p$ 之類的，似乎也是可行。既然如此，為什麼計算上一定要避開除以0呢？因為會出現邏輯上的錯誤。

接下來我們假設可以除以0，用邏輯證明來推導出「2 = 1」。

先假設 $x = y$

等號兩邊同時乘上 x $\qquad\qquad\qquad x^2 = xy$

等號兩邊同時減 y^2 $\qquad\qquad\quad x^2 - y^2 = xy - y^2$

因式分解 $\qquad\qquad\qquad\qquad (x-y)(x+y) = y(x-y)$

等號兩邊同時除以 $x - y$ $\qquad\quad (x+y) = y$

由於假設 $x = y$，代入後得到 $\qquad 2y = y$

等號兩邊同時除以 y 就得到矛盾 $\qquad 2 = 1$

1997年9月21日，美國海軍飛彈巡洋艦 *Yorktown* 在航運中，因為船員在資料庫中輸入了錯誤的資料，以致於發生除以0的情況。這個結果讓軍艦的電腦系統發生錯誤，而動力系統也完全失效。造成艦艇陷入2小時30分無法航行的狀況。這是可以比擬被炸彈攻擊後失能的破壞力！

因為數學上除以0的錯誤，真實發生過這麼嚴重的後果。

三角函數

三角函數是表示波的函數

「sin、cos 這些東西對我們有甚麼用啊！」這是許多讀者對學習三角函數的質疑。

學習三角函數雖然會從直角三角形的三個邊與三個夾角開始學習，但它真正的用途並不是只解決三角形問題而已。實際上，**三角函數是用於表示波 (wave) 的函數**，舉凡聲波、電波、光波都可以用三角函數描述出來，人類即可製造這些波來傳遞訊息，如果沒有三角函數，手機也會沒辦法接收與傳遞資訊了。

三角函數在學習過程中，會討論三個夾角的關係，通常其中一個夾角會用 θ 來表示，且因為三角形的三個內角和為 $180°$，所以 θ 的範圍應該是 $0° < \theta < 179°$（包括銳角三角形與鈍角三角形）。

三角函數的角度還可以超過 $180°$，這是因為三角函數是用來表示波，而波有週期性，如果一個週期是 $180°$，兩個週期就是 $360°\cdots$，依此類推。三角函數的角度也可以是負數，例如順時針轉 $90°$，其相反方向就是逆時針轉 $90°$，也就是 $-90°$。

三角函數的重點

三角函數包含許多公式，例如和差角公式、二倍角公式、三倍角公式、積化和差、和差化積、疊合公式、……。其中要特別注意角度的正負號，否則很容易會弄錯公式。考生一定要熟習，而通識學習與工作應用的讀者需要時再查閱即可。

本章會介紹這些公式，以及隱藏在電波技術核心中的頻率變換技術，可以增加讀者對於三角函數應用面的認識。

以工作應用為目標的讀者，可以了解傅立葉級數的概念，這也是將三角函數 sin、cos 用在表示波的重要技術。

角度除了用度數表示之外，也經常使用**弧度**（例如 90° 用 $\frac{\pi}{2}$ 來表示），讀者一定要瞭解。像是 *Excel* 等軟體在計算三角函數值的時候，並不是直接輸入 0°~360° 這種角度在計算，而是用弧度在做計算，如果不懂這一點，就很可能會得到錯誤的結果

通識學習的讀者

三角函數的重點在於表現出波的形狀。目的不是處理三角形，而是用來表示波的函數。

工作應用的讀者

雖然不需要熟記和差角公式等，但還是必須瞭解 $\sin\theta$ 與 $\cos\theta$ 變換等基本公式。要確實掌握三角函數圖形的特徵以及角度與弧度的互換方式。傅立葉級數的概念也是重要內容。

升學考試的讀者

因為有許多公式，考生應該覺得背得很辛苦，但只要記熟公式與出題類型後，就不算困難的問題了。

01 三角函數的基本公式

考生與工作應用者一定要完全掌握。通識學習的讀者，也需要有基本的知識。

Point

由直角三角形的邊長比定義三角函數

三角函數的定義方式如下，其中 a（對邊）、b（底邊）、c（斜邊）為下圖三角形的邊長。θ 為底邊與斜邊的夾角。

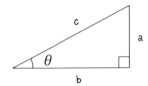

$$\sin \theta = \frac{a}{c} \quad \cos \theta = \frac{b}{c} \quad \tan \theta = \frac{a}{b}$$

三角函數的主要公式

- $\tan \theta = \dfrac{\sin \theta}{\cos \theta}$
- $\sin^2 \theta + \cos^2 \theta = 1$

- $\sin^2 \theta + \cos^2 \theta = \dfrac{(a^2 + b^2)}{c^2} = \dfrac{c^2}{c^2} = 1$　（利用畢氏定理）

📖 先利用直角三角形熟悉三角函數

按照上圖直角三角形的擺放方式，將直角固定在右側時，我們分別定義出 Point 中的 sin（*sine*）、cos（*cosine*）、tan（*tangent*）等三角函數。這些是定義，記起來！

由於上圖是直角三角形，而三角形的內角和為 $180°$，因此直角之外的另外兩個內角都會介於 $0° \sim 90°$ 之間。中學三角函數常用的角度是 $30°$、$45°$、$60°$ 等，是因為這些角度的三角函數值比較好記的關係。

$$\sin 30° = \cos 60° = \frac{1}{2} \quad \sin 60° = \cos 30° = \frac{\sqrt{3}}{2} \quad \sin 45° = \cos 45° = \frac{\sqrt{2}}{2}$$

由三角函數的定義，可以簡單推導出 $\tan \theta = \dfrac{\sin \theta}{\cos \theta}$。

$\sin^2 \theta + \cos^2 \theta = 1$ 的推導雖然要思考一下，但只要利用畢氏定理 $a^2 + b^2 = c^2$ 就可以得到這個公式。

🖥️ Business 利用「三角測量」求高度

三角測量是用來測量物體的高度，屬於三角函數的應用。

三角測量並不是直接量測物體的高度，而是利用一固定點到物體的距離，以及固定點到物體頂點的角度，計算出高度的方法。

我們考慮下圖的樹木。只要知道固定點到樹木的距離為 20m，到樹頂角度為 30° 時，就可以利用三角函數算出樹木的高度。

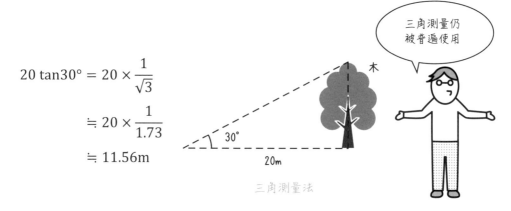

$$20 \tan 30° = 20 \times \frac{1}{\sqrt{3}}$$

$$\fallingdotseq 20 \times \frac{1}{1.73}$$

$$\fallingdotseq 11.56\text{m}$$

三角測量法

日常生活中，有許多很難直接量測高度的東西，此時就會使用三角測量。

另外，三角函數值大多都是無理數，不容易記住，因此我們在計算時通常會將常用的角度整理成**三角函數表**做對照用。

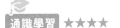

三角函數的廣義角與圖形

我們將三角函數的定義由三角形轉變為圓形。觀察三角函數的圖形,讓我們方便記住「sin、cos 代表波形」的涵意。

👆 Point

將三角函數轉變為「單位圓函數」、「波函數」

我們利用右圖半徑為 1、原點為 $(0,0)$ 的單位圓來定義三角函數。

以單位圓上的 $(1,0)$ 為起點,逆時針旋轉 θ 角後,座標的 x 分量定義為 $\cos \theta$、y 分量定義為 $\sin \theta$,也就是說單位圓上每一點的座標就可以寫成 $(\cos \theta, \sin \theta)$。而 $\tan \theta$ 則定義為 $\dfrac{\sin \theta}{\cos \theta}$。

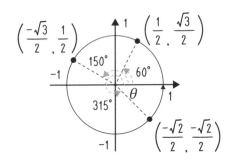

負的 θ 角代表逆時針旋轉,無論是順時針或逆時針,三角函數值都仍然是實數。

📖 將定義由直角三角形轉變為單位圓

我們可以簡單利用上圖單位圓的動點與旋轉角度來表示單位圓上每一點的座標,即 $(\cos \theta, \sin \theta)$。將三角函數的定義推廣到單位圓,如此一般化的目的就是想**用三角函數表示波的形狀**。

📖 描繪三角函數的圖形

　　將三角函數的圖形描繪出來之後，我們立刻就能看出為什麼可以用三角函數表現波的理由了。

　　根據單位圓定義的三角函數，$\sin\theta$、$\cos\theta$、$\tan\theta$ 的圖形分別如下所示。因為是旋轉的關係，所以函數的週期為 $360°$，而 $\cos\theta$ 平移 $90°$ 後就是 $\sin\theta$ 的圖形。這個圖形很明顯就是波的形狀。因此用三角函數描述波形，只要調整三角函數的組成，就可以表現出不同週期與高度的波形，進而組合出更複雜的波形。

　　此處要注意的是，因為 $\tan\theta$ 是 $\dfrac{\sin\theta}{\cos\theta}$，所以函數無法定義在 $\cos\theta$ 為 0 的 θ 值。所以 $\tan\theta$ 週期是 $\sin\theta$、$\cos\theta$ 的一半，也就是 $180°$，在不連續點$(\cos\theta = 0)$附近，函數值會出現劇烈的變化。

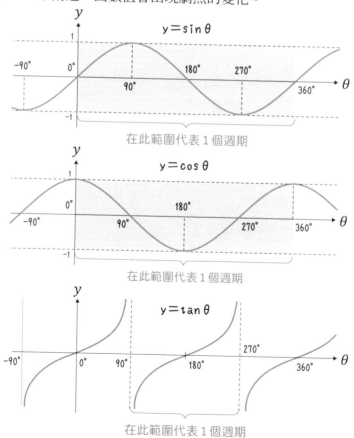

本章一直在重複強調「三角函數是表示波的函數」，接下來將具體說明三角函數如何用來表示波。

$$時間(變數) \qquad 距離(變數)$$

$$波的振幅 \to A \sin \left\{ f \left(t - \frac{x}{v} \right) \right\}$$

$$頻率 \qquad 波速$$

我們在利用三角函數表示波時，會用到上圖中的幾個變數。雖然符號變多可能會弄混，但是清楚每一個符號的意義之後，就很容易理解了

首先要留意的是，波會受經過的時間與距離而影響，因此有兩個變數：時間 (t) 與距離 (x)。所以，波的函數就記做 $y = f(t, x)$。

另外，A 是指波的振幅（*amplitude*）。例如前一頁 $\sin \theta$ 函數的振幅會在 -1 與 1 之間。A 的值會影響函數圖形的振幅大小。下圖分別為 $A = 2$ 與 $A = 1$ 時的圖形，可看出當 $A = 2$ 時的振幅增大一倍到 -2 與 2 之間。此圖是 $x = 0$ 時，只看 $A \sin t$ 的波形變化。

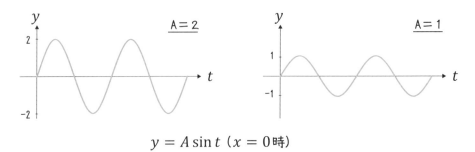

$$y = A \sin t \ (x = 0時)$$

波的振幅

f 代表波的頻率（$frequency$），即在單位時間內會出現幾次週期（例如心跳的頻率 72 次／分鐘，相當於每個週期是 $\frac{1}{72}$ 分鐘／次）。當頻率越大時，即單位時間內出現的波越多，表示振動速度越快。下圖為 $x = 0$ 時，波的時間變化。

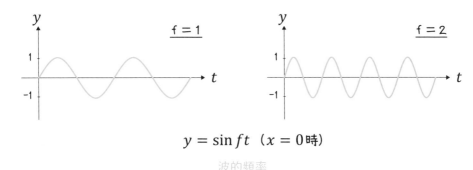

$$y = \sin ft \quad (x = 0時)$$

波的頻率

接著來看波速。波速不是「振動」的速度，而是指波前進的速度。就如同汽車每小時前進 60 公里的意思。下圖表示波速的概念。要注意的是，下圖的橫軸代表的是 x（位置），與前面橫軸為 t（時間）的圖形不同。

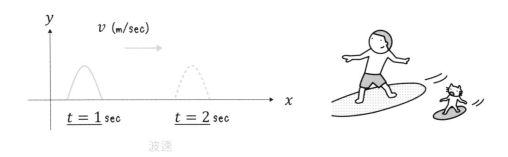

波速

音速約為 340 m／sec，而光速約為 3.0×10^8 m／sec（每秒前進 30 萬公里）。音速與光速最有感的區別就是看煙火秀時先看到煙火再聽到爆破聲，或下雨天先看到閃電才聽到雷聲。

當我們要利用數學來描述與波有關的事物時，例如聲音、光、電波、地震，就都會利用到三角函數，現在應該可以回答本章一開始的疑問「sin、cos 這些東西對我們有甚麼用啊？！」了吧。

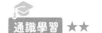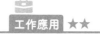 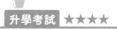
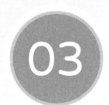

03 三角函數的和差角公式與其他公式

這些看似無趣的公式卻與通信技術有關，相當具有實用價值。

Point

✋ 和差角公式是其他三角函數公式的基礎

三角函數中，以下的關係式皆成立。

和差角公式
$$\sin(\alpha \pm \beta) = \sin\alpha\cos\beta \pm \cos\alpha\sin\beta$$
$$\cos(\alpha \pm \beta) = \cos\alpha\cos\beta \mp \sin\alpha\sin\beta$$
$$\tan(\alpha \pm \beta) = \frac{\tan\alpha \pm \tan\beta}{1 \mp \tan\alpha\,\tan\beta}$$

和差化積
$$\sin\alpha + \sin\beta = 2\sin\frac{\alpha+\beta}{2}\cos\frac{\alpha-\beta}{2}$$
$$\sin\alpha - \sin\beta = 2\cos\frac{\alpha+\beta}{2}\sin\frac{\alpha-\beta}{2}$$
$$\cos\alpha + \cos\beta = 2\cos\frac{\alpha+\beta}{2}\cos\frac{\alpha-\beta}{2}$$
$$\cos\alpha - \cos\beta = -2\sin\frac{\alpha+\beta}{2}\sin\frac{\alpha-\beta}{2}$$

疊合公式
$$a\sin\theta + b\cos\theta = \sqrt{a^2+b^2}\sin(\theta+\alpha)$$
其中 α 是滿足以下式子的角度：
$$\cos\alpha = \frac{a}{\sqrt{a^2+b^2}} \qquad \sin\alpha = \frac{b}{\sqrt{a^2+b^2}}$$

📖 讓考生哭泣的公式群

　　三角函數中的公式數量相當多，除了在 Point 中介紹之外，還有二倍角公式、三倍角公式、半角公式、積化和差等大量內容。正負號的變化也很麻煩。

可能讀者認為這些公式都是由和差角公式推導出來的，不背也沒有關係。但是所有公式都要在考試時推導的話，時間是不夠用的。因此請考生要熟記。一般讀者需要再查就好了。

⌨ Business 使用於智慧型手機中電波的頻率變換

除了奮鬥中的考生之外，通識學習與工作實用的讀者沒有必要記這些公式。但是，這些公式中隱藏著通信技術的基礎知識。

我們利用之前介紹過的 $\sin$（正弦）函數來說明。考慮兩個頻率分別為 f_1 與 f_2 的正弦波的乘積，利用三角函數的積化和差公式，可以轉換成兩個 $\cos$（餘弦）函數相減，表示如下。

$$\sin(f_1 t)\,\sin(f_2 t) = -\frac{1}{2}\{\cos(f_1 + f_2)t - \cos(f_1 - f_2)t\}$$

從上式可以看到兩個正弦函數的乘積會出現 $\cos(f_1 + f_2)t$ 與 $\cos(f_1 - f_2)t$，也就是產生頻率為 $(f_1 + f_2)$ 與 $(f_1 - f_2)$ 的餘弦波。

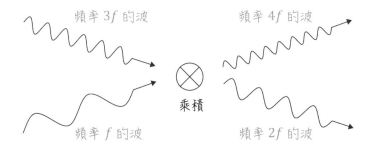

例如取頻率 $3f$ 的波與頻率 f 的波之乘積，可以產生出頻率 $4f$ 與 $2f$ 的波。

智慧型手機是使用高頻率電波，為了利用高頻率電波來傳輸資訊，可以利用三角函數推導出的頻率變換技術來達成目的。

> **編註：** 頻率越高就代表單位時間內傳送的波數越多，能傳送的資訊量越大，像現在的 5G 通訊是屬於極高頻。但頻率越高，也表示波長越短，越容易被障礙物阻擋訊號，因此也需要更多的基地台。

> **編註：** 廣播電台分為 AM 與 FM 兩類，AM 是調幅廣播電台，是用電波振幅調變（訊號強弱）以傳輸訊號；而 FM 是調頻廣播電台，是用電波頻率調變以傳輸訊號。

04 弧度制

考生與工作應用讀者都需要學習的基本內容。通識學習的讀者要記住有六十分制（又稱度分秒制）以外的角度表示法。

 Point

360° 是弧度制的弧度 2π

弧度制

弧度（*Radian*）的定義如圖，在半徑為 1 的扇形中，角度為 θ 時所截出的弧長 L（弧度），則稱為該角度 θ 的弧度量，單位是弧度或稱為弳度。半徑為 1 時，圓周長為 2π，六十分制的 360°則等於弧度制的 2π。

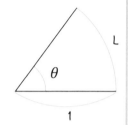

因此，$1° = \dfrac{\pi}{180}$（弧度）≈ 0.01745（弧度），1（弧度）$= \left(\dfrac{180}{\pi}\right)° \approx 57.1758°$

例） $30° \rightarrow \dfrac{\pi}{6}$、$45° \rightarrow \dfrac{\pi}{4}$

　　 $180° \rightarrow \pi$、$360° \rightarrow 2\pi$

爲什麼要使用弧度制？

三角函數中除了用六十分制來表示角度，還會使用**弧度制**來表示，可以讓三角函數式子更簡單。例如，我們在 Chapter05 介紹三角函數的微分時就能看出原因了。如果角度 θ 用六十分制的話，$\sin\theta$ 的微分會變成 $\dfrac{\pi}{180}\cos\theta$，但如果用弧度制的話，$\sin\theta$ 的微分就是 $\cos\theta$，不會有額外的數字。也因為弧度制可讓運算結果變得單純，因此廣為科學界採用。

那為何我們現在依然使用六十分制呢？我認為六十分制對日常事務來說比較直覺，比如說 $90°$ 的彎道、$30°$ 的斜坡，馬上就知道是什麼。但如果改為 $\dfrac{\pi}{2}$ 的彎道、$\dfrac{\pi}{6}$ 的斜坡，腦子應該會打結吧。

正如前面講過三角函數是波的函數，而波具有週期性，以此觀點來看，弧度制會更適合用於描述波的三角函數。

📖 用軟體或程式計算三角函數要注意角度的單位

在 *Excel* 中輸入 sin 函數的值都是用弧度制計算，例如 sin(1) 的 1 是弧度制的 1，而不是六十分制的 1°。因此我們假設縱軸是 1 ~ 180，依序代入 sin 函數中，即可畫出下圖中的藍色曲線，大約有 29 個正弦波的週期。

但如果是六十分制，則 0° ~ 180° 剛好是半個正弦波的週期，也就是圖中黑色曲線。

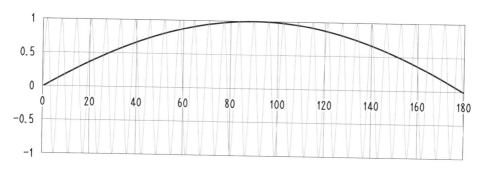

萬一角度與徑度弄錯，計算的結果就天差地遠了。

因此，要利用 *Excel*（或其他軟體與程式）中的三角函數做計算，輸入值預設都必須是弧度制的徑度才會算出正確的答案。也就是說，如果輸入的是六十分制的角度，就需要先轉換成徑度：

$$\text{弧度制的徑度} \ = \ \text{六十分制的角度} \times \frac{\pi}{180}$$

編註： 例如要在 *Excel* 的儲存格中計算 60° 的正弦值，請輸入「= sin (60 * pi() / 180)」，或者輸入「= sin(*radians*(60))」利用 *radians* 函數幫你將角度轉換為弧度。

從上述簡單的例子就可以知道是不是弄錯角度單位了。但如果是在複雜計算中，就很難發現弄錯單位的問題。作者曾經在編寫程式時，弄錯了角度的單位，造成白費工夫整整三天，所以我們在處理角度時，一定要很細心留意單位。

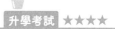
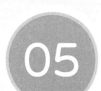

05 正弦定理與餘弦定理

考生必須熟悉，通識學習與工作應用的讀者簡單瞭解即可。

 Point

求三角形的邊長與角度時使用

正弦定理

三角形 ABC 中，以下的關係式成立
（R 是三角形 ABC 的外接圓半徑）。

$$\frac{a}{\sin A} = \frac{b}{\sin B} = \frac{c}{\sin C} = 2R$$

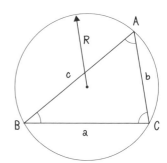

餘弦定理

三角形 ABC 中，以下的關係式成立。

$$a^2 = b^2 + c^2 - 2bc \cos A$$
$$b^2 = a^2 + c^2 - 2ac \cos B$$
$$c^2 = a^2 + b^2 - 2ab \cos C$$

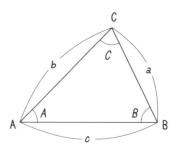

📖 經常出題的正弦定理、餘弦定理

正弦定理與餘弦定理的應用較少，但很容易出現在考題中。

正弦定理是指三角形的邊長比等於對應的角度比。也就是「$a : b : c =$ sinA : sinB : sinC」。

餘弦定理則是將畢氏定理推廣到直角三角形以外的結果。

例如，在 Point 中「$a^2 =$」的式子中，當 A ＝ 90° 時，我們有 cosA ＝ 0。剛好就是畢氏定理 $a^2 = b^2 + c^2$。

Business 三角形面積公式的整理

　　說到三角形面積，大部分讀者應該最先聯想到「底 × 高 ÷2」的面積公式。但是利用正弦定理與餘弦定理，我們可以得到其他三角形面積的求法。我們接下來說明這些公式。

　　下圖 A 的方法在本質上與「底 × 高 ÷2」是相同的。如圖所示，畫出垂直線後，$a \times \sin\theta$ 就是三角形的高。由於底邊長為 b，代入底 × 高 ÷2 就可以得到圖 A 的公式。

　　圖 B 的面積求法稱為**海龍公式**。只要知道三角形的邊長就可以算出三角形的面積。

　　圖 C 則是利用三角形的內切圓。將三角形三等分之後，個別的面積利用「底 × 高 ÷2」求出後，再相加求和就可以得到公式。

　　圖 D 的面積公式是利用正弦定理推導出來的。利用 3 個邊長的乘積，使得公式無比簡潔，被稱為是最美的三角形面積公式。讀者應該也有這種感覺吧。

A
$$S = \frac{1}{2}ab\sin\theta$$

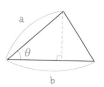

C
$$S = \frac{1}{2}r(a+b+c)$$
r 為內切圓半徑

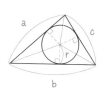

B
$$S = \sqrt{s(s-a)(s-b)(s-c)}$$
其中, $s = \frac{a+b+c}{2}$

D
$$S = \frac{abc}{4R}$$
其中 R 為外接圓半徑

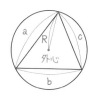

三角形的面積公式

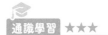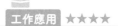

06 傅立葉級數（Fourier series）

傅立葉級數是將具有週期性波形特性的函數，用 sin 與 cos 函數來表示。讀者不會計算也沒關係，但是要記住：任何的波都可以用 sin、cos 函數的和來表示。

> **Point**
>
> ### 用 sin、cos 的和來表示所有週期性的波
>
> 若 $f(x)$ 是一個週期為 T 的函數，我們可以用下面的傅立葉級數表示。
>
> $$f(x) = \frac{a_0}{2} + \sum_{n=1}^{\infty} \left(a_n \cos \frac{2\pi nx}{T} + b_n \sin \frac{2\pi nx}{T} \right) \text{ 其中，}$$
>
> $$a_n = \frac{2}{T} \int_0^T f(x) \cos \frac{2\pi nx}{T} \, dx \qquad b_n = \frac{2}{T} \int_0^T f(x) \sin \frac{2\pi nx}{T} \, dx$$
>
> 例）右圖的鋸齒波（*sawtooth wave*）是週期為 2π 的波形，可以表示成下面的式子。
>
>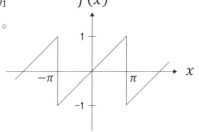
>
> $$f(x) = \frac{2}{\pi} \left(\sin x - \frac{1}{2} \sin 2x + \right.$$
> $$\left. \frac{1}{3} \sin 3x - \frac{1}{4} \sin 4x + \cdots \right)$$

所有的波都可以用 sin、cos 來理解

請再看一下 Point 裏面的波的式子，雖然看起來有點複雜，但其實都是由 sin、cos 函數組合而成的函數。

sin 的波形（*waveform*）稱為正弦波，cos 的波形因為與 sin 只間隔 $\frac{\pi}{2}$，也就是 $\cos x = \sin(x + \frac{\pi}{2})$，因此也可以視為正弦波。正弦波的波形非常簡單漂亮，但是一般的波通常並沒有那麼簡單，但藉由傅立葉級數，不

論是鋸齒波、方波（*square wave*），或任何波都可以用兩個以上頻率相異
的正弦波來合併表示。

下圖的方波可以用三種不同頻率的正弦波 sin*ft* 來趨近（*f* 是波的頻率，*t*
是時間）。

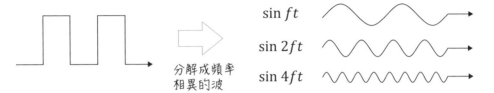

分解成頻率
相異的波

sin *ft*

sin 2*ft*

sin 4*ft*

 Business ## 聲音、光與頻率的關係

上述提到任何波都可以用兩個以上「頻率相異」的正弦波來合併表示。
事實上，在講述波時，頻率是它的重要參數。舉例來說，聲音就是波，我
們用聲音的高低來表示聲音頻率的差別。在 Do・Re・Mi・Fa・So・
La・Si・Do 音階當中，我們說最後的 Do 比最開始的 Do 高了一個八
度。在這裡，最後 Do 的頻率是最開始 Do 的兩倍。因此，一個八度代表
的就是頻率兩倍的意思。

樂器是利用不同振動頻率產生高低音最好
理解的例子。如果樂器振動的部位越短、越
細或越緊，波的振動頻率就會越高，發出的
聲音也就越高，因此低音樂器的體積通常比
高音樂器來得小，原因是頻率低的波較長，
為了產生波長較長的聲音，就把樂器加大。
在設計聲音時，波與三角函數、傅立葉級數
這些都有關聯。

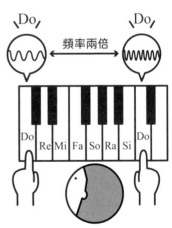

此外，光也是波的一種。不同頻率的波產生不同顏色的光。從彩虹的外
圍開始分別是紅、橙、黃、綠、藍、靛、紫，這些光的頻率由低到高排
列。混和不同頻率的光，可以變化出各種顏色，因此像螢幕在產生顏色
時，也與三角函數與傅立葉級數有相當大的關係。

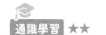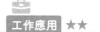
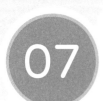

07 離散餘弦變換

生活中三角函數的應用實例。使用於影像與動畫壓縮，大概瞭解即可。

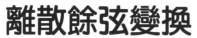

二維影像也是用三角函數的疊加來表示

離散餘弦變換（DCT變換）

- 使用於 JPEG 與 MPEG 的影像壓縮
- 可以想成是傅立葉級數的二維展開

於JPEG中使用的離散餘弦變換

$$D_{vu} = \frac{1}{4} C_u C_v \sum_{x=0}^{7} \sum_{y=0}^{7} S_{yx} \cos \frac{(2x+1)u\pi}{16} \cos \frac{(2y+1)v\pi}{16}$$

DCT 變換

$S_{yx} \rightarrow$ 二維像素值

$D_{vu} \rightarrow$ 二維 DCT 係數

其中 $C_u, C_v = \begin{cases} \dfrac{1}{\sqrt{2}} & u, v = 0 \text{ 時} \\ 1 & u, v = 0 \text{ 以外} \end{cases}$

智慧型手機的照片中使用的三角函數

本處介紹三角函數應用中的**離散餘弦變換（DCT，Discrete Cosine Transform）**。如果您對影像處理的原理沒興趣，可以直接跳過本單元。

影像處理使用到波的疊加原理，也與三角函數有關。以下我們來解釋一下數位影像是如何處理的。

如下圖，如果將數位照片不斷放大之後，最後會出現很多像是小方塊的像素，這是構成數位影像最基本的單位。當然，像素總數越多也就表示畫質會越細緻，像素越少則畫質會越朦朧。

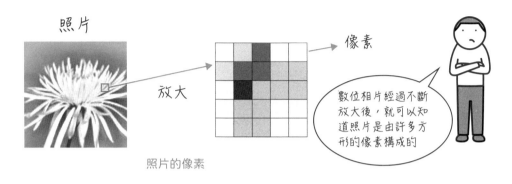

照片的像素

一個像素一個顏色，例如黑白照片從白到黑有 256 個灰階，用 8bits 來儲存，所以資訊量就是「像素數 ×8bits」。彩色照片中包含光的三原色，也就是紅綠藍三種光（用放大鏡看螢幕就會看到每個小點都有紅綠藍三色），各需要 8bits 的資訊量，因此資訊量是黑白照片的 3 倍。

此時將資訊儲存成的影像稱為**點陣圖**。當解析度很高的時候，點陣圖的檔案大小會過於龐大，因此才需要進行壓縮。

例如一張 1280×800 的點陣圖大約 3MB，經過壓縮後儲存成 JPEG 格式只有 0.3MB。當然，壓縮率會隨著影像的複雜程度而有差異，越高的壓縮率也代表失真程度越高。適當的壓縮可以節省傳輸量與儲存空間，是非常重要的技術。

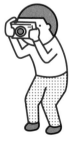

接著我們說明用於 JPEG 的離散餘弦變換的壓縮方法與步驟。

首先我們將全部的像素分割成方塊，JPEG 是用 8 像素 ×8 像素的方塊，然後再按照每個方塊進行處理。這部分有些複雜，為了簡化說明，此處將原來 8×8 方塊簡化為 3×3 的方塊。

左下圖為某個實際像素的方塊，可以用成右下圖的 9 種基本方塊來疊加。

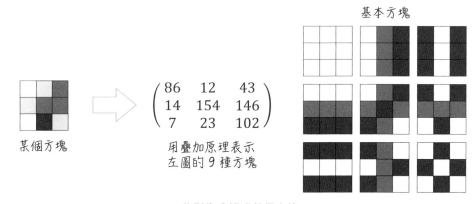

將影像分解成數個方塊

在傅立葉級數的內容中，提到過每一種波都可以表示為 sin 與 cos 的和。同理，每一個像素方塊都可以表示為基本方塊的和。所以我們就有中間這些權重數字的排列。

我們在求權重數字時，就利用到離散餘弦變換。變換的計算過程在此省略，但因為是餘弦變換，所以就表示是 cos 的和（見本單元 Point 中的公式）。

接著說明如何將影像中的高頻部分消掉。這裡說的高頻部分類似於前一頁 9 個基本方塊下方出現黑白劇烈變化的像素。這種放大才分得清楚的像素變化用肉眼只會看到灰色。

因此這些部分乾脆直接忽視或是減少權重 (想像成將 256 階下降至 16 階)。經過這個步驟，就可以減少 (壓縮) 資訊量。

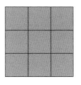

經過處理後的影像品質會下降，但人的肉眼不見得能分辨出來。

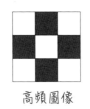

高頻圖像

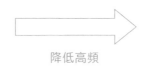

降低高頻

變成單色

一般 JPEG 格式都是使用這個方法，MPEG 動畫影像也是同樣的方法。

由於 JPEG 壓縮原理是忽視高頻的部分，因此在處理黑白對比明顯的影像時，例如白底黑字的文字影像，在壓縮成 JPEG 格式後，文字的輪廓因為高頻被消去了，就容易出現缺角的情況。一般風景照可能不容易發現，但文字就很容易被發現，因此壓縮率要小，或是改用其他的壓縮方法。

此外，要注意！JPEG 是不可逆 (無法復原) 的壓縮方式。因為要捨棄高頻的部分，所以壓縮後的資料無法再回復到壓縮前。因此，每次壓縮儲存就是捨棄資訊而失真，所以畫質會越來越差。

有效位數：20與20.00的差異

本章介紹了利用三角測量求出樹木高度的方法。其中我們用 $\sqrt{3}$ 等於 1.73 來計算。不過，$\sqrt{3}$ 是無理數，也就是無限小數 1.73205……，而我們用 1.73 去計算不是誤差很大嗎？這代表什麼意義？

其實，只要是估計值就一定會有誤差，即使「測量結果為 20m（公尺）」，這個數字依然包含誤差，所以我們會使用有效位數來考慮實際的結果。在上面的 20m 例子中，假設有效位數是 2 位，表示 20 就是正確的數字嗎？實際上，20m 很可能是四捨五入後的結果，真正的數字應該會介於 19.5～20.5m 之間。

另一方面，如果是精密的測量，希望可以精確到小數點後 2 位，也就是精確到公分，那麼我們就要把 20m 改寫為 20.00m，此時的有效數字為 4 位，所以實際數值會介於 19.995～20.005 之間。

「$\sqrt{3}$ 要用到小數點後多少位數來計算近似值才準確呢？」這個問題與有效位數有關。一般來說，我們會計算比有效位數多一位，然後再四捨五入。所以，有效位數為 2 位時，我們會考慮 $\sqrt{3}$ 等於 1.73，這樣就有 3 個有效位數。同理，如果有效位數為 4 位時，$\sqrt{3}$ 的取值就應該取 5 位數的 1.7321。因此要算到多精確，視你需要的有效位數要幾位而定。

此外，有效位數應該比照精度較小的部分。舉例來說，我們想要算出長方形面積時，一個邊長的有效位數是 2 位的 1.1cm，但另一個邊長的有效位數是 4 位的 2.112cm。所以算出的面積是 $1.1 \times 2.112 = 2.3232$。但因為兩個邊長中精度較小的有效位數只有 2 位，所以計算出來的精確度只到 2.3。

因此，計算中如果有精度較小的數值時，參與計算的其他數值就算再精準，也只會以精度較小的位數為準。對於將數學應用在工作中的讀者，有效位數的觀念非常重要。

微分

甚麼是微分？

　　許多人對於微分的印象大概就是一些微分公式，但並不瞭解微分代表什麼意思？有什麼用處？就連數學拿高分的學生，也不見得理解微分的本質。筆者在大學學習電磁學的時候才真正了解甚麼是微分。

　　其實，微分的本質就是「**除法**」，可以想像成是一種會隨變數而改變的除法。

　　舉例來說，一台汽車在 2 小時內移動了 60km，所以速度就是 $60 \div 2 = 30$，也就是 30km/h，這是小學生的除法。前提是假設汽車會一直等速行駛，但事實上汽車的速度不一定等速，那要怎麼算時速呢？

　　高中學習的微分就把上述的狀況設定得稍微複雜一點。現實中的汽車 2 小時內行駛 60km 不太可能一直維持在固定不變的速度，假設速度與時間關係如右圖的變化，箭頭的位置指出汽車行駛一小時走的距離是 30km，表示時速是 30km/h。

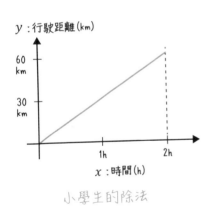

小學生的除法

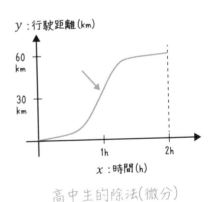

高中生的除法(微分)

　　我們已知行駛距離會隨時間而增加，但汽車在行駛的過程中，時速表會變化，那時速到底是多少呢？從時間與距離的關係，要如何算出在某個時間點的時速呢？這就用到微分的觀念。

　　雖然比小學生用單純的除法來得複雜，但在本質上的意義是不變的，就是「從時間與距離的關係求出速度」。所以微分是甚麼？其實就是一種會隨著狀況改變的除法（上例就是會隨時間而改變）。

可以處理無限

　　微分中有個很重要的觀念，就是「∞（**無限，*infinity***）」的觀念，可以是無限大或無限小。學習微分之後，我們就可以處理變數趨近於無限大或無限小的問題了。此外，我們也會介紹「**極限 (*limiting*)**」的觀念，就是無限趨近於某個極限的值。

> **編註：** 無限與極限的觀念很多人分不清楚，其實無限是一種趨近的過程，而極限是指此趨近過程最終達到的狀態。在此打個比方：「不論你到天涯海角，我都要追上你」，其中，永無休止追的過程是無限的觀念，而追到天涯海角時，就是那個最終的極限狀態。建議有興趣者可閱讀《無限的力量》(旗標科技公司出版)

　　因此微分最重要的就是在處理極限與無限這兩件事，如果觀念沒弄清楚，那麼在學習微分時就容易卡關。在數學世界中，無論理論推導或公式計算通常都會伴隨著無限的觀念，對於修習微積分以及後續課程與進階研究的讀者特別重要。如同我們在小學開始接觸分數，或是在中學開始學習負數，我們藉由微分也要開始學習新的觀念。

　　接觸到無限這個詞會感到興奮的讀者，未來應該很適合研究工作，但是大多數人可能只是將數學用於學科或工作上，對於嚴謹的數學證明缺乏興趣。因此，如果讀者實在看不懂這裡寫的內容也沒什麼大關係，即使不探究無限的觀念、極限與微分的定義，還是可以應用微分，只要知道 ∞ 代表甚麼就行了。

與積分的關係

我們常說的微積分，就是微分與積分的組合。積分就是微分的逆運算。

在本書或是在其他數學課程中，都是先學習微分再學習積分。不過，如果回顧數學的發展史，積分的出現其實是早於微分。

積分的觀念在西元前就有了，但微分的觀念則是出現在西元 1000 年以後，真正開始定義出現今使用的符號則是始於牛頓（*Newton*）與萊布尼茲（*Leibniz*）所在的 1600 年代。

「積分的歷史早於微分」這句話是甚麼意思呢？簡單來說：「積分的根本意義比微分簡單」（ **譯註：** 這裡說的是本質上的意義，並非指計算。事實上，積分的計算比微分困難很多）。積分觀念經常出現在我們的日常生活中而且也容易理解，但是講到微分，一般能想到的大概就是「速度」。

所以，如果在學習微分時卡關的讀者，建議可以跳到積分的部分，也因為積分是微分的逆運算，這樣就可以比較容易學習微分了。

那為什麼在學校是先教微分再教積分呢？有兩個理由。

第一個理由是積分的概念比微分容易理解，但是計算上卻比微分複雜許多。因為只要熟記公式，要將函數進行微分就比較容易，但積分卻完全不是如此。

第二個理由是首尾連貫的邏輯性。為了讓數學理論不產生矛盾而順利推導，極限 → 微分 → 積分是最佳的順序。所以在學校才會以這個順序進行授課，但是理解的困難程度卻是剛好相反。

因為微積分教科書是由專業數學家規畫的，他們重視的是數學理論的嚴謹度與合理性，而不是依學習的難易度來安排順序，所以讀者只要知道積分的觀念比微分好懂就可以了。

🎓 通識學習的讀者

首先要瞭解微分的意義：著重於「為什麼微分是除法？」接著是瞭解數學如何處理無限的觀念，如此就足夠了。

💼 工作應用的讀者

雖然現今大部分微積分運算都可以利用程式去做到，但當某個函數微分後會變成什麼樣子，腦海中應該要能浮現函數圖形的變化，才能馬上判斷程式執行的結果是否合理，這種直覺一定要具備。

✏️ 升學考試的讀者

函數圖形上某點的切線、函數值的變化（最大值與最小值）是出題頻率很高的熱門考題。需要熟記公式，也要訓練計算的正確性與速度。（ **譯註：** 本章內容會出現在台灣的指考中，並非學測的考試內容。其中，數學甲僅限於極限與多項式的微分，三角函數與指對數函數的微分不在測驗範圍。數學乙的測驗範圍只包含極限。）

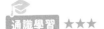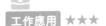 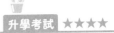

極限與無限大

瞭解微分的重要基礎。實用面上應著重於式子的極限值。

> **Point**
> ## 「趨近某值」與「實際的某值」仍然不同

極限

函數 $f(x)$ 中，讓 x 趨近 c 但不等於 c，$f(x)$ 的函數值會非常趨近 L，可如下表示。

$$\lim_{x \to c} f(x) = L$$

當 $f(x)$ 是個連續函數時，則上式才會等於 $f(c)$。

例)

$\lim\limits_{x \to 5} 2x = 10$ ：當 x 趨近 5 時，$2x$ 也會趨近 10。

$\lim\limits_{x \to \infty} \dfrac{1}{x} = 0$ ：當 x 趨近無限大時(x 要多大都可以)，$\dfrac{1}{x}$ 趨近 0。

$\lim\limits_{x \to 0} \dfrac{1}{x^2} = \infty$ ：當 x 趨近 0 時，$\dfrac{1}{x^2}$ 趨近無限大(要多大都可以)。

※ ∞ 或寫成 $+\infty$ 表示正無限大，而 $-\infty$ 表示負無限大。

 容易被誤解的極限
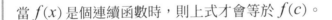

看了以上的說明有覺得怪怪的嗎？一般來說，數學的表示法是不會讓人產生疑問的，但我們在這裡使用了「趨近」這樣有點曖昧的說法。

這個看起來曖昧不明的說法，在微積分中有嚴謹的解釋與定義。我們試著利用以下的例子來理解「趨近」的意思。

我們考慮 $f(x) = 2x$ 的情形，當 x 很接近 5 的時候，$f(x)$ 就會很接近 $f(5) = 10$。這裡的重點是，「趨近的極限值」與「實際代入的值」不一定相同，只不過在這個例子中，極限值與代入的值是相同的。

我們再考慮當 $x \to 0$ 時，$f(x) = \dfrac{1}{x^2}$ 的極限值。由於不能除以 0，所以 $f(0)$ 是不存在的。但是我們卻可以考慮當 x 很靠近 0 的極限值。（ **譯註：** 因為無論 x 多麼地靠近 0，可以確定的是 x 一定不會等於 0。所以當 $x \neq 0$ 時，不管有多麼靠近 0，$f(x)$ 就是我們可以寫出來的數字，例如 $x = 10^{-100}$）。所以當 x 趨近 0 時，$f(x)$ 就會變得非常大，所以極限值就是 ∞（正無限大）。

當極限值是一個固定的數字時，我們就稱為**收斂**。當極限值是無限大等無法明確寫出數字的情形，我們就稱為**發散**。

Business **編註：解讀函數值範圍的方法**

極限與無限大屬於數學上的概念，一般生活中不會出現，但是與數學相關的工作中，常會利用極限的觀念來理解數學式子的意義。

以下是 AI 機器學習中常見的邏輯斯函數（*logistic function*）。

$$y(x) = \frac{1}{1 + e^{-x}}$$

這個式子乍看不知道是什麼，但如果我們試著將 x 的值代入 0 與 ∞ 與 $-\infty$，可發現當 $x = 0$ 時，y 值等於 $\dfrac{1}{2}$；當 $x \to \infty$ 時，y 值趨近於 1；當 $x \to -\infty$ 時，y 值趨近於 0。如此即可看出這個函數的值會介於 0 與 1 之間，但又不會等於 0 與 1。這種作法可以幫助我們掌握式子的意義。所以極限的想法在實用上還是有幫助的。

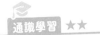

02 導數（微分的定義）

微分的定義並不難理解，就是函數上兩個點無限趨近的結果。如果還是不瞭解微分定義的公式，請直接看下頁圖的說明。

👆 Point
微分的定義與例子

導數

考慮函數 $f(x)$。若以下的極限存在時，我們把這個極限值稱為 $f(x)$ 在 $x = a$ 的導數（$derivative$），記做 $f'(a)$。

$$f'(a) = \lim_{h \to 0} \frac{f(a+h) - f(a)}{h}$$

例）計算函數 $f(x) = x^2$ 在 $x = 1$ 的導數。

$$f'(1) = \lim_{h \to 0} \frac{f(1+h) - f(1)}{h} = \lim_{h \to 0} \frac{(1+h)^2 - 1}{h} = \lim_{h \to 0}(2+h) = 2$$

📖 先掌握微分的概念

微分主要是在計算導數，因此我們把導數想成**與微分的定義相同**即可。但是對於初次學習微分的讀者來說，看到式子應該不知道是甚麼意思吧，這裡我們用速度、時間與移動距離的關係作為例子，來說明導數的意義。

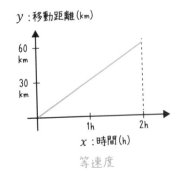

等速度

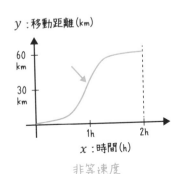

非等速度

例如汽車 2 小時內移動了 60 公里（km），在前頁左圖中，假設是以等速度移動，因此時速為 $60 \div 2 = 30$km/h。但實際上車速會一直改變，此時的時間與距離關係就如同上頁右圖所示。2 小時內移動 60km 是不變的，但速度一直在變化。若我們想知道 1 小時後（下圖箭頭指的位置）的瞬時速度，那麼該如何算出來呢？

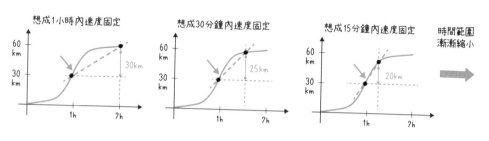

微分的思考方式就如上圖所示。整體結果是 2 小時內移動了 60 公里。我們把考慮的時間範圍漸漸縮小。1 小時 30km、30 分鐘 25km、15 分鐘 20km…。

如此一來，當時間縮短為 1 秒時，就可以理解為我們想求出的瞬時速度。雖然突然的加速或減速可能連 1 秒都不到，但我們可以繼續縮短時間間隔，總是有一個範圍的速度是固定的。那麼，在這個固定速度的時間範圍內，我們計算（距離）÷（時間），就可以算出瞬時速度。

接下來我們回到微分的定義式。$f(x)$ 是時間與距離的函數，a 是我們想算出速度的時間點（在上圖的例子就是 1 小時後），h 是時間範圍。所以分子的 $f(a + h) - f(a)$ 代表 h 時間內移動的距離。所以當分母放上時間範圍的 h，就變成（距離）÷（時間）＝（速度）的關係式。當 h 漸漸縮小（趨近於 0 的極限），就可以算出瞬時速度。在**求極限的過程中，使用的除法就是微分的本質**。

03 導函數

一定要知道導函數的名稱與記號，至少要懂 x^n 的微分。

> **Point**
>
> ## 記住 x^n 的微分是 nx^{n-1}
>
> **導函數**
>
> 　　函數 $y = f(x)$ 在每一點的導數所形成的函數，即 $x = a$ 對應至 $f'(a)$ 的函數稱為 $y = f(x)$ 的導函數，用以下幾種表示法皆可：$f'(x)$、y'、$\dfrac{dy}{dx}$、$\dfrac{d}{dx}f(x)$。
>
> 　　求導函數的過程稱為微分：$f'(x) = \displaystyle\lim_{h \to 0} \dfrac{f(x+h) - f(x)}{h}$
>
> **$y = x^n$ 的導函數與微分的線性性質**
>
> - $y = x^n$ 的導函數 y' 為 $y' = nx^{n-1}$。此外，$y = c$(常數)的導函數為 0。
> - 導函數擁有線性性質，如下(a、b 為常數)
>
> $$\big(af(x) + bg(x)\big)' = af'(x) + bg'(x)$$
>
> 例) $(5x^4 + 3x^2 + 10)' = 5 \times 4x^{(4-1)} + 3 \times 2x^{(2-1)} = 20x^3 + 6x$
>
> $$\left(\dfrac{2}{x}\right)' = (2x^{-1})' = 2 \times (-1)x^{(-1-1)} = -2x^{-2} = -\dfrac{2}{x^2}$$
>
> $$(\sqrt{x})' = \left(x^{\frac{1}{2}}\right)' = \dfrac{1}{2}\left(x^{\left(\frac{1}{2}-1\right)}\right) = \dfrac{1}{2}\left(x^{-\frac{1}{2}}\right) = \dfrac{1}{2\sqrt{x}}$$

📖 x^n 的微分很簡單

　　多項式每一項的微分都很簡單，正如 Point 中的例子所示，我們可以得知 ax^n 的微分是 $a \times nx^{n-1}$。所以 $2x^3$ 的微分是 $6x^2$，這應該相當簡單了。同理，

如果是有很多項的多項式微分，例如 $ax^n + bx^{n-1} + cx^{n-2} + \cdots$ 的微分就可以寫成 $anx^{n-1} + b(n-1)x^{n-2} + c(n-2)x^{n-3} + \cdots$。

📖 導函數的意義

導函數表示圖形的斜率。

　　導函數的在某一個點的值就代表在該點的導數，也就表示在該點的切線斜率。因此導函數在正的範圍中，代表原函數在此範圍是遞增的。其中，當導數越大時，斜率也同時增加，也就是原函數遞增的速度越快。

　　另一方面，導函數在負的範圍中，代表原函數在此範圍是遞減的。其中，當導數越小時，斜率的絕對值也同時增加，也就是原函數遞減的速度越快。

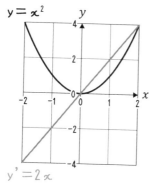

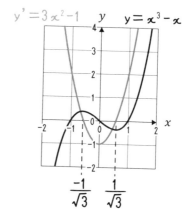

$y = x^2$ 與導函數 $y' = 2x$　　　　$y = x^3 - x$ 與導函數 $y' = 3x^2 - 1$

　　我們用實際例子來說明。首先，左上圖是 $y = x^2$ 與其導函數 $y' = 2x$ 的圖形。導函數 $y' = 2x$ 以 $x = 0$ 為邊界，介於正與負之間。因此，$y = x^2$ 的圖形由左一直遞減至 $x = 0$，接著圖形就持續遞增。當 x 越大時，斜率也持續增加。

　　接著是比較複雜的例子。左圖是 $y = x^3 - x$ 與其導函數 $y' = 3x^2 - 1$ 的圖形。導函數 y' 只有在 $-\dfrac{1}{\sqrt{3}}$ 與 $\dfrac{1}{\sqrt{3}}$ 之間為負，其他部分皆為正。所以我們可以知道原函數 $y = x^3 - x$ 在 $-\dfrac{1}{\sqrt{3}} < x < \dfrac{1}{\sqrt{3}}$ 的區間是遞減，在其他區間為遞增。

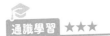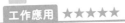 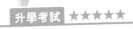

三角函數、指數、對數函數的微分

這裏會出現很有名的納皮爾常數 e。讀者要熟記 e^x 的微分仍然是 e^x。

Point

e^x 的微分還是 e^x

三角函數的微分

利用右邊方框內的 $\sin x \div x$ 的極限關係式，就可以求出以下三角函數的導函數。

$$(\sin x)' = \cos x \qquad (\tan x)' = \frac{1}{\cos^2 x}$$
$$(\cos x)' = -\sin x$$

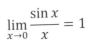
$$\lim_{x \to 0} \frac{\sin x}{x} = 1$$

指數、對數函數的微分

指數、對數函數的導函數如下所示。

$$(e^x)' = e^x \qquad\qquad (\log_e x)' = \frac{1}{x}$$

$$(a^x)' = a^x \log_e a \qquad (\log_a x) = \frac{1}{x \log_e a}$$

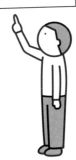

其中，e 稱為納皮爾常數，屬於無理數，定義如下。

$$\lim_{n \to \infty} \left(1 + \frac{1}{n}\right)^n = e = 2.71828182845\cdots\cdots$$

📖 三角函數的微分

讀者要熟記兩個部分：第一是三角函數 $\sin x$、$\cos x$、$\tan x$ 的導函數。第二是 $x \to 0$ 時，$\dfrac{\sin x}{x}$ 的極限為 1。也就是**當 $x \to 0$ 時，$\sin x$ 與 x 的值趨近於相等**。

$\sin x$ 的導函數為 $\cos x$，表示函數 $\sin x$ 在某個固定 x 值的切線斜率為 $\cos x$。這是三角函數的性質。

📖 納皮爾常數登場

有名的**納皮爾常數** e 會出現在指數、對數函數的微分。納皮爾常數是個無理數，就是 Point 最下方的極限定義。在數學的世界中，e 與圓周率 π 是兩個常見且相當重要的無理數，大家都應該記住。

納皮爾常數最重要的性質就是**指數函數 e^x 的微分還是 e^x**。也就是 e^x 圖形中，每個點的切線斜率依然是 e^x。由於具備這個性質，e 經常出現在指數函數與對數函數的導函數。此外，e 也會頻繁出現在 Chapter07 會介紹的微分方程式的解。

e 也經常出現在 AI 機器學習中，例如本章單元 01 介紹過的邏輯斯函數。當對數的底數為 e 時，我們會將 $\log_e x$ 寫為 $\ln x$。

另外，在利用電腦軟體進行計算時，都會有一些固定的專用函數。像 *Excel* 的表格計算與程式語言中，求函數 e^x 的函數值時，一般會使用像 $\exp(x)$ 的函數，例如要計算 e^5 時，就用 $\exp(5)$ 函數即可。

在數學中也常出現雙曲函數（*hyperbolic function*），不過這個函數已經超出高中數學的範圍。雙曲函數中 $\sinh$（*hyperboloic sine*）、$\cosh$（*hyperbolic cosine*）、$\tanh$（*hyperbolic tangent*）的定義如下。

$$\sinh x = \frac{e^x - e^{-x}}{2} \quad \cosh x = \frac{e^x + e^{-x}}{2} \quad \tanh x = \frac{e^x - e^{-x}}{e^x + e^{-x}}$$

雙曲函數雖然名稱中也出現 $\sin$、$\cos$ 的字眼，但其實並不屬於三角函數，而是由指數函數組合而來。如果看到這樣的定義，就可以知道是使用 e 的指數函數。

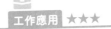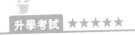

05 微分的乘積法則與鏈鎖法則

這是微分很重要的公式，一定要記住。

> **Point**
> 👆 **即使忘記公式，也可以從 x^n 的微分推導**

乘積法則（product rule）

函數 $f(x)$、$g(x)$ 的乘積與商的微分如下表示。

$$\{f(x)g(x)\}' = f'(x)g(x) + f(x)g'(x)$$

$$\left(\frac{f(x)}{g(x)}\right)' = \frac{f'(x)g(x) - f(x)g'(x)}{\left(g(x)\right)^2}$$

例) $\{x^2 \sin x\}' = (x^2)' \sin x + x^2 (\sin x)' = 2x \sin x + x^2 \cos x$

$$\left(\frac{\sin x}{x^2}\right)' = \frac{(\sin x)'(x^2) - (\sin x)(x^2)'}{(x^2)^2} = \frac{x^2 \cos x - 2x \sin x}{x^4} = \frac{x \cos x - 2 \sin x}{x^3}$$

鏈鎖法則（chain rule，亦稱為連鎖律）

給定兩函數 $y = f(u)$、$u = g(x)$，定義合成函數 $y = f(g(x))$。則合成函數的微分如下所示。

$$\{f(g(x))\}' = f'(g(x))g'(x) \text{，也可以寫為 } \frac{dy}{dx} = \frac{dy}{du}\frac{du}{dx}$$

例) 求 $\sin(x^3)$ 的微分。

我們可以看成 $y = f(u) = \sin(u)$、$u = g(x) = x^3$，所以

$$\frac{dy}{du} = (\sin u)' = \cos u = \cos x^3 \qquad \frac{du}{dx} = (x^3)' = 3x^2$$

因此，$\dfrac{dy}{dx} = \dfrac{dy}{du}\dfrac{du}{dx} = 3x^2 \cos x^3$。

確認公式正確性的方法

對考生很重要，其他讀者也要能記住微分的乘積法則與鏈鎖法則公式，並且實際多計算幾次才能熟練。

萬一乘積法則公式沒記熟，也還是有個簡單確認公式正確性的方法，就是利用一些簡單函數的微分，例如 $f(x) = x^6$。我們可以簡單算出 $f'(x) = 6x^5$。如果我們試著把 x^6 拆解成 x^2 與 x^4 的乘積，那麼我們就有 $f'(x) = (x^4)'(x^2) + (x^4)(x^2)' = (4x^3)(x^2) + (x^4)(2x) = 4x^5 + 2x^5 = 6x^5$。這樣就可以確認乘積法則。

鍊鎖法則，我們令 $f(u) = u^2$、$g(x) = x^3$，那麼 x^6 就可以視為 $y = f(g(x))$ 的合成函數。首先對 $f(u)$ 微分後得到 $f'(u) = 2u$，對 $g(x)$ 微分後可得 $g'(x) = 3x^2$。所以當 $u = x^3$ 時，我們就有 $\{f(g(x))\}' = (2u)(3x^2) = (2x^3)(3x^2) = 6x^5$。

將 $\frac{dy}{dx}$ 當成分數處理

微分的記號 $\frac{dy}{dx}$ 並不是代表分數，但可以當作分數來處理。在微分的鏈鎖法則 $\frac{dy}{dx} = \frac{dy}{du}\frac{du}{dx}$，等號右邊的兩個 du 看起來就像可以消掉一樣，這樣就得到等號兩邊相等的等式。這個公式也稱為**萊布尼茲記法**。

實際上，$\frac{dy}{dx}$ 確實**可以當作分數來處理**。

我們考慮反函數的微分。令 $x = e^y$，這雖然與平常看到的 x、y 相反，但是可以直接微分。x 對 y 微分後得到 $\frac{dx}{dy} = x' = e^y$。對這個式子取倒數後，我們有 $\frac{1}{dx/dy} = \frac{1}{e^y}$。利用 $x = e^y$ 整理後得到 $\frac{dy}{dx} = \frac{1}{x}$。

另一方面，在 $x = e^y$ 中解 y，等號兩邊取自然對數得到 $y = \ln x$。對 x 微分後得到 $\frac{dy}{dx} = \frac{1}{x}$，與上一段得到的結果相同。也因此，$\frac{dy}{dx}$ 與 $\frac{dx}{dy}$ 可以看成互為**倒數**。

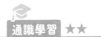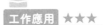 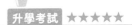

06 切線公式

切線關係到微分的根本意義，務必要熟悉掌握。

> **Point**
>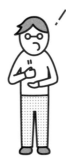
> ## 某一個點的導數即代表在該點的切線斜率

(a,b) 為函數 $y = f(x)$ 上的點，在 (a,b) 與 $y = f(x)$ 相切的切線方程式為。

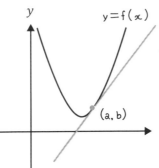

切線方程式 $y - b = f'(a)(x - a)$

例）

求 $y = x^2$ 在 $(2,4)$ 的切線方程式。

若 $f(x) = x^2$，則 $f'(x) = 2x$。所以函數 $f(x)$ 在 $(2,4)$ 的切線斜率為 $f'(2) = 4$。因此切線方程式為 $y - 4 = 4(x - 2)$，整理後得到 $y = 4x - 4$。

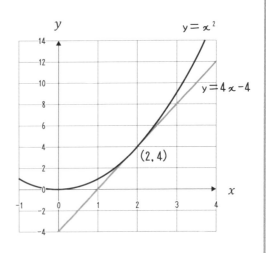

知道微分後，切線就變得簡單了

利用微分找出切線方程式的考題經常出現。

只要能求得微分，就代表該點在函數的變化率 (導數)，那麼切線很容易就能找出來。如果有讀者不懂為什麼利用微分就可以找出切線的話，那就需要再重新複習微分的定義了。

Business 利用電腦編輯曲線

利用電腦軟體描繪曲線圖形時，曲線方程式都已經內建於軟體中。例如下圖的曲線是以 *PowerPoint* 畫出來的，利用「**編輯端點**」的功能就可以改變頂點位置的斜率。

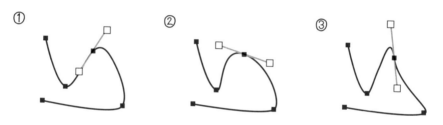

以上三個圖形中，頂點的位置都沒有改變，只要改變該點的切線斜率，圖形就會跟著改變成不同的形狀。在編輯圖形時的藍色線段，就代表位於該點與曲線的切線。

請讀者要留意的是③的情形。這條藍色的線段雖然看起來穿過了曲線，但對相交的該點來說仍然是切線。雖然說到切線，讀者可能很容易想到①與②的情形，但是要記住也會出現像③的情況。

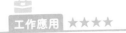

07 高階導函數與函數的凹性

瞭解函數的凹性是很重要的概念，但不是考試的重點。

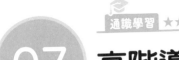 Point

圖形「凹向上」與「凹向下」

高階導函數

　　函數 $f(x)$ 的導函數記做 $f'(x)$，而 $f'(x)$ 的導函數則記做 $f''(x)$。一般來說，$f(x)$ 在 n 次微分後得到的函數稱為 n 階導函數，並記做 $f^{(n)}(x)$。

1 階導函數可以記做 $\dfrac{dy}{dx}$，2 階導函數記做 $\dfrac{d^2y}{dx^2}$，n 階導函數記做 $\dfrac{d^ny}{dx^n}$。

例) $f(x) = x^4$　　$f'(x) = 4x^3$　　$f''(x) = 12x^2$　　$f'''(x) = 24x$

函數的凹性與 2 階導函數的關係

① 在 $f''(x) > 0$ 的區間時，$y = f(x)$ 的圖形為凹向上

② 在 $f''(x) < 0$ 的區間時，$y = f(x)$ 的圖形為凹向下

③ 在 $f''(x) = 0$ 的點稱為反曲點，代表 $f''(x)$ 的正負號改變的位置。

凹向上 $f''(x) > 0$

凹向下 $f''(x) < 0$

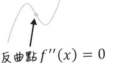

反曲點 $f''(x) = 0$
($f''(x)$ 的正負號改變的位置)

📖 高階導函數

　　高階導函數代表將原函數微分數次後所得到的函數。1 次微分代表斜率，再微分一次得到 2 階導函數，接著是 3 階導函數……，以此類推。

雖然沒辦法很直觀地說明「n 次微分代表甚麼」，但我們可以說明 2 次微分代表的意義。例如運動方程式中時間與位置的關係，對時間微分後得到速度，再對時間微分（位移對時間的 2 次微分）後得到加速度。在其他專業領域中，也會用到 2 次微分。（**編註：**例如在 AI 機器學習中函數的 1 次微分是梯度（*gradient*），2 次微分則是 2 階梯度。）

`Business` 函數的凹性

在討論函數的變化時，2 階導函數是一個重要的參數。我們已經介紹過導數 $f'(x) > 0$ 時，代表函數是遞增。$f'(x) < 0$ 時，函數是遞減。另一方面，2 階導數 $f''(x) > 0$ 時，表示函數 $f(x)$ 的圖形為**凹向上**。$f''(x) < 0$ 時，表示函數 $f(x)$ 的圖形為**凹向下**。$f'(x)$ 的正負號與 $f''(x)$ 的正負號，合計共 4 種參數，曲線的走向如下表。

	$f'(x) > 0$ 遞增↑	$f'(x) < 0$ 遞減↓
$f''(x) > 0$ 凹向上		
$f''(x) < 0$ 凹向下		

當函數遞增，也就是 $f'(x) > 0$ 時，函數的圖形有凹向上與凹向下的情形，如此就可以看出函數變化的趨勢。當函數凹向下時，即 $f''(x) < 0$，雖然函數是遞增的，但是卻有遞增趨勢減緩的情形。當函數凹向上時，即 $f''(x) > 0$，如同有個加速度讓遞增的趨勢快速增加。

當函數遞減，也就是 $f'(x) < 0$ 時。當函數凹向下時，即 $f''(x) < 0$，函數是快速遞減。當函數凹向上時，即 $f''(x) > 0$，遞減的趨勢減緩。

在分析函數的變化時，不只考慮遞增與遞減，若再配合圖形的凹性變化，就可以讓我們更深入思考可能性。

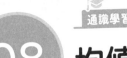

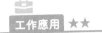

08 均值定理與可微分函數

前面單元討論的函數都是可以微分的例子，實際上函數未必都可以微分。

Point

 均值定理要在函數可微分時才成立

均值定理

函數 $y = f(x)$ 的圖形在 $a \leqq x \leqq b$ 的區間是平滑時，則存在一點 c，使得

$$f'(c) = \frac{f(b) - f(a)}{b - a}$$

其中 $a < c < b$

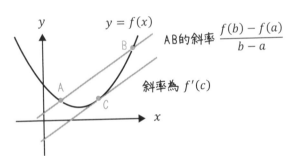

AB的斜率 $\frac{f(b) - f(a)}{b - a}$

斜率為 $f'(c)$

📖 **理所當然的定理？**

均值定理（*Mean Value Theorem*）中的數學式子看起來很簡單，就只是取兩個點的函數值，然後計算兩點間函數的斜率而已，這不是理所當然的事嗎？

請看右圖，在函數 $y = f(x)$ 上取兩點 A、B。將兩點連成直線 AB 後，存在一點 C 在 A、B 兩點之間，使得通過 C 的直線（也就是切線）與 AB 直線的斜率相等，這就是均值定理的意思。

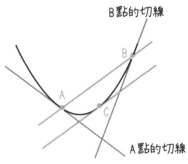

B點的切線

A點的切線

　　雖然看起來很合理，但是不要忘記均值定理有一個很重要的條件：「圖形在$a \leqq x \leqq b$ 的區間是平滑的」。也就是**當函數是不平滑時，定理的結果有可能不成立**。具體的例子可以參考下面兩圖。

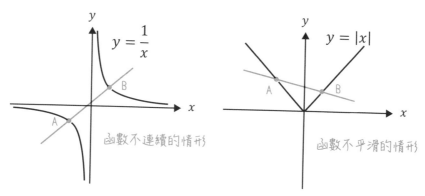

函數不連續的情形　　　　　　　函數不平滑的情形

均值定理不成立的例子

函數可微分的意義

　　上左圖 $y = \dfrac{1}{x}$ 函數在 $x = 0$ 是不連續的，所以均值定理在這個情形是不成立的。另外，上右圖 $y = |x|$ 函數在 $x = 0$ 雖然是連續的，但是斜率的變化是不連續的，所以均值定理在這個情形也不成立。

　　實際去計算上右圖的斜率，當 $x < 0$ 時，斜率 $y' = -1$。當 $x > 0$ 時，斜率 $y' = 1$。但是當 $x = 0$ 時，函數出現尖角，此點的微分結果並非唯一，所以無法定義在 $x = 0$ 的導數。反之，當導數可以定義時，也就是函數為**可微分函數**時，均值定理會成立。

　　所以，**均值定理成立的前提條件是 $f(x)$ 在 $a \leqq x \leqq b$ 的區間是可微分的**。

　　在數學中，如果一個函數在某些點不可微分，在處理上會非常棘手。所以在處理數學問題時，若利用函數平滑化的技巧，就可以將函數變成可微分。

編註： 連續函數不代表每一個點都可以微分，另外也有一種連續函數是所有的點都不可以微分，叫做「魏爾施特拉斯函數（*Weierstrass function*）」，有興趣的讀者可以上維基百科查閱。

$\dfrac{dy}{dx}$ 是分數嗎？

可能有讀者在高中時將 $\dfrac{dy}{dx}$ 唸做「dx 分之 dy」而被老師罵。實際上，$\dfrac{dy}{dx}$ 的英文正確唸法是「$dy\ over\ dx$」。

「$\dfrac{dy}{dx}$ 是分數嗎？」這個問題存在爭議，有人認為這就是 y 對 x 的微分，當然不是分數。也有人認為在計算積分與解微分方程式時，確實是將 $\dfrac{dy}{dx}$ 視為分數來處理（ **編註：** 將 dy 與 dx 視為兩項，就可以將 dx 乘到等號的另一邊）。萊布尼茲當初採用這個記法時，確實是表示兩個無窮小量（*infinitesimal*）的比值，也就是當 x 微微變化時，看看 y 會變化多少的比例。即使它本身並不是分數的意思，但因為這個性質實在太好用了，也就被當成分數來使用了。

> **編註：** 還記得我們前面說過，有理數可以表示成分數的形式，而無理數則否。假設 $\dfrac{dy}{dx}$ 是分數，表示其值是有理數，舉例 $y = e^x$，則 $\dfrac{dy}{dx} = e^x$，當 $x \neq 0$ 時會是無理數，也就是說，$\dfrac{dy}{dx}$ 是分數的假設是錯的。

數學是具有邏輯性的學問，適合喜歡專注於研究細節的人。筆者在工作上經常活用數學，但卻不是執著於細節的人，可能在個性上就不適合研究數學，但只要能夠相當程度的理解數學知識之後，在工作上一樣可以應用得很好。

Chapter

06

積分

如果要問甚麼是積分，這個問題的答案有兩個：其一是「**微分的逆運算**」，其二是「**求面積的方法**」。雖然這兩個答案都正確，在容易理解的程度上差別很大。

第一個答案「微分的逆運算」並沒有那麼好懂，到底什麼是微分逆運算？即使前面已經學過微分的觀念，但還是難以想像其逆運算會是甚麼。我們在 Chapter05 提到積分的觀念其實要比微分更容易懂，那我們顯然就不應該從微分的逆運算著手。

第二個答案是「求面積的方法」，求甚麼面積呢？我們在前面學過畫函數的圖形，如果想要計算函數圖形下方的面積就是用積分。而且可以指定想要積分的範圍，如此即可求得函數圖形某一段下方圍出來的面積。顯然這要好懂得多。

利用積分求面積的方法

接著我們說明如何利用積分來求一個區域的面積。我們先計算底下兩個圖形的面積。左圖是個長方形，所以計算面積很簡單，因為 $4 \times 10 = 40$，面積是 40cm^2。那右圖又該如何求面積呢？

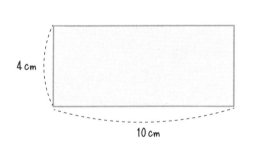
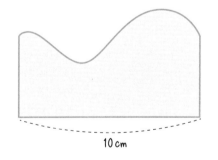

由於圍成的區域包含曲線，所以沒辦法用一般幾何圖形的面積公式算出來。此時，我們就可以利用積分的方法來計算這類圖形的面積。

那麼，我們是如何利用積分求面積的呢？如下圖中，我們先將圖形分割成若干個垂直的細長方形。接著計算這些長方形的面積加總去趨近原圖形的面積。

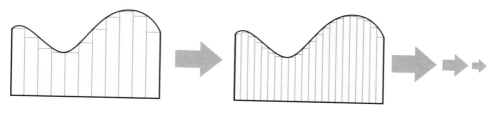

　　但是這些長方形的面積總和只是近似值，與實際的面積還是有誤差。如果我們將這些長方形切得更細更密，也就是將每個長方形的寬度趨近「無限」小，那麼加總的誤差就會趨近於 0，所以面積總和的極限值就是實際的面積。

　　所以積分的計算就是將**面積的總和再配合「無限」的概念**。

通識學習的讀者

　　要知道積分與微分互為逆運算，以及可利用積分求面積（平面）與體積（立體空間）。

工作應用的讀者

　　對工作應用的讀者來說，大多數情況都可利用電腦程式計算，所以不必瞭解「分部積分」等計算技巧，但需要理解積分的本質意義。

升學考試的讀者

　　只有指考的數學甲會出現積分，但只限於多項式積分。積分的計算有些複雜，計算的速度與正確性很重要。至於指數、對數、三角函數積分、分部積分、變數變換法等積分技巧不在考試範圍。

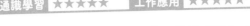

01 積分的定義與微積分基本定理

積分的基礎內容。請讀者要確實理解積分是用來求面積，同時也是微分的逆運算。

Point

☝ 積分可用來計算面積，也是微分的逆運算

函數 $f(x)$ 在區間 $a \leqq x \leqq b$ 之間，由 $y = f(x)$、x 軸、$x = a$、$x = b$ 所圍成的面積記做 S。因為積分的範圍在 a、b 之間，因此稱為「定積分」如下所示。如果積分範圍是 $-\infty \sim \infty$，則稱為「不定積分」。

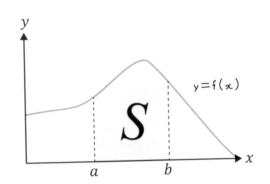

$$S = \int_a^b f(x)\,dx$$

例) 直線 $y = x$ 在 $0 \leqq x \leqq 2$ 的範圍是底邊長為 2、高為 2 的直角三角形，所以面積為 2。寫成積分式如下。

$$\int_0^2 x\,dx = 2$$

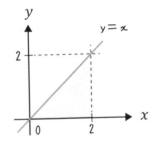

微積分基本定理

當 $f(x)$ 為連續函數時，右式成立。意思是 $f(t)$ 在 $a \leqq t \leqq x$ 做定積分，可求得此範圍的面積，而且此面積會隨 x 而變動。然後再對 x 做微分，則會回到 $f(x)$：因為變數 t 在積分時已經替換成 x 了。這表示積分是微分的逆運算。

$$\frac{d}{dx}\int_a^x f(t)dt = f(x)$$

📖 積分是求面積的工具

積分的目的是求面積。例如邊長為 2 的正方形，面積為 $2\,\mathrm{m} \times 2\,\mathrm{m} = 4\,\mathrm{m}^2$。所以我們是利用乘法來算面積。而且這種求面積的作法不限於長方形與三角形，也可以用來算曲線所圍成的面積。

接下來，我們說明用積分計算面積的過程。首先我們將一個曲線圍成的區域分割成 5 個長方形（請看下方左圖），其中每一個長方形的底邊長為 Δx（a 到 b 進行 5 等分，所以長度為 $(\dfrac{b-a}{5})$，高度為 $f(x_i)$。這 5 個長方形的面積總和可以寫成下式：

$$S = f(x_0)\Delta x + f(x_1)\Delta x + f(x_2)\Delta x + f(x_3)\Delta x + f(x_4)\Delta x$$

不過這些長方形的面積總和只是近似值，與曲線圍成的面積是有誤差的。

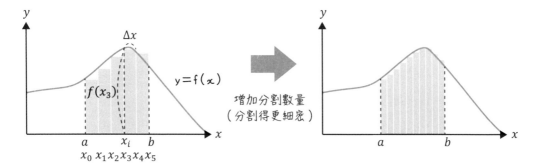

如果將長方形分割得更細密，那麼會發生甚麼事情呢？當分割的長方形數量越多時，面積的總和就會越接近曲線圍成的面積。當分割數趨近無限大時，所有細長方形的面積總和就會與曲線圍成的面積相等。

我們可以用數學式子表示成以下的形式（其中 $\sum$ 代表 $f(x_0)\Delta x + f(x_1)$ $\Delta x + \cdots\cdots$的和）。再加上 $\lim\limits_{n\to\infty}$ 讓累加的項數趨近於無限多，即可得到極限值，這就是積分的意思。

$$\int_a^b f(x)\,dx = \lim_{n\to\infty}\sum_{i=0}^{n-1} f(x_i)\Delta x$$

積分符號的意義

積分運算中出現的積分符號 $\int$ 讀做 *integral*。剛看到此符號的讀者或許覺得很難，但只要知道原因後，應該就能夠接受了。

從 a 到 b 的範圍 $\longrightarrow$ $\int_a^b f(x)\,dx$ $\longleftarrow$ 代表 $f(x)\times dx$

在上面的積分式子中，我們分成兩個部分來說明。

右半部 $f(x)\times dx$ 代表高度為 $f(x)$、寬度為 dx 的細長方形面積。左半部則代表計算的細長方形面積的底邊範圍是從 a 到 b。

整個式子合併起來的意思就是用 $f(x)$ 與 dx 相乘後得到其中一個細長方形的面積，再從 a 到 b 將所有細長方形的面積加總（也就是英文 *Summation* 的意思，將字首的 *S* 拉長之後做為積分符號）。如果 dx 趨近於無限小，就可以得到趨近於曲線下方的面積。因此，將積分視為求面積的工具，就很容易理解了。

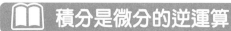
積分是微分的逆運算

微積分基本定理（p.126）的式子很清楚告訴我們：**積分是微分的逆運算**。

也就是說，某個函數 $f(x)$ 對 x 微分後得到 $\dfrac{d}{dx}f(x)$，再對 x 積分，即 $\displaystyle\int \dfrac{d}{dx}f(x)\,dx$，就回到原函數 $f(x)$。所以我們說積分是微分的逆運算。

利用下圖，我們用面積的想法來說明這件事。如同之前解釋過，積分是用來計算函數在某個範圍的面積。現在我們考慮函數為 $f(t)$，其中 t 的範圍是 $a \leqq t \leqq x$。假設 $F(x)$ 代表此範圍的面積函數，那麼 $F(x)$ 對 x 微分後，就會得到 $f(x)$。

由以上的說明，我們可以將 $f(x)$ 視為面積函數 $F(x)$ 的變化率。其中 $F(x)$ 是 $f(x)$ 的反導函數（*antiderivative*）。關於反導函數的求法，我們會在後面的單元再介紹。

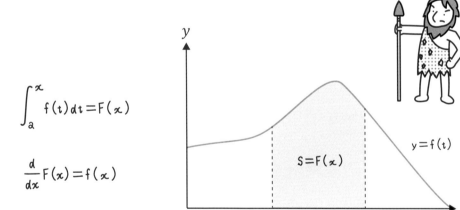

$$\int_a^x f(t)\,dt = F(x)$$

$$\frac{d}{dx}F(x) = f(x)$$

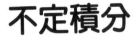
02 不定積分

不定積分亦稱為反導函數，也就是將一個函數反向求出其微分前的樣子。與定積分（見下個單元）的區別是不定積分並不限定積分的區間。

👆 **Point**
算出反導函數之後，建議再利用微分進行驗算

基本的不定積分公式　（式子中的 C 為積分常數）

$$\int x^a \, dx = \frac{x^{a+1}}{a+1} + C$$

$$\int \tan x \, dx = -\log_e |\cos x| + C$$

$$\int \frac{1}{x} \, dx = \log_e |x| + C$$

$$\int e^x \, dx = e^x + C$$

$$\int \sin x \, dx = -\cos x + C$$

$$\int a^x \, dx = \frac{a^x}{\log_e a} + C$$

$$\int \cos x \, dx = \sin x + C$$

$$\int \log_e x \, dx = x \log_e x - x + C$$

不定積分的線性性質

$$\int k f(x) \, dx = k \int f(x) \, dx \quad (k \text{ 是與 } x \text{ 無關的常數})$$

$$\int \{f(x) \pm g(x)\} \, dx = \int f(x) \, dx \pm \int g(x) \, dx$$

例）求 $f(x) = 2x^2 + x$ 的不定積分。

$$\int (2x^2 + x) \, dx = \frac{2}{3} x^3 + \frac{1}{2} x^2 + C$$

不定積分的求法

滿足 $f(x) = F'(x)$ 的函數 $F(x)$ 稱為 $f(x)$ 的**不定積分**，也就是反導函數，其中 $f(x)$ 的不定積分記做 $\displaystyle\int f(x)\, dx$。

算出不定積分後，可以再利用微分進行驗算，會回到積分前的函數。

此外，並非所有的函數都可以算出反導函數。在應用上使用的函數都較為複雜，這類函數要算出反導函數是不太可能的。因此，會在考試中出現的積分問題，都是經過特別設計容易計算出答案的。

甚麼是積分常數 C

函數 $f(x)$ 的不定積分並非唯一，差別在於積分常數。

例如，x^2 的微分是 $2x$，所以 x^2 是 $2x$ 的反導函數。按照這個邏輯，我們可以發現 $x^2 + 1$ 或是 $x^2 - 1$ 也可以是 $2x$ 的反導函數。這是因為常數項微分之後為 0 所造成。

由於不定積分是為了算出所有的反導函數，所以才需要有積分常數，例如寫成 $x^2 + C$。很多人在計算積分時很容易忘記加上積分常數，這是必須謹慎之處。因此一定要記住！**反導函數並非唯一**。

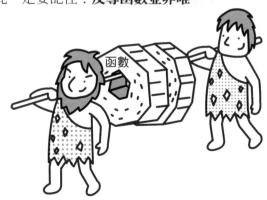

函數

03 定積分的計算方法

定積分是限定區間的積分，也就是先算出函數的不定積分（反導函數），再將區間的上下限代入後相減。

☞ Point

利用反導函數相減可以算出定積分

函數 $f(x)$ 在區間 $a \leqq x \leqq b$ 的定積分，可以利用 $f(x)$ 的反導函數 $F(x)$ 進行計算，表示方式如下。

$$\int_a^b f(x)\, dx = [F(x)]_a^b = F(b) - F(a)$$

例）求出 $f(x) = x$ 在 $x = 1$ 到 $x = 3$ 的定積分。

$$\int_1^3 x\, dx = \left[\frac{1}{2}x^2\right]_1^3 = \frac{9}{2} - \frac{1}{2} = 4$$

📖 定積分沒有積分常數

定積分的計算方式如同在 Point 中寫的，要先算出反導函數。接著將反導函數的上限（終點）b 值代入，再將下限（起點）a 值代入後兩者相減，就可以算出定積分。

此處要注意，定積分公式中並不會出現積分常數 C。這是因為在計算定積分時產生的 $F(b) + C$ 與 $F(a) + C$，兩者相減 $(F(b) + C) - (F(a) + C)$ 會將積分常數 C 剛好消掉的關係，也因此我們將積分常數視為 0 即可。

請記住！**定積分沒有積分常數，而不定積分會包括積分常數。**

📖 定積分的範圍與面積的正負號

在計算定積分時，一定不能弄錯積分的範圍，即上限與下限。當定積分的上限與下限顛倒時，定積分的結果會改變正負號。

$$\int_a^b f(x)dx = -\int_b^a f(x)dx$$

另外，積分的範圍可以利用任意的 c 點拆開，例如原本的積分範圍是 a 到 b，可以拆開成範圍 a 到 c 的積分加上範圍 c 到 b 的積分。

$$\int_a^b f(x)dx = \int_a^c f(x)dx + \int_c^b f(x)dx$$

因為定積分是用來計算曲線與 x 軸所圍成的面積，因此一定要特別注意 $f(x)$ 的正負號。在左下圖①的例子中，$y = f(x)$ 在 $a \leqq x \leqq b$ 的範圍是正的，所以積分值 S 為正數。但是圖②的例子，由於 $f(x)$ 的函數值皆為負，因此算出來的積分值 S 也會是負的，所以計算面積的值會是負數。

在圖③的例子裡，由於函數值在 a 到 c 為正，在 c 到 b 為負，所以計算定積分 $\int_a^b f(x)\,dx$ 時，可以拆成兩個部分的面積，算出 a 積分到 c 的面積為 S_a，以及 c 積分到 b 的面積為 S_b，然後整個面積就會是 $S_a - S_b$。

$$S = \int_a^b f(x)\,dx \qquad (a < b)$$

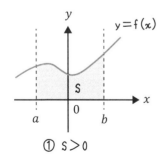

① S＞0

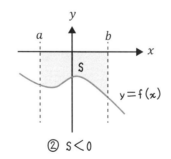

② S＜0

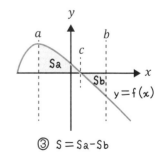

③ S＝Sa-Sb

編註： 作者此處是將 S_a、S_b 皆視為正值，才會用 $S_a - S_b$（例如 $10 - 7 = 3$），如果將 S_b 視為像圖 ② 的負值，就會是 $S_a + S_b$（例如 $10 + (-7) = 3$）。此外，因為此例是連續函數，沒必要分段計算，直接從 a 積分到 b 即可。

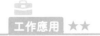
 # 04 分部積分法

分部積分是計算積分的技巧，用於將原本不容易積分的函數，轉換成容易積分的形式。

 Point

分部積分是微分乘法法則的逆運算

分部積分法

利用函數 $f(x)$、$g(x)$ 及其導函數的乘積函數，我們有以下的關係式。

- 不定積分　$\displaystyle\int f(x)g'(x)\,dx = f(x)g(x) - \int f'(x)g(x)\,dx$

- 定積分　$\displaystyle\int_a^b f(x)g'(x)\,dx = \left[\,f(x)g(x)\,\right]_a^b - \int_a^b f'(x)g(x)\,dx$

例）求函數 $f(x) = x\sin x$ 的不定積分，與 0 到 π 的定積分。

　　令 $f(x) = x$、$g(x) = -\cos x$，則我們有 $f(x)\,g'(x) = x\sin x$，利用分部積分的公式可如下計算。

- 不定積分　$\displaystyle\int x\sin x\,dx = x(-\cos x) - \int (x)'(-\cos x)dx$

$$= -x\cos x + \int \cos x\,dx$$

$$= -x\cos x + \sin x + C$$

- 定積分　$\displaystyle\int_0^\pi x\sin x\,dx = [x(-\cos x)]_0^\pi - \int_0^\pi (x)'(-\cos x)dx$

$$= [-x\cos x]_0^\pi + \int_0^\pi \cos x\,dx$$

$$= \pi + [\sin x]_0^\pi$$

$$= \pi$$

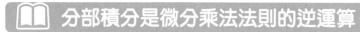

分部積分是微分乘法法則的逆運算

分部積分是**利用微分乘法法則的逆運算**，來計算積分的技巧。

微分的乘法法則：$\{f(x)g(x)\}' = f'(x)g(x) + f(x)g'(x)$

將上式對 x 積分後就得到分部積分的公式。所以分部積分的公式可以與微分的乘法法則一起記住。

不過在使用時有一些要注意的地方。在 Point 下方範例中計算 $x \sin x$ 的積分時，我們假設 $f(x) = x$、$g(x) = -\cos x$（**編註：**即 $g'(x) = \sin x$）。但如果將兩個函數的順序反過來，假設 $f(x) = \sin x$、$g(x) = \dfrac{1}{2}x^2$（**編註：**即 $g'(x) = x$）時，利用分部積分就會變成以下的形式（請比對 Point 中不定積分公式）。

$$\int (\sin x)x \, dx = \frac{1}{2}x^2 \sin x - \int \frac{1}{2}x^2 \cos x \, dx$$

我們會發現還需要再計算 $\dfrac{1}{2}x^2 \cos x$ 的積分，反而比原本要計算的函數 $x \sin x$ 更複雜。所以，分部積分法並非適用於所有函數的積分，如果沒有巧妙的假設，就可能出現反而更難積分的狀況。

要能夠順利使用公式，就只能練習大量的題目。藉由不斷地練習來訓練自己的感覺，這樣就能快速並且正確地解題了。由於並非所有函數都可以藉由積分算出反導函數，所以會出的題目都是可以算出答案的。就如同培養填字遊戲的感覺，多做就能直覺拆解為哪兩個函數相乘。

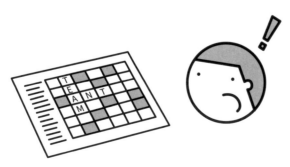

變數變換法（代換積分法）

如果要積分的函數不容易積分，也可以改變變數的形式，而變得容易積分，然後再將變數變換回來。

Point
記得要變換定積分的積分範圍

變數變換法

在計算積分時，將積分的變數改變為其他變數的方法。計算合成函數 $f(g(x))$ 時，假設 $t = g(x)$，因為 $dx = \dfrac{dx}{dt} dt$，所以我們有以下的關係式。

● 不定積分：$\displaystyle\int f(g(x))dx = \int f(t) \dfrac{dx}{dt} dt$

● 定積分：　$\displaystyle\int_a^b f(g(x))dx = \int_\alpha^\beta f(t) \dfrac{dx}{dt} dt$

x	$a \longrightarrow b$
t	$\alpha \longrightarrow \beta$

▎**編註**：積分範圍從 a 積分到 b，也要跟著變數轉換成與 a、b 對應的 α 積分到 β。

例）　求函數 $f(x) = 2(x^2 + 1)^3$ 從 0 到 1 的定積分。

令 $t = x^2 + 1$，則我們有 $\dfrac{dt}{dx} = 2x$，所以得到 $dt = 2x\, dx$。

$$\int_0^1 2x(x^2 + 1)^3\, dx = \int_0^1 2x\, t^3\, dx = \int_0^1 t^3\, 2x\, dx$$

將 $dt = 2x\, dx$ 代入。積分範圍跟著改變如下表所示。則上式可以變換為

$$= \int_1^2 t^3\, dt = \left(\frac{1}{4}\, t^4\right)_1^2 = \frac{15}{4}$$

x	$0 \longrightarrow 1$
t	$1 \longrightarrow 2$

如果是計算不定積分，那麼就要加上積分常數 C，如下所示。

$$\frac{1}{4} t^4 + C = \frac{1}{4}(x^2 + 1)^4 + C$$

變數變換法是微分鏈鎖法則的逆運算

變數變換法其實就是微分鏈鎖法則（連鎖律）的逆運算，公式如下表示。

$$\{f(g(x))\}' = f'(t) \cdot g'(x)$$

$$\int f'(g(x)) \cdot g'(x)\, dx = \int f'(t)\, dt$$

$$\left(\frac{dt}{dx} = g'(x) \quad \rightarrow \quad dt = g'(x)\, dx \right)$$

合成函數微分的鏈鎖法則　　　　　　　　積分的變數變換

變數變換法是將被積分函數 $f'(g(x))g'(x)$ 中的變數 x，替換為 $t(= g(x))$ 再進行積分。如果還是不習慣這個做法的話，可以將計算出的答案進行微分，再去確認結果，這樣就容易瞭解變數變換的機制。

合成函數的微分只要分別微分後相乘就計算出答案，但是在變數變換的情形，積分的變數由 x 改為 t 的過程中，有兩個重點需要特別留意。

第一個重點是**進行變數變換後，被積分函數只能留下一個變數**。在 Point 的例子中，我們的替換方式是 $t = x^2 + 1$，然後去計算積分，其中 t^3 只有一個變數 t（沒有出現 x，因為被換成 t 了）。如果替換過程中有留下 x，這樣就無法單獨對 t 進行積分的。但是該如何替換變數呢？這只能藉由不斷練習來累積經驗。

第二個重點是**一定要將 x 的積分範圍改為 t 的積分範圍**。在 Point 的例子中，x 的積分範圍是 $0 \leq x \leq 1$，但是變數變換之後，要將積分範圍隨著 $t = x^2 + 1$ 調整為 $1 \leq t \leq 2$。

操作變數變換法時需要注意一些小細節，所以計算會需要一點巧思，也是許多人感到頭疼之處。但無論如何，記住「變數變換法是利用微分鏈鎖法則逆運算的積分技巧」即可。

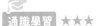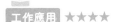

06 積分與體積

利用剖面面積的積分，可以計算出旋轉體的體積。

 Point
計算旋轉體的體積，可以想成是由無限多個板子堆疊而成

體積

假設一個旋轉體垂直於 x 軸的平面剖面積為 $S(x)$，則旋轉體的體積可以利用以下的公式計算。

$$V = \int_a^b S(x)\, dx$$

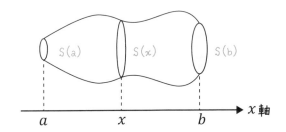

例）計算圓錐的體積

如下圖，將直線 $y = ax$ 繞 x 軸旋轉，求旋轉後的旋轉體體積。也就是底面為半徑 ah（也就是當 $x = h$ 時）的圓，高為 h 的圓錐體。

$$V = \int_0^h S(x)\, dx = \int_0^h \pi a^2 x^2\, dx$$

$$= \pi a^2 \int_0^h x^2\, dx = \pi a^2 \left[\frac{1}{3} x^3\right]_0^h$$

$$= \frac{1}{3}\pi a^2 h^3$$

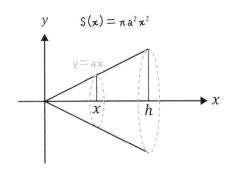

體積是由無限多個薄板組合成的

本處說明如何利用積分計算旋轉體的體積。在本章一開頭曾經說明積分是將圖形切割成無限多個細長方形,然後計算所有細長方形面積的總和。同理,體積的計算也是利用相同的想法。

左下圖是一個寬度一致的正圓柱體,我們利用「底面積 × 高」就能算出正圓柱體的體積。然而當圓柱體是由曲面旋轉而來,就可將其視為由許多比較薄的圓柱體堆疊出來的。只要切割得越來越薄,再利用極限的觀念,就可以算出旋轉體的實際體積。

也就是**將旋轉體的剖面積對高度積分就可以算出體積**。

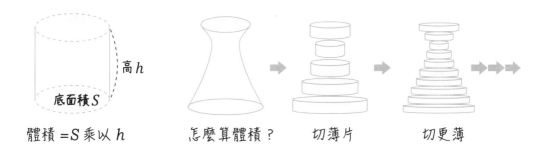

體積 =S 乘以 h　　怎麼算體積?　　切薄片　　切更薄

我們在 Point 中計算了圓錐體的體積。在中學時,我們就知道圓錐體的體積是圓柱體的 $\dfrac{1}{3}$,但是當時並沒有解釋理由。現在利用我們學到的積分,就可以知道為什麼是 $\dfrac{1}{3}$ 了。(**編註:** Point 下方的旋轉體如果改為正圓柱體,其體積是底面積 $\pi(ah)^2$ 乘以正圓柱體高度 (h),會等於 $\pi a^2 h^3$,也就是同底同高圓錐體體積 $\dfrac{1}{3}\pi a^2 h^3$ 的 3 倍。)

07 曲線的長度

利用積分算出曲線的長度。

> **Point**
>
> **曲線的長度是利用短直線的長度總和計算出來的**

曲線的長度

$y = f(x)$ 在 $a \leqq x \leqq b$ 範圍的曲線長度 L 可以利用以下的公式計算。

$$L = \int_a^b \sqrt{1 + \{f'(x)\}^2}\ dx$$

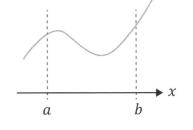

例) 求函數 $y = f(x) = \dfrac{x^3}{3} + \dfrac{1}{4x}$

在 $1 \leqq x \leqq 2$ 範圍的長度。

由於 $f'(x) = x^2 - \dfrac{1}{4x^2}$，所以曲線長度 L 為

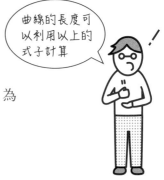

曲線的長度可以利用以上的式子計算

$$L = \int_1^2 \sqrt{1 + \left(x^2 - \frac{1}{4x^2}\right)^2}\ dx$$

$$= \int_1^2 \sqrt{\left(x^2 + \frac{1}{4x^2}\right)^2}\ dx$$

$$= \int_1^2 \left(x^2 + \frac{1}{4x^2}\right) dx$$

$$= \left[\frac{x^3}{3} - \frac{1}{4x}\right]_1^2 = \frac{59}{24}$$

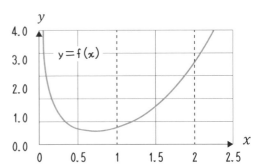

本處將說明如何利用積分計算曲線長度。

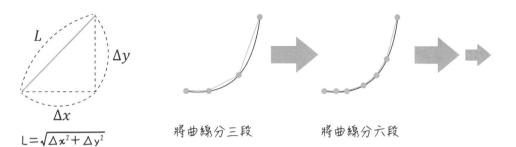

將曲線分三段　　　　　　將曲線分六段

如上左圖所示，我們利用畢氏定理就能算出直線的長度等於 $\sqrt{\Delta x^2 + \Delta y^2}$。但如果是曲線，就不能這樣計算了。因此我們就想將**曲線分割成許多段的直線**。當然，分割成有限多段直線時，一定會產生誤差。但如果分割成無限多段的直線，再藉由取極限，我們就可以算出實際的曲線長度。

但是，計算曲線的長度與計算面積、體積不同，有一些要特別注意的細節。按照以上說明的想法，利用直線的長度進行積分的式子為 $\sqrt{(dx)^2 + (dy)^2}$，而不是用 $\int f(x)\,dx$ 去計算（因為這是計算曲線圍成的面積）。所以我們改寫成以下的式子，利用 $f(x)dx$ 或是參數式 $f(t)dt$ 的形式進行積分皆可（ 編註： 也就是將 dx、dy 視為參數 t 的函數，亦即 $dx(t)$、$dy(t)$）。

$$L = \int \sqrt{(dx)^2 + (dy)^2} = \int \sqrt{1 + \left(\frac{dy}{dx}\right)^2}\, dx \quad (y = f(x) \text{ 的形式})$$

$$L = \int \sqrt{(dx)^2 + (dy)^2} = \int \sqrt{\left(\frac{dx}{dt}\right)^2 + \left(\frac{dy}{dt}\right)^2}\, dt \quad (\text{參數式的形式})$$

無論是計算面積、體積、長度，都是屬於同一種模式，就是將我們想計算的項目分割成可以直接計算的型態（長方形、圓柱、直線），接著計算總和、然後取極限。只要能掌握這個觀念，就可以掌握積分的本質了。

08 位置、速度、加速度的關係

微積分把位置、速度、加速度等不同的觀念連結了起來。這也是微積分基本應用，一般讀者應該要熟悉。

Point

瞭解加速度的意義

直線上的位置（距離）、速度、加速度的關係

假設在時間 t 時，x 在數線上的位置為 $x = f(t)$

● 時間 t 時，在 x 點的速度 v 為 $v = \dfrac{dx}{dt} = f'(t)$

● 時間 t 時，在 x 點的加速度 a 為 $a = \dfrac{dv}{dt} = \dfrac{d^2x}{dt^2} = f''(t)$

$$加速度 \quad \dfrac{dv}{dt} = \dfrac{d^2x}{dt^2} = f''(t)$$

$$速度 \quad \dfrac{dx}{dt} = f'(t)$$

位置 $x = f(t)$

例） 經過實驗得到的結果，在地球上物體落下 t 秒後的落下速度為 $v = 9.8t$ (m/s)。求此時，也就是 t 秒後的加速度，以及物體從起始點到速度為 9.8 (m/s) 的落下距離。由 $\dfrac{dv}{dt}$ 可求得加速度。

$$加速度 \quad a = \dfrac{dv}{dt} = (9.8\,t)' = 9.8 (m/s^2)$$

由於速度為 $v = 9.8t$，也就是物體落下 1 秒時的速度是 9.8m/s。因為 $\dfrac{dx}{dt} = v$，所以將 $v(t)$ 從 0 秒積分到 1 秒，即可求得落下的距離。

$$落下距離 \quad x = \int_0^1 9.8t\,dt = [4.9\,t^2]_0^1 = 4.9 (m)$$

Business 牛頓的運動方程式

在此假設讀者已經知道：運動中物體的距離、速度、加速度的關係式是（距離）＝（速度）×（時間）。縱使速度隨著時間變化，我們還是可以算出移動距離。如下圖，假設時間與速度的函數為 $v(t)$，將 $v(t)$ 對時間積分就可以得到移動距離。換句話說，$v = v(t)$ 與 t 軸所圍成的區域面積就代表移動距離。

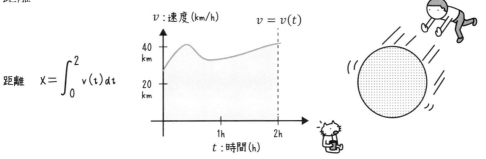

由於積分是微分的逆運算，假設時間為 t 時的距離函數為 $x = f(t)$，則 $v(t) = f'(t)$。接著我們把 $v = f'(t)$ 對 t 微分，得到 $f''(t)$。我們考慮 $a = f''(t)$ 這個函數。這裡的 a 代表單位時間內速度的增減量，稱為**加速度**。

加速度有一個重要的性質，即**物體所受的外力與加速度成正比**（這就是牛頓第二運動定律）。假設外力為 $F(t)$（外力可以想成與時間變化有關的時間函數）、物體的質量為 m，則其關係為 $F(t) = ma$，也可以改寫為 $F(t) = m\dfrac{d^2x}{dt^2}$。這就是牛頓的運動方程式。

藉由運動方程式，將外力函數 $F(t)$ 經過一次積分後得到速度，經過二次積分後得到加速度，就可以得到物體運動的訊息。運動方程式從巨大的行星到細小的石子，都是計算運動的基礎，同時也造就並且支撐著我們的世界。

建構微積分理論的牛頓與萊布尼茲

微積分理論的創建，在歷史上曾經發生過激烈的爭論。到底牛頓與萊布尼茲是誰先建立了微積分的理論呢？由於牛頓是英國人、萊布尼茲是德國人，所以兩國學術界為了爭誰是第一人而互相攻訐與批判。不過，依照調查的結果發現他們兩人都是獨自研究出微積分的理論基礎，使用的符號也不相同，並無誰抄誰的問題。

編註：牛頓比萊布尼茲大3歲。因為牛頓對自己的研究很保密，很少分享成果，而萊布尼茲則是樂於教學並率先發表微積分的論文，也因此萊布尼茲一派的微積分更廣為流傳。

在科學的發展史中，在同時期各自得出相同的理論或發明是經常發生的事。例如電話的發明也是如此。雖然格拉漢姆・貝爾被認為是電話的發明者，但他在提出電話的發明專利僅兩個小時後，美國人伊利沙・葛瑞也提出了同樣的專利。據說發明電燈的湯瑪士・愛迪生也已經完成電話的開發。在科學的發展中，有其時代背景的必然性。

回到微積分，我們目前使用的微積分是比較接近萊布尼茲所建構的理論。例如，$\dfrac{dy}{dx}$ 與 $\int$ 等符號都是萊布尼茲設計的。萊布尼茲對研究符號很有興趣，但他這麼做並不是為了實用，普遍認為他只是單純追求「理想的美感」。也因為有這樣的理想，才有了微積分的發展。

說到數學的美感，可能很多讀者無法體會，但因為追求這樣理想的結果，才完成了影響後世甚鉅的微積分理論。

編註：有興趣了解微積分發展歷史的讀者，可閱讀《無限的力量》（旗標科技公司出版）。

高等微積分

高等微積分（*Advanced Calculus*）的內容雖不屬於高中範圍，不過能夠多了解一些重要主題包括微分方程式、多變量函數的微分積分、曲線曲面積分等內容，也能擴展視野。

學習高等微積分對高中生很有挑戰的價值。對於工程領域的讀者，這些都是一定要懂的基本知識。礙於篇幅的關係，我們無法詳細解釋所有的觀念，若是想要深入研究者，請參閱相關主題的專業用書。

微分方程式的解是函數

我們的生活環境可以說是根據微分方程式運行的。著名的微分方程式中有描述從物體運動到行星運動的**運動方程式**，也有解釋電場與磁場的**馬克士威方程式**。利用數學解釋日常生活現象的核心就是微分方程式，也可以說是現代科學技術的基礎。

在學習微分方程式時，我們希望讀者理解微分方程式是微積分函數構成的方程式。本章前面介紹過的方程式都是類似於 $2x + 1 = 3$ 的簡單形式，並求出滿足這類式子的數值。但微分方程式的解會是函數的形式，這些函數解可以幫助我們觀察不同情況的變化。

我們在 Chapter06 介紹了計算物體速度與加速度的方法，這部分與微分方程式有很大的關係。藉由解出運動方程式，我們可以得到 $x = f(t)$ 時間與位置的函數。接著利用微分，我們就能知道速度與加速度等與**物體運動相關的資訊**。

多變量函數的處理

到目前為止，我們一直在計算 $y = f(x)$ 等只包含一個變數 x 的函數。但是在現實世界中，不太可能只用一個變數就描述出自然現象。以物體的運動來說，前面只考慮一條數線上的運動，但在現實世界的三維空間裡，就必須處理三個變數。

在本章中，我們會解釋多變量函數 $u = f(x, y, z, \cdots\cdots)$ 的微積分。當變數增加時，計算就會變得複雜，通常會寫程式計算，不過瞭解根本的運算邏輯與理論仍然非常重要。

通識學習的讀者

瞭解微分方程式是用來求出「函數」的方程式。例如，運動方程式、馬克士威方程式等物理領域的方程式。此外，還有應用於決定金融商品價格的布萊克－休斯方程式（*Black - Scholes equation*）等。所以微分方程式的應用範圍並不局限於自然科學，在很多領域都會用到。**編註：** 何大一博士研究抑制 *HIV* 病毒的雞尾酒療法，就是從微分方程式而來。

工作應用的讀者

工作上通常不會用紙筆去解微分方程式，但是熟悉解法對培養數學感很重要。另外，工作上應該有很多時候要處理多變量函數，所以需要學習處理的方法。

升學考試的讀者

本章內容不屬於高中課程，對於微分方程式、偏微分、多重積分、線積分等有興趣者，可以用基礎微積分的觀念試著學習一部分內容。

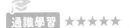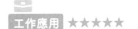

01 微分方程式

瞭解什麼是微分方程式，工作應用的讀者需要知道基本的解法。

 Point

微分方程式的解是函數，不是數值

函數的方程式中包含未知函數的導函數，則稱為微分方程式。

例）微分方程式 $\dfrac{dx}{dt} = x$ 的解為 $x = Ce^t$（C 為積分常數）

▎**編註：** x 是 t 的函數，會隨著 t 改變。

📖 微分方程式是求函數的方程式

　　微分方程式對於不擅長數學的讀者而言，可能光聽到名字就想放棄。但其實只要有基礎微積分的能力，並且瞭解**「微分方程式的解是個函數」**，這樣就算掌握到精神了。

　　例如，假設 x 是一次方程式或二次方程式的解，要求的就是 x 的值。而微分方程式要求的解則是符合微分方程式條件的函數，例如「某個函數 $f(x)$ 微分後，變為原函數的兩倍，也就是 $f'(x) = 2f(x)$，請求出 $f(x)$？」這並不難理解，對吧！

　　為什麼微分方程式很重要呢？這是因為生活中的物理法則大部分是以微分方程式來表示。例如描述物體運動的運動方程式、解釋電力與磁力的馬克士威方程式、說明流體物質的納維爾－斯托克斯方程式。以下是馬克士威方程式的內容。

$$\nabla \cdot \boldsymbol{B}(t,x) = 0 \qquad\qquad \nabla \cdot \boldsymbol{D}(t,x) = \rho(t,x)$$

$$\nabla \times \boldsymbol{E}(t,x) + \frac{\partial \boldsymbol{B}(t,x)}{\partial t} = 0 \qquad\qquad \nabla \times \boldsymbol{H}(t,x) - \frac{\partial \boldsymbol{D}(t,x)}{\partial t} = j(t,x)$$

馬克士威方程式（4個微分方程式）

📖 微分方程式的解法

一開始先聲明，通常要得到微分方程式的解析解是非常困難的，教科書介紹的例題都是非常單純，並且被設計為容易解出的形式。然而，應用在現實生活中時會是甚麼樣的情況呢？有兩個方法可以得到解。第一個是**求出近似解**，這個方法並不是真正去解出來，而是利用數值逼近的方式算出近似解（詳細內容於 Chapter08 介紹）。第二個是**將處理的對象單純化，並且表示為可以求解的微分方程式的形式**。

此處我們利用簡單的微分方程式做求解練習，培養看到微分方程式時的「數學感」，這一點很重要，熟悉技巧之後，腦中會自然而然地浮現可能的解法。我們先介紹最基本的**分離變數法**。

（問題）求出微分方程式 $\dfrac{dy}{dx} = 2y$ 的解。

將有 y 的項集中到等號左式，x 的項集中到等號右式（分離變數）：

$\dfrac{1}{2y} dy = dx$。

兩邊同時積分後，得到 $\displaystyle\int \frac{1}{2y} dy = \int dx \quad \rightarrow \quad \frac{1}{2}\log_e |y| = x + C$。

兩邊取指數 e，我們有 $|y| = e^{2x+2c} \quad \rightarrow \quad y = \pm e^{2c}e^{2x}$。

令積分常數 $C' = \pm e^{2c}$，求出解為 $y = C'e^{2x}$。

微分方程式可以利用這樣的步驟求解。微分方程式 $\dfrac{dy}{dx} = y$ 的解，也就是微分後不改變形式的函數 e^x。由於納皮爾常數這麼漂亮的性質，因此微分方程式求解時，會經常出現納皮爾數的指數函數 e^x。

① 運動方程式

利用運動方程式 $F = m\dfrac{d^2x}{dt^2}$，當物體受力時，求出物體的運動方式。如右圖，m kg 的物體受力 $F(\mathbf{N})$（單位為牛頓，$\mathbf{1N}$ 相當於 $\mathbf{0.1kg}$ 的力）時，t 秒後位置的問題。考慮受力 F 為固定（與時間無關）。

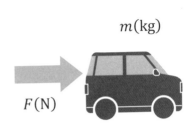

$m(kg)$

$F(\mathrm{N})$

運動方程式可以用以下的方式求解。

$\dfrac{d^2x}{dt^2} = \dfrac{F}{m}$ 的兩邊對 t 同時積分後得到 $\dfrac{dx}{dt} = \dfrac{F}{m}t + C_1$

如同在 Chapter06 所說，位置對時間的微分 $\dfrac{dx}{dt}$ 表示為速度，所以可以知道物體 t(秒) 後的速度為 $\dfrac{F}{m}t + C_1$。接下來，為了要求出位置，所以繼續對 t 積分。

在 $\dfrac{dx}{dt} = \dfrac{F}{m}t + C_1$ 的兩邊對 t 積分，得到 $x(t) = \dfrac{F}{2m}t^2 + C_1 t + C_2$

因此 t 秒後，物體的位置可以表示為 $x(t) = \dfrac{F}{2m}t^2 + C_1 t + C_2$。

上式中包含兩個積分常數 C_1、C_2，積分常數在解題時會給人「附屬」、「多餘」的感覺，但在這裡是有意義的。

這裡的 C_1 代表 $t = 0$ 的速度（ **編註：** 將 $t = 0$ 代入 $\dfrac{F}{m}t + C_1$ 得到 C_1），C_2 則是 $t = 0$ 的位置（ **編註：** 將 $t = 0$ 代入 $\dfrac{F}{2m}t^2 + C_1 t + C_2 = C_2$）。這兩個常數稱為**初始條件**（*initial condition*），是確定解的必要條件。**縱使解出微分方程式，如果不知道目前的狀態，也沒有辦法預測未來。**

② 放射性元素的衰變

放射性元素中一個重要的概念就是「半衰期」。我們利用數學理論可推導出半衰期的週期。放射性元素的衰變是機率性的發生，而衰變量與全體質量成比例。所以，假設在時間 t(年) 後，放射性元素的質量為 $N(t)$，則存在某個常數 λ($lambda$)，使得下式成立。

$$\frac{dN(t)}{dt} = -\lambda N(t)$$

解以上的微分方程式可以得到下式。其中的積分常數 C 代表 $t = 0$(年) 時，放射性物質的質量 N_0。因此式子可以表示為下式。

$$N(t) = Ce^{-\lambda t} = N_0 e^{-\lambda t}$$

例如，放射性元素 ^{14}C 在衰變後，變為 ^{14}N。而半衰期為 5730 年。

由於已知半衰期後放射性物質的質量會衰變成原本的一半，因此可知 $\frac{N(5730)}{N_0} = \frac{1}{2}$，代入上式即可得到 $\lambda = \frac{\ln 2}{5730} \fallingdotseq 1.21 \times 10^{-4}$。於是可知半衰期方程式為 $N(t) = N_0 \, e^{-1.21 \times 10^{-4} t}$

然後將上式畫成下圖即可看到此放射性元素衰變的趨勢。最初 $t = 0$ 時，質量為 N_0，經過 $1T = 5730$ 年後變為原來的 $\frac{1}{2} N_0$，再經過 $2T$ 後變成 $\frac{1}{4} N_0$……。利用這樣的變化，我們可以用來推斷動植物化石的成形時間。

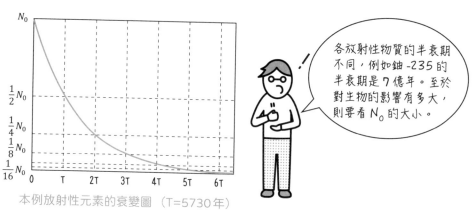

本例放射性元素的衰變圖 （T=5730 年）

各放射性物質的半衰期不同，例如鈾-235 的半衰期是 7 億年。至於對生物的影響有多大，則要看 N_0 的大小。

02 拉普拉斯變換

拉普拉斯變換（Laplace transform）是解微分方程式的技巧。將來要從事電子電路設計與控制工程領域的人一定要懂。一般人大致看看即可。

做拉普拉斯變換時，通常使用變換表進行

給定函數 $f(t)$，底下定義的函數 $F(s)$ 稱為 $f(t)$ 的拉普拉斯變換。

$$F(s) = \int_0^\infty f(t) \, e^{-st} dt$$

另外，從函數 $F(s)$ 計算原函數 $f(t)$，則稱為拉普拉斯逆變換（*inverse Laplace transform*），定義如下。

$$f(t) = \lim_{p \to \infty} \frac{1}{2\pi i} \int_{c-ip}^{c+ip} F(s) e^{st} ds$$

📖 利用拉普拉斯變換簡單解出微分方程式

在上述拉普拉斯變換及其逆變換，由於包含複數（也就是包含虛數）的積分，因此屬於相對進階的內容。但因為廣泛使用於解微分方程式的技巧以及機械化計算的便利性，因此在本單元簡單介紹。

當給定微分方程式時，拉普拉斯變換的使用方法就是利用如右的變換表進行變換。

拉普拉斯變換的作用在於簡化微積分運算，轉換為 $F(s)$ 複數函數的代數運算。因此，使用拉普拉斯變換**較容易解出微分方程式**。

拉普拉斯變換前	拉普拉斯變換後
$f(t)$	$F(s)$
$a(t > 0)$	$\dfrac{a}{s}$
$\dfrac{dx(t)}{dt}$	$sX(s) - x(0)$
$\displaystyle\int_0^t x(u) \, du$	$\dfrac{1}{s}X(s)$
e^{-at}	$\dfrac{1}{s+a}$

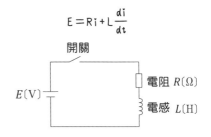 Business 解出電子電路的微分方程式

接下來，我們用實例來介紹使用拉普拉斯變換來解微分方程式。

如右圖，一個有電阻 (R) 與電感 (L) 的串聯電路。我們用圖形上方電子電路的微分方程式來表示這個電路 (其中有個 $\dfrac{di}{dt}$)，我們就要用拉普拉斯變換來解出 $i(t)$ 函數。

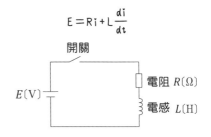

$$E = Ri + L\dfrac{di}{dt}$$

開關

電阻 $R(\Omega)$

$E(V)$

電感 $L(H)$

依照上一頁的變換表將微分方程式進行拉普拉斯變換後，便得到下面中間的式子。此時，微分符號消失，只剩下代數式而已。移項之後可得到 $I(s)$。

$$E = Ri + L\dfrac{di}{dt}$$ ➡ $$\dfrac{E}{s} = RI(s) + LsI(s)$$ ➡ $$I(s) = \dfrac{E}{s(sL + R)}$$

拉普拉斯
變換

解出

再利用變換表將 $I(s)$ 做逆變換，就可以求出與時間相關的電流函數 $i(t)$。

$$I(s) = \dfrac{E}{s(sL + R)}$$ ➡ $$i(t) = \dfrac{E}{R}\left(1 - e^{-\frac{R}{L}t}\right)$$

拉普拉斯
變換

編註： 上例拉普拉斯變換與逆變換的詳細推導步驟，有興趣者請下載本書另行提供的補充內容，網址為 https://www.flag.com.tw/bk/st/F1917。

以上雖然是簡單電子電路的例子，若增加電子元件數而使得式子變得更複雜後，拉普拉斯變換就能給我們帶來很大的幫助。

利用拉普拉斯變換解微分方程式，**與利用對數計算的概念類似**。例如原式包含複雜的乘除運算時，可取對數將原式中的數值轉換為對數，便可把複雜的乘除運算變成加減運算，之後再取指數還原回來即可。同理，拉普拉斯變換是將包含微分或積分的方程式進行拉普拉斯變換，把複雜的微積分運算變成 s 的代數乘除運算，再利用拉普拉斯逆變換就可以得到微分方程式的解了。

Chapter 07

高等微積分

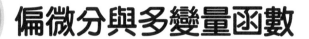

03 偏微分與多變量函數

一個變量的函數微分稱為常微分（ordinary differential），而多變量函數因為要對不同變量微分，於是就需要用到偏微分（partial differential）。此處主要是認識偏微分的符號「∂」。

Point

對多變量函數中的某個變量做微分時，則其它變量可視為常數

多變量函數 $z = f(x, y)$ 中，只對某個變量微分時，例如 z 對 x 微分時，則可將 y 視為常數，即稱為 z 對 x 的偏微分。若 z 對 y 偏微分時，則將 x 視為常數。

$$z \text{ 對 } x \text{ 偏微分，} \frac{\partial z}{\partial x} \qquad\qquad z \text{ 對 } y \text{ 偏微分，} \frac{\partial z}{\partial y}$$

例）當 $z = f(x, y) = x^2 + 3xy + 4y^2$ 時，我們有

$$\frac{\partial z}{\partial x} = 2x + 3y \qquad \frac{\partial z}{\partial y} = 3x + 8y$$

全微分

多變量函數 $z = f(x, y)$ 中，全微分（*total derivative*）是對函數中每一個變量都做偏微分的加總，定義如下。

$$dz = \frac{\partial z}{\partial x}dx + \frac{\partial z}{\partial y}dy$$

📖 多變量函數的微分是偏微分

目前為止，我們前面遇到的微分都是像 $y = f(x)$ 只有一個變數的函數。但是實際問題不會只受一個變數的影響，而可能會受許多變數的影響，因此這裡我們要說明這種多變量函數的微分方法。

單變數函數的**常微分**用到的符號是 d，例如 $\frac{dy}{dx}$。而在多變量函數的**偏微分符號**則是使用 ∂ 以茲區別，例如 $\frac{\partial z}{\partial x}$。

偏微分本身的計算過程很簡單，只要將微分目標以外的變數皆視為常數即可。已經學習過單變量函數微分的讀者，參考例子後就可以馬上瞭解偏微分的過程。

另外，多變量函數的微分不只有偏微分，還有**全微分**的概念。偏微分是單獨處理一個變數的微分，全微分則是將函數的變化量 dz 表示為每個變數的變化量 dx 與 dy 的形式。我們先著重於偏微分。我們在 Point 中介紹了兩個變數的例子，其實三個或更多變數的微分也是以相同的邏輯進行計算。

⌨Business 多變量函數的極大值、極小值問題

利用偏微分的主要目的是求出函數的最大值與最小值。這裡我們介紹這類問題的計算程序。

(問題) 求出函數 $z(x, y) = x^2 + 2y^2 + 2xy - 4x - 6y + 7$ 的最小值。
要得出上式最小值的意思就是要找出一組 x、y 能讓 $z(x, y)$ 的值最小。

於是將 z 對 x 與 y 分別做偏微分，我們得到

$$\frac{\partial z}{\partial x} = 2x + 2y - 4 \qquad \frac{\partial z}{\partial y} = 4y + 2x - 6$$

當 $\dfrac{\partial z}{\partial x} = 0$ 以及 $\dfrac{\partial z}{\partial y} = 0$ 時，表示 $z(x, y)$ 函數可能有極值（**可能是極大值、極小值或轉折點**）。

解聯立方程式可得 $x = 1$、$y = 1$ 時，函數 z 的值為 2（此為本例的極小值）。

注意！要知道函數在偏微分為 0 的該點是極大值、極小值或轉折點，如果能畫出函數圖形就會更清楚。或者挑 2 組在該點左右的 x、y 值代入函數也可以做為判斷的依據。無論如何，**對多變量函數做偏微分確實是找出函數出現極大值與極小值可能位置的好方法**。

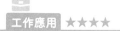

04 拉格朗日乘數法

在限制條件下求多變量函數極大值與極小值的方法。應用性與實用性高，也是統計分析的基本技巧。

Point

要確認得到的結果是否為眞正的極大值、極小值

當 x、y 沿著限制條件 $g(x, y) = 0$ 移動時，使得 $z = f(x, y)$ 為極大值與極小值的 x、y 則滿足以下的式子。

$$假設 F(x, y, \lambda) = f(x, y) - \lambda g(x, y) 時，$$

$$\frac{\partial F}{\partial x} = \frac{\partial F}{\partial y} = \frac{\partial F}{\partial \lambda} = 0$$

例） 在 $x^2 + y^2 = 4$ 的限制條件下，求 $f(x, y) = 4xy$ 的極大值。

令 $g(x, y) = x^2 + y^2 - 4$，則

$F(x, y, \lambda) = 4xy - \lambda(x^2 + y^2 - 4)$

$\dfrac{\partial F}{\partial x} = 4y - 2\lambda x = 0$ ⋯①

$\dfrac{\partial F}{\partial y} = 4x - 2\lambda y = 0$ ⋯②

$\dfrac{\partial F}{\partial \lambda} = x^2 + y^2 - 4 = 0$ ⋯③

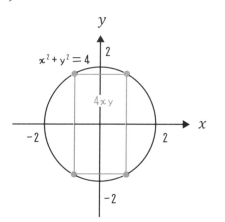

由 ① ② 可得 $\lambda = 2$　　$x = y$，

代入 ③ 得到 $x = y = \sqrt{2}$。

將 $x = y = \sqrt{2}$ 代入 $f(x, y)$ 後，可知極大值為 8。

拉格朗日乘數法是很好用的技巧

拉格朗日乘數法(*Lagrange multiplier*)是簡單又方便的技巧,但是許多人不知道為何這樣做就可以求出極值,特別是 λ 符號是哪裡來的。

其實道理很簡單,我們知道求極值的函數與限制條件兩者之間有相關性(因為限制條件上的某個點會讓函數有極值),因此在限制條件前面乘上一個未知的乘數 λ 倍(所以叫做乘數法),並與求極值的函數相加,並定義為一個函數 F。接著個別進行偏微分後,求出滿足式子的 λ、x、y 值,計算過程就是如此而已。

編註: 這裡說將求極值的函數「加上」λ 倍的限制條件,那為何上頁的例子是「減掉」λ 倍的限制條件呢?其實兩者都可以,因為在計算過程中,λ 的值會出現正負號兩個解,也因此會出現 $x = y$ 與 $x = -y$ 兩種情況。回頭去看前頁的圖,兩個方程式有 4 個交點,當 $(x, y) = (\sqrt{2}, \sqrt{2})$ 與 $(-\sqrt{2}, -\sqrt{2})$ 時 $f(x, y)$ 有極大值 8,而當 $(x, y) = (\sqrt{2}, -\sqrt{2})$ 與 $(-\sqrt{2}, \sqrt{2})$ 時有極小值 -8。

拉格朗日乘數法在三個變數以上時,或是在多個限制條件下都可以使用,是個**用途很廣的方法**。不過,利用這個方法得到的結果,只能說是可能的極大值、極小值,**沒辦法保證一定是極大值、極小值**,這部分一定要特別留意。不過在實際的問題中,只要能得到可能的極值,再將這些極值個別去驗證就可以知道結果,並不影響這個方法的實用價值。

〔Business〕統計分析的極大值、極小值

求出極大值與極小值的問題,在所有的科學領域中都會出現,所以拉格朗日乘數法可以說是寶藏。例如多變量分析中的最小平方法(*LSE*,*least square method*)、主成分分析(*PCA*,*principal components analysis*)、因素分析(*factor analysis*)等經常使用這套方法,因此對於想學習大數據統計分析的讀者,務必要學習這套方法。

05 多重積分

此為多變量函數的積分方法。只要學會單變量函數的積分，那麼多變量函數的積分就不難了。（**編註：** 單變量函數積分是求函數下方的面積，而多重積分則是求函數曲面下的體積）

Point

雙變數積分：固定一個變數做積分，再對另一個變數做積分

多變量函數 $z = f(x, y)$，在 xy 平面上的範圍 G 中，對 z 進行積分的式子表示如下，此積分稱為 $f(x, y)$ 在 G 上的多重積分 (*multiple integral*)。

$$\iint_G f(x, y) \, dx \, dy$$

G 在 $a \leqq x \leqq b$ 且 $c \leqq y \leqq d$ 的範圍

例）計算以下多重積分的結果。

$$\iint_G (2y^2 - xy) \, dx \, dy$$

G 在 $1 \leqq x \leqq 3$ 且 $1 \leqq y \leqq 2$ 的範圍

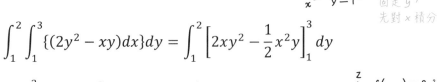

$$\int_1^2 \int_1^3 \{(2y^2 - xy)dx\}dy = \int_1^2 \left[2xy^2 - \frac{1}{2}x^2y \right]_1^3 dy$$

$$= \int_1^2 \left\{ \left(6y^2 - \frac{9}{2}y \right) - \left(2y^2 - \frac{1}{2}y \right) \right\} dy$$

$$= \int_1^2 (4y^2 - 4y) \, dy$$

$$= \left[\frac{4}{3}y^3 - 2y^2 \right]_1^2 = \left(\frac{32}{3} - 8 \right) - \left(\frac{4}{3} - 2 \right) = \frac{10}{3}$$

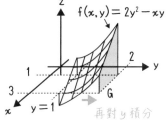

多變量函數的積分為多重積分

多變量函數的積分稱為**多重積分**。對於瞭解單變量函數積分的讀者來說，多變量積分的方法只是再多一點點而已。如同在前例中的計算，$dxdy$ 與 x、y 兩變數的積分時，**先固定一個變數進行積分**（例題中是先固定 y 再對 x 進行積分）。**接著對剩下的變數積分。**

多變量函數的積分基本上還是屬於乘法的概念。如果變數 x、y、z 代表長度，則 $\displaystyle\int y\,dx$ 因為是長度 × 長度，所以是表示面積。而 $\displaystyle\iint z\,dxdy$ 因為是長度 × 長度 × 長度，所以是表示體積，也就是函數曲面下方圍成的體積。

本單元介紹了兩個變數的例子，同理，在三個變數、甚至是四個變數的情況也一樣成立。雖然計算變得稍微複雜，但觀念是不變的。

Business 由密度算出重量

石頭等物質可以用三維空間的 x, y, z 來表示。假設密度 D 為 x, y, z 的函數，將 $D(x, y, z)$ 對 x, y, z 進行三重積分就可以計算出石頭的重量。如果密度在每一點都是固定的，用簡單的乘法就可以算出重量。如果密度是不固定的，那就需要使用積分進行計算。

在流體（$fluid$）的領域中，如果將密度作為變數，將密度積分後就可以算出重量。在電磁學（$electromagnetism$）的領域中，將電荷密度積分後就可以得到電荷量。這些方程式都是科學技術的基礎並且被廣泛地應用。

06 曲線積分與曲面積分

被積分的函數沿著曲線或曲面上的路徑進行積分，是物理學中很
重要的工具，例如電磁學與流體力學等領域。

Point

曲線積分不是求曲線長度，而是垂下的布幔面積

曲線積分（線積分）

函數 $f(x, y)$ 沿著下圖曲線 C 的積分，稱為曲線積分（r 代表曲線 C 上的
分割，將一條曲線分割成許多小段 Δr，當 $\Delta r \to 0$ 時，可以寫成 dr）。

$$\int_C f(x, y)\,dr$$

像 C' 是個封閉曲線（起點
與終點相同），就在積分符號
上加個小圓圈。

$$\oint_C f(x, y)\,dr$$

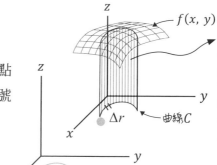

積分的結果可想
像成是 $f(x, y)$
沿著曲線 C 垂放
到地面的布幔面
積（曲線 C 就是
布幔碰到地面之
處）

曲面積分（面積分）

函數 $f(x, y, z)$ 沿著下圖曲面 D 的積分，稱為曲面積分（S 為曲面 D 上
的分割，將曲面分割成許多小片的 ΔS，當 $\Delta S \to 0$ 時，可以寫成 dS）。

$$\int_D f(x, y, z)\,dS$$

也可以用重積分的方式表示。

$$\iint_D f(x, y, z)\,dS$$

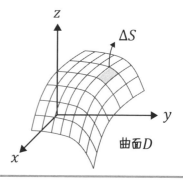

曲面 D

多變量函數積分的範圍與路徑

上個單元介紹的多重積分是在 $a \leqq x \leqq b$、$c \leqq y \leqq d$ 的範圍，也就是積分範圍是個長方形。此外，也有曲線與曲面的積分方法，我們分別稱為**曲線積分**與**曲面積分**。這裡我們只說明概念，省略計算的細節。

我們在 Point 中提到路徑 C 在 xy 平面上的線積分。圖中 xy 平面的變數只有 x 軸與 y 軸，但是 $f(x, y)$ 的函數值是在 z 軸。在 $f(x, y)$ 與路徑 C 上微小分割 Δr 的乘積之和為 $\sum f(x, y) \Delta r$，將 Δr 取極限就是線積分。在線積分中，即使起點與終點相同，也可以考慮不同的路徑。

至於曲面積分，在 Point 中是函數 $f(x, y, z)$ 在曲面 D 上積分的例子。一樣請留意，xyz 空間的變數只有 x、y、z，但表示 $f(x, y, z)$ 的函數值則是在第四個座標軸。$f(x, y, z)$ 與 ΔS 乘積的和，$\sum f(x, y, z) \Delta S$，將 ΔS 取極限趨近於 0 就是曲面積分。

Business 計算每個路徑需要的能量

在物理世界中，力與距離的乘積稱為功，用來表示給予物體的能量。如下圖所示，xy 平面上所受的力為 $\vec{F}(x, y)$ 且 $\vec{r}$ 為路徑時，路徑 C_1、C_2 所需的能量表示如下(力 $\vec{F}$ 與路徑 $\vec{r}$ 是 Chapter11 中才會介紹的向量函數)。

$$\int_{C_1} \vec{F}(x, y) \cdot d\vec{r} \qquad \int_{C_2} \vec{F}(x, y) \cdot d\vec{r}$$

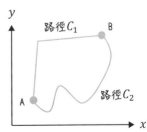

藉由這些計算，就可以知道各種路徑所需的能量。

ε-δ 理論

我們在講極限的單元說明過 $\lim_{x \to c} f(x) = L$ 的意思是「當 x 趨近於 c 時，$f(x)$ 也會趨近於 L」。相信許多人對於使用「趨近」這種靠感覺的講法感到困惑吧。其實這是一種概念，在數學上對極限有嚴謹的定義，也就是本專欄要介紹的 ε-δ (*epsilon-delta*) 理論。

ε-δ 理論的極限定義

$$\lim_{x \to c} f(x) = L$$

給定任意的正數 ε，都能找到一個正數 δ，

使得若 $0 < |x - c| < \delta$，則 $|f(x) - L| < \epsilon$ 成立。

我們大致解釋一下內容與重點，方便讀者想像與理解。我們可以想成，ε 是 $f(x)$ 與 L (x 在 c 的極限值) 的誤差，而 δ 則是符合誤差的 x 與 c 的其中一個範圍。也就是說，滿足 $0 < |x - c| < \delta$ 的所有 x 代入 $f(x)$ 後，與 L 的誤差都可以控制在 ε 以內。

回到 ε-δ 理論的極限定義，由於誤差 ε 是可以任意給定的正數，所以無論我們容許的誤差是多麼小，例如 ε=10^{-3} 或是 10^{-100}，我們總是能找到能夠對應誤差 ε 的 δ 值，使得滿足 $0 < |x - c| < \delta$ 的所有 x 代入 $f(x)$ 後，與 L 的誤差都比一開始給定的 ε 值還要小。（ **編註：** 這就是無限趨近到取極限值的概念）

實際以數學的觀點來看，ε-δ 理論並不實用，而且就算把極限理解成「趨近」也不會產生問題。但是，對於真正想研究數學理論的人來說，這部分的理解與處理則是非常重要且不可避免的。

Chapter

08

數值分析

計算數值要靠演算法

許多人認為「電腦是可以做非常複雜計算的萬能計算機」，其實不然。實際上，電腦 CPU 本身是在處理加減乘除等四則運算，所有複雜的運算例如解微分方程式、AI 機器學習 / 深度學習計算微分梯度等，都必須靠程式設計師撰寫程式，再將之轉換成電腦認得的語言去做四則運算才行。

利用程式的計算方法 (也就是演算法)，對計算精度與計算時間會產生非常大的影響。藉由電腦硬體設備的突破，把曾經無法計算的東西化為可能，但這不只是硬體上的突破，也牽涉到計算方法的改良。數學上專門研究計算方法的領域，就是本章也會介紹到的數值分析。

一般人通常不會注意數值分析的技術，希望本書的讀者可以理解到數值分析的理論是持續在支撐科技進步的幕後英雄。

編註： 演算法又是一門值得深入研究的題目，此處介紹的是較簡單的計算方法，有興趣的讀者可參考《白話演算法！培養程式設計的邏輯思考》(旗標科技公司出版)。

處理數值的難度

要得到數學方程式的解有兩種方法：其一是用推導的方式找出正確解，我們稱為**解析解** (*analytical solution*)。其二是用數值分析的方法得到近似解，我們稱為**數值解** (*numerical solution*)。

如同在 Chapter06 說明過，一般函數的積分雖然無法得到解析解，但我們還是可以利用數值分析的方法去算出數值解。

由於數值解的結果一定會有誤差的問題，到底誤差有多大？是否能接受？因此判斷誤差的精確度（降低誤差）就很重要。如果處理誤差時出問題，那就會發生意想不到的錯誤。這種工作非常需要經驗與判斷能力，才能知道誤差要到多小才是可接受的程度。

本章會介紹基本數值分析的計算方法。不過在實際應用時，一定會再衍生出其他的問題，屆時就必須依狀況再做修正了。

通識學習的讀者

可以不必學習本章的內容，只要瞭解數值分析是求解很重要的計算方法即可。

工作應用的讀者

本章介紹的只是初級方法，學習上不難，基本專有名詞一定要熟記。若有餘力，可以藉由像 *Excel* 軟體實際計算看看以幫助理解。

升學考試的讀者

高中學生可以不用先學，當然若有課外的研究專題，則另當別論。

01 線性逼近

在連續可微分函數的曲線上任何一點，可以找到一條切線在該點附近的小範圍內非常逼近曲線。

Point

函數變化越小，則可以用切線進行逼近。

考慮函數 $f(x)$，當 $x \fallingdotseq a$ 時，可以用以下的切線公式進行估計。

$$f(x) \fallingdotseq f(a) + f'(a)(x - a)$$

例）$f(x) = x^2$ 在 $x = 2$ 附近逼近的線性函數為
$$f(x) \fallingdotseq 4 + 4(x - 2) = 4x - 4$$

$f(x) = \sin x$ 在 $x = 0$ 附近逼近的線性函數為
$$f(x) \fallingdotseq \sin 0 + x \cos 0 = x$$

$f(x) = e^x$ 在 $x = 0$ 附近逼近的線性函數為
$$f(x) \fallingdotseq e^0 + x e^0 = 1 + x$$

📖 用切線來逼近曲線函數

假設我們要計算 $\sqrt{4.01}$、$\sqrt{3.98}$、$\sqrt{4.02}$ 或 $\sqrt{4}(= 2)$ 這些數值。這個時候，一個最簡單的方法就是「既然 $\sqrt{4.01}$ 很靠近 $\sqrt{4}$，那就直接當成是 2」。不過，$\sqrt{4.01}$ 畢竟不等於 2，而是比 2 稍微大一點點的數，那到底是多少呢？

我們可以利用**切線的線性逼近法**（*linear approximation*）來算出 $\sqrt{4.01}$ 誤差更小的答案。假設這個可微分函數是 $y = f(x) = \sqrt{x}$，如右圖的黑線。當 $x = 4$ 時，y 值為 2。而 4.01 就假設是在 $x = 4$ 右邊一點的 b。如此我們算出逼近函數 y 在 $(4, f(4))$ 這一點的切線方程式，再將 $x = 4.01$ 代入即可算出較精確的答案。

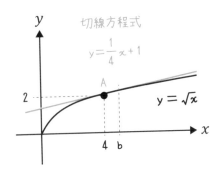

將 $a = 4$ 套入 Point 中的切線公式，並計算 $f'(4)$，即可得出切線方程式 $y = \dfrac{1}{4}x + 1$。再將 $x = 4.01$ 代入可得 $y = 2.0025$。

▶Business 單擺的等時性也是近似值

記得我們在理化課時學過**單擺的等時性**。

如右圖的單擺，其擺動週期（$A \to C \to B \to C \to A$，再回到同樣位置所需的時間）與物體的重量與擺動角度（圖中為 θ）無關，每一段所需的擺動時間皆相等的物理法則，即單擺的等時性。我們在推導這個法則的過程就是利用本單元介紹的線性逼近法。

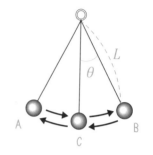

假設單擺運動中的繩長為 L、重量為 M、重力加速度為 g（重力造成的加速度），則運動方程式如下表示。其中，θ 的單位為弧度。

$$ML \frac{d^2\theta}{dt^2} = -Mg \sin\theta$$

當 θ 很小時，則 $\sin\theta \fallingdotseq \theta$，我們就可以解出上面的微分方程式

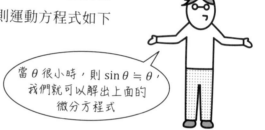

假設 θ 很小（不要讓擺動角度變大），我們可以用線性逼近假設 $\sin\theta \fallingdotseq \theta$。此處省略推導細節，當解完微分方程式後，得到的週期可表示為 $2\pi\sqrt{\dfrac{L}{g}}$。所以在 θ 很小時，只要知道繩長 L 與重力加速度 g 就可以決定週期，而且會是一個常數。

不過這個計算中，我們使用了近似公式 $\sin\theta \fallingdotseq \theta$。**這個近似關係只有在 θ 很小的時候才成立**。右表是不使用近似而算出的正確週期（假設繩長 L 為 1m）。可以看出，當 θ 越小時，週期幾乎是固定的。但是擺動角度越大時，時間的偏差則越大。

θ 的值	周期
1°	2.006 秒
5°	2.007 秒
10°	2.010 秒
30°	2.041 秒
90°	2.368 秒

02 泰勒展開式、馬克勞林展開式

函數在小範圍區間內，以多項式進行逼近的方法。此方法被廣泛應用，一定要熟悉。

> **Point**
> ## 函數 $f(x)$ 可以用多項式 x^n 展開

泰勒展開式

函數 $f(x)$ 可以用形如 $(x-a)^n$ 的多項式進行展開，如下表示。我們稱為 $f(x)$ 在 $x=a$ 的泰勒展開式（*Taylor expansion*）。

$$f(x) = f(a) + f'(a)(x-a) + \frac{1}{2!}f''(a)(x-a)^2 + \frac{1}{3!}f'''(a)(x-a)^3 + \cdots$$

$$= \sum_{n=0}^{\infty} \frac{1}{n!} f^{(n)}(a)(x-a)^n$$

其中，$f^{(n)}(x)$ 表示函數 $f(x)$ 微分 n 次，$n! = 1 \times 2 \times \cdots \times n$

馬克勞林展開式

泰勒展開式中當 $a=0$ 時（對 $x=0$ 展開），我們稱為 $f(x)$ 的馬克勞林展開式（*Maclaurin expansion*）。

$$f'(x) \fallingdotseq f(0) + \frac{f'(0)}{1!}x + \frac{f''(0)}{2!}x^2 + \frac{f'''(0)}{3!}x^3 + \frac{f''''(0)}{4!}x^4 + \cdots\cdots$$

$$= \sum_{n=0}^{\infty} \frac{f^{(n)}(0)}{n!} x^n$$

例）以下為幾個常見函數的馬克勞林展開式。

$$e^x = 1 + x + \frac{x^2}{2!} + \frac{x^3}{3!} + \frac{x^4}{4!} + \cdots$$

$$\log_e(1+x) = x - \frac{x^2}{2} + \frac{x^3}{3} - \frac{x^4}{4} + \frac{x^5}{5} - \cdots$$

$$\sin x = x - \frac{x^3}{3!} + \frac{x^5}{5!} - \frac{x^7}{7!} + \frac{x^9}{9!} - \cdots$$

$$\cos x = 1 - \frac{x^2}{2!} + \frac{x^4}{4!} - \frac{x^6}{6!} + \frac{x^8}{8!} - \cdots$$

📖 函數以 x^n 多項式的和，來表示馬克勞林展開式

泰勒展開式雖然看起來很複雜，但本質其實很單純，需要注意的有兩個地方。

第一個是，**函數可以用 $(x-a)^n$ 的和來表示**。如此一來，只要簡單的四則運算就可以計算函數值。舉例來說，我們該如何計算 $e^{2.5}$？這時就可以利用展開式的方法(參考 Point 下方 e^x 的馬克勞林展開式)算出答案。

第二個是，每一項的分母都有階乘 $n!$。由於階乘的遞增速度非常快，若 $x-a$ 的絕對值介於 -1 與 1 之間，也就是 $-1 < |x-a| < 1$，則 $(x-a)^n$ 也會快速收斂到 0，如此只考慮低次項加總就可得到精確的估計值，而忽略高次項的值。

上個單元講的**線性逼近就是只考慮泰勒展開式的常數項與一階項**。

馬克勞林展開式則是泰勒展開式中，當 $a=0$ 的特殊情形。e^x 與 $\sin x$ 等都可以用 x^n 的和表示。

📇Business 電腦的計算

由於電腦只會處理四則運算，沒辦法直接進行三角函數等計算。因此，會將函數使用泰勒展開式或馬克勞林展開式做計算。我們用計算機計算平方根時，其實也是利用這種方法。

不過，此處介紹的只是基本方法，如果考慮到誤差的精確度與運算速度等問題，就不會直接用此處介紹的這麼基本的方法了。專家學者們努力改善與研發出許多種演算法，目的就是提升電腦運算的速度，以及提高數值的精確度。

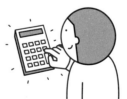

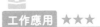

03 牛頓 - 拉弗森法

利用數值計算解方程式的方法。瞭解這是利用切線求解的方法即可。

> **Point**
>
> ### 雖然可以得到方程式的近似解，但困難在一開始的取值

考慮曲線 $y = f(x)$ 與曲線上一點 $P_0(x_0, f(x_0))$，假設通過 P_0 與 $y = f(x)$ 相切的直線與 x 軸相交於 $(x_1, 0)$，如下圖。我們可以說 x_1 是比 x_0 更接近 $f(x) = 0$ 的解。接著，考慮點 $P_1(x_1, f(x_1))$ 與 $y = f(x)$ 相切的直線與 x 軸相交於 $(x_2, 0)$。此時 x_2 又比 x_1 更接近解。

用同樣的步驟繼續操作，我們得到 $x_0, x_1, x_2 \cdots$，如此就可以找到 $f(x) = 0$ 的近似解。這個方法稱為牛頓 − 拉弗森法（*Newton − Raphson method*），也可稱為牛頓法（*Newton's method*）。

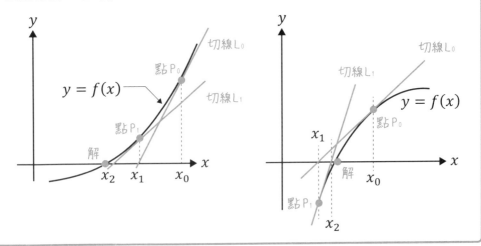

利用切線求方程式解的方法

上圖示範的牛頓 − 拉弗森法就是反覆求出切線與 x 軸的交點，來找出方程式解的方法。記住！這就是求數值解的基本精神所在，就算是最新的 AI 機器學習中也一樣是運用這個觀念。

利用數值分析求出方程式解的方法中，牛頓 － 拉弗森法屬於容易理解且計算次數較少的方法。

但如果解不是唯一的情況，也就是有多個解時，**如何選取初始值 x_0 則是關鍵**。請看下圖。

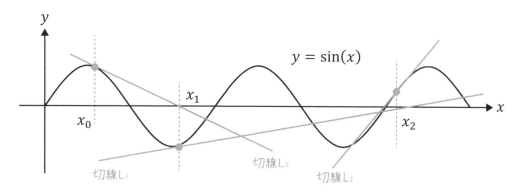

這是三角函數的例子。最終會接近哪一個解，則是取決於一開始的初始條件（x_0 的取法）。因此，如果解不是唯一存在時，就要特別注意。

數學上已經有說明如何讓解可以順利收斂的條件，但我們不再繼續說明，有興趣的讀者可以自行查閱相關資訊。

Business 收斂或發散？

利用牛頓 － 拉弗森法解方程式是很好的方法，不過，要如何確定初始值的 x_0、如果解不是唯一時該如何、如果不收斂（x_0, x_1, x_2, ……不收斂）時該如何處理等問題，在實際應用時會遇到，就需要找出相應的解決方法。

例如，當我們在考慮不收斂的原因時，是因為解真的不存在？還是我們一開始找的初始值有問題呢？因此要做出能被廣泛使用的演算法很重要也很困難。這就需要更深入的探討了。

04 數值計算的微分（差分）

因為數值不一定是連續的，也有可能是離散的型態，因此在數值計算的微分就是做差分計算。道理很簡單，但應用時需要仔細思考。

Point

以小區間的變化率代替微分

計算函數 $y = f(x)$ 在 $x = a$ 的微分時，我們可以使用以下的方法。

前向差分（forward difference）　（取函數值在 $x = a$ 與 $x = a + h$ 的差分）

$$f'(a) = \frac{f(a + h) - f(a)}{h}$$

逆向差分（backward difference）　（取函數值在 $x = a$ 與 $x = a - h$ 的差分）

$$f'(a) = \frac{f(a) - f(a - h)}{h}$$

中心差分（central difference）　（取函數值在 $x = a - h$ 與 $x = a + h$ 的差分）

$$f'(a) = \frac{f(a + h) - f(a - h)}{2h}$$

📖 在數值計算中的微分就是差分

微分是在某個點的切線斜率。所以我們計算某個區間的變化率，再取區間長度趨近於 0 的極限，就是微分的意義與計算過程。然而在進行數值計算時，因為數值很可能是離散的，因此不會取極限，而且準確來說也不能取極限，因此就**將函數在小區間的平均變化率視為微分**。

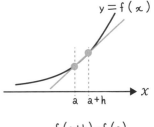

$$f'(a) = \frac{f(a+h) - f(a)}{h}$$

可能有讀者認為，我們求的只是平均變化率，根本不能說是嚴謹的微分定義。確實是這樣，但在數值計算的領域，將平均變化率稱為微分是常見的說法。

將腳踏車的加速資料進行微分

那麼我們就用這個「微分」來計算實際的例子。處理實際數值時要特別注意的是，**數值資料是離散的**，所以**資料本身也會包含誤差**。

我們要計算的例子是利用腳踏車在加速時的時間與距離等資訊求出速度。這裡的距離 x 是時間的函數（間隔為 0.02 秒），並且假設是 $x = t^2$（下左圖），而數值資料的誤差是 1.5%。

用 $x = t^2$ 對時間 t 微分，會得到 $\dfrac{dx}{dt} = 2t$，是一條直線。但因為實際數值有誤差，從右下圖我們可以看到當使用前向差分（黑點）時，黑點散布比較廣，誤差的精確度下降。**要注意數值計算容易受到資料的誤差影響。**

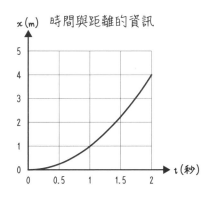

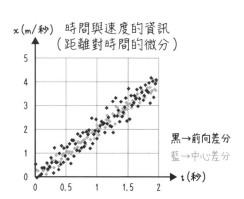

接著我們利用中心差分（藍點），藍點散布較為集中。從式子就可以知道，使用中心差分時，h 變為 2 倍，誤差變得更比前向差分更平均。

將式子微分時，h 確實是越小越好，但實際的數值資料因為包含誤差就未必是如此了。當數值不穩定時，我們也會使用五點法（$five-point$ $stencil$）或是七點法（$seven-point$ $stencil$）等讓 h 加大的方法。

當然我們要注意的是，在取平均範圍時，如果函數值有劇烈的變化，那麼計算的精確度就會下降。

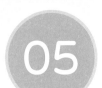

05 數值積分（梯形公式、辛普森積分法）

利用梯形面積與拋物線面積，來計算曲線下面積的數值積分方法。

Point

將原本算積分用的長方形改爲梯形與拋物線後，可以提升計算的精確度

函數 $y = f(x)$ 從 a 到 b 的積分值可以表示為 $S = \int_a^b f(x)\,dx$。若分割數為 n（在辛普森積分法中，每個區間需要有 3 個點，因此會有 $2n$ 個函數值），則我們有以下等數值計算的方法。

長方形近似

$$\frac{b-a}{n}\{f(x_0) + f(x_1) + \cdots + f(x_{n-1})\}$$

梯形公式

$$\frac{b-a}{2n}\{f(x_0) + 2(f(x_1) + f(x_2) + \cdots + f(x_{n-1})) + f(x_n)\}$$

辛普森積分法（拋物線近似）

$$\frac{b-a}{6n}\{f(x_0) + 4(f(x_1) + f(x_3) + \cdots + f(x_{2n-1})) + 2(f(x_2) + f(x_4) + \cdots + f(x_{2n-2})) + f(x_{2n})\}$$

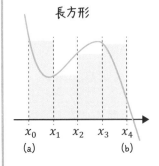

長方形

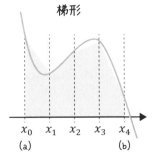

梯形

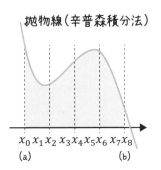

拋物線（辛普森積分法）

以甚麼爲基準來計算面積？

　　計算面積時利用的數值積分，就是單純將積分區域分割後再加總。不過，我們要分割成甚麼形狀呢？按照不同的分割形狀，我們主要有三個方法（請參閱 Point 中的圖形）。

　　第一個是**分割成長方形**。與 Chapter06 介紹過的積分定義相同。

　　第二個是**分割成梯形**。梯形面積公式為（（上底 ＋ 下底）×高 ÷2），將分割後的每個梯形面積相加的數值積分。

　　第三個是**分割成拋物線**，也稱為**辛普森積分公式**（*Simpson's rule*）。這是利用通過 $x_0,\ x_1,\ x_2$ 三點的拋物線（x_1 為中點）去計算的數值積分。假設 $h = x_1 - x_0 = x_2 - x_1$，則拋物線與 x 軸所圍成的面積為 $\dfrac{h}{3}\{f(x_0) + 4f(x_1) + f(x_2)\}$，再將每個分段面積相加而得到的數值積分。因為是利用拋物線逼近的方法，所以計算的精確度會比用長方形與梯形高。

⁞Business 指數函數的積分計算

　　我們利用本單元介紹的方法，將指數函數 $y = e^x$ 從 0 到 2 的積分結果整理如下表。每個積分公式的分割數分別為 4 分割（間隔 0.5）與 8 分割（間隔 0.25）（由於辛普森積分公式需要 3 個點，所以我們分別取 4 分割與 8 分割）。

　　我們知道分割數增加時，誤差會變小。由下表，我們也知道辛普森積分公式是利用拋物線逼近，所以計算的精確度非常高。在實際應用時，除了知道下表的誤差情形之外，也需要按照規定的精確度，取適當的分割數進行計算。

近似值與誤差：實際值 6.38906
（計算至小數點後第六位，再四捨五入至第五位）

	長方形近似	梯形公式	辛普森積分公式
4 分割	8.11887 誤差：＋ 27.0%	6.52161 誤差：＋ 2.1%	6.39121 誤差：＋ 0.034%
8 分割	7.22093 誤差：＋ 13.0%	6.42230 誤差：＋ 0.52%	6.38919 誤差：＋ 0.002%

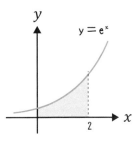

通識學習 ★　　工作應用 ★★　　升學考試 ★

06 微分方程式的數值解法（尤拉方法）

微分方程式中最基本的解法。由於精確度受誤差累積的關係，實際上較少使用。不過由於內容簡單，所以適合學習。

Point

由於誤差會累積，造成精確度下降

利用數值方法解微分方程式 $\dfrac{dy}{dx} = f(x, y)$ 時，假設差分 $h = x_{n+1} - x_n$，則以下求解的方法稱為尤拉方法（*Euler method*）。

$y_1 = y_0 + h\,f(x_0, y_0)$
$y_2 = y_1 + h\,f(x_1, y_1)$
…
$y_{n+1} = y_n + h\,f(x_n, y_n)$

例）利用尤拉方法解 $\dfrac{dy}{dx} = x + y$（假設初始條件 $x = 0$ 時，$y = 1$）。

假設解為 $y(x)$，由初始條件可知 $y(0) = 1$。

令 $f(x, y) = x + y$，$h = 0.2$，套用至尤拉方法後，我們可以得到

$y_0 = y(0) = 1$
$y_1 = y(0.2) = y_0 + h \times f(x_0, y_0) = 1 + 0.2(0 + 1) = 1.2$
$y_2 = y(0.4) = y_1 + h \times f(x_1, y_1) = 1.2 + 0.2(0.2 + 1.2) = 1.48$
$y_3 = y(0.6) = y_2 + h \times f(x_2, y_2) = 1.48 + 0.2(0.4 + 1.48) = 1.856$
$y_4 = y(0.8) = y_3 + h \times f(x_3, y_3) = 1.856 + 0.2(0.6 + 1.856) = 2.3472$
$y_5 = y(1.0) = y_4 + h \times f(x_4, y_4) = 2.3472 + 0.2(0.8 + 2.3472) = 2.97664$

算法很容易理解，但每個步驟的誤差會繼續代入下個步驟。

尤拉方法是將曲線以切線逼近

尤拉方法是微分方程式最原始的數值解法。讀者看到計算式可能會覺得看起來有點複雜，不過計算原理卻很簡單。可以用一句話說明，就是**函數增加的部分以切線進行逼近**。我們利用圖形來說明。

如下左圖，假設黑色曲線 $y = y(x)$ 是微分方程式真正的解。我們可以利用微分方程式算出 $y = y(x)$ 上一點 (x_n, y_n) 的切線斜率。也就是，如果 $\dfrac{dy}{dx} = f(x, y)$ 時，則在 (x_n, y_n) 點的斜率為 $f(x_n, y_n)$。當斜率乘上 h 後，就可以得到 y 增加的部分（也就是從 y_n 增加到 y_{n+1}。如此一來，在 x_n 與 x_{n+1} 的區間內，我們就可以用切線來逼近，再計算出接下來的函數值。

雖然理論很簡單，但是以切線逼近時會產生誤差（**編註：** 請注意左圖切線與真正解之間的誤差），因此用包含誤差的點繼續計算時，就很容易造成誤差累積（**編註：** 請注意右圖的藍線，就是誤差累積計算，雖然趨勢看起來還可以，但準確度不佳）。因此，實際用電腦解微分方程式時，主要是利用改良後的方法（例如 *Runge－Kutta methods* 等方法）。

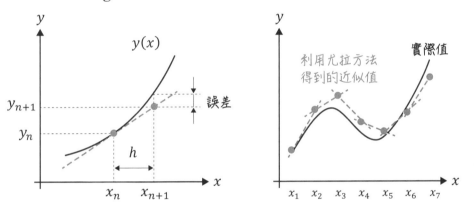

Business 雙擺運動

學習物理經常會看到單擺的問題，由於很容易分析，通常會出現在考題中。不過如下圖所示的雙擺（*double pendulum*），那麼問題就變得複雜許多。雙擺運動的運動方程式無法用數學式推導求解，這時候數值分析的解法就派上用處了。

研究微分方程式的數值解法後，我們就可以分析這類型的運動。同時，也發現了另一種複雜的運動，稱為「混沌理論（*Chaos theory*）」，開啟了另一個新的物理世界。有興趣者可以搜尋「混沌理論 *wiki*」

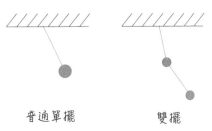

普通單擺　　　　雙擺

電腦是以2進位做運算

相信讀者都知道「電腦是靠0與1運算的」。其它像是電路的電壓（高電壓是1，低電壓是0）也是如此，其實2進位是無所不在的。（ **編註：** 有人說因為人類有十隻手指，所以用十進位比較方便，但其實十隻手指一樣可以用2進位表示出 0 ~ 1023 的數字喔。）

任何的數字都可以表示用0與1組合的2進位來表示。

10進位	0	1	2	3	4	5	6	7	8	9	10
2進位	0	1	10	11	100	101	110	111	1000	1001	1010

通常我們在操作電腦時，並不會意識到是以2進位運作。不過，利用 *Excel* 計算時就可以看出些許端倪。

下表的計算結果是利用 *Excel* 將10以0.1遞減、12.5以0.125遞減。從10開始每次減少0.1時，最終應該要變成0，可是卻出現了1.88E-14（10^{-14}）這個非常小的數字。另一方面，12.5以0.125遞減的情形，最終則是出現0（ **編註：** 讀者可至 https://www.flag.com.tw/bk/st/F1917 下載 *Excel* 試算檔案）。

這是因為 0.125(2)$^{-3}$ 以2進位表示是 $(0.001)_2$」。而0.1以2進位表示則是 0.0001100110011… 的無窮小數。因此在計算時才會出現數值簡化的誤差。而誤差不斷累積的結果，就導致誤差不會是0。

經過這樣簡單的計算，就可以知道電腦是以2進位的方式進行計算。

每次減 0.1	每次減 0.125
10.0	12.5
9.9	12.375
9.8	12.25
9.7	12.125
～～～	～～～
0.5	0.625
0.4	0.5
0.3	0.375
0.2	0.25
0.1	0.125
1.88E-14	0

數列

數列與離散數學息息相關

「甚麼是數列？」這個答案很簡單，像 $1,4,5,3,2$……等**數字排列的序列都稱為數列**(*sequence*)。應該很多讀者會想到以前曾經玩過的填數字遊戲吧，比如說思考一排數字「$1,2,6,\square,31,56,$……」的規律性並找出□內的數字。實際上，不論數字的排列有無規律性都稱為數列。

學習數列是瞭解離散數學(*discrete mathematics*)的先修課。

我們前面學到的數學是屬於連續的世界。例如，$f(x) = x^2$ 是連續的函數，也就是函數上所有點都緊密連接在一起，沒有產生斷點的情形。如果 $f(x)$ 上的點都是平滑地連續，那就可以計算 $f(x)$ 的微分，這個觀念應該都還記得吧。

而在離散數學中，我們可以把 $f(x) = x^2$ 想成是個數列。也就是當 x 是 1 到 n 的整數時，即成為 $1,4,9,16,25,36,$……, n^2 的數列。此時，數列中的每個數字之間都是離散的。

在現實世界中，離散的情況比連續更為常見。我們知道時間流逝是連續的，但在某個時間點得到的數據卻是離散的。比如說在做理化實驗時，每 5 分鐘測量一次溶液的溫度，如此取得的溫度數據就都是離散的數據。再比如說調查高中生的身高體重，所得到的一筆一筆數據也都是離散的。

高中數學時期的數列比較像是益智遊戲，然而這是學習離散數學的基礎，對於往後分析收集來的數據、找出數據間的相關性等研究很有幫助。

數列的和很重要

學習數列時，會出現數列求和的公式。**數列求和就類似函數的積分**，這個概念很重要。我們又稱數列的和為**級數**（*series*）。

無限循環的小數其實可以用無限數列的和（級數）來表示，例如 $\frac{1}{3} = 0.333\ldots$ 可以寫成 $\frac{3}{10} + \frac{3}{10^2} + \frac{3}{10^3} + \ldots$。而且無理數也可以寫成級數，例如：

圓周率 $\pi = 4 \times (1 - \frac{1}{3} + \frac{1}{5} - \frac{1}{7} + \ldots)$

納皮爾常數 $e = 1 + 1 + \frac{1}{2!} + \frac{1}{3!} + \frac{1}{4!} + \ldots$

將數列取和時會使用到 $\sum$（讀做 *sigma*）記號，表示將數列中的各項加總起來。

通識學習的讀者

一定要瞭解「等差數列」與「等比數列」的意義。

工作應用的讀者

打好離散數學的基礎很重要，對於分析數據有幫助。本章講解的內容一定要懂。

考試升學的讀者

大學升學考試的重點，考生一定要熟記公式，做好準備、快速解題。

01 等差數列

等差數列是最簡單的數列。

Point

計算等差數列的和，重點在首項與末項

如同 $2,4,6,8,10,\cdots\cdots$ 與 $5,10,15,20,25,\cdots\cdots$，將數字排成一列的序列稱為數列，而每一個數字則稱為項。第 1 項稱為首項，第 n 項稱為一般項或是末項，可以用 a_n 表示。

假設等差數列的首項為 a_1、公差為 d 時，則此數列中的第 n 項可以表示為 $a_n = a_1 + (n-1)d$。我們將此等差級數的第 1 項到第 n 項加總，即為等差數列 n 項的和，用 S_n 表示，可寫為

$$S_n = \frac{n}{2}\{2a_1 + (n-1)d\}$$

例）等差數列 $3,6,9,12,15,\cdots\cdots$。

一般項 $a_n = 3 + 3(n-1) = 3n$

首項相加到第 10 項（$a_{10} = 30$）的和

$$S_{10} = \frac{10}{2} \times (2\times 3 + (10-1)\times 3) = 165$$

📖 等差數列相鄰項的遞增或遞減為固定的數字

數列中最簡單的是等差數列，也就是數列中各項之間相差的數字都相等。例如 $2,4,6,8,\cdots\cdots$ 都相差 2，再如 $31,27,23,19,\cdots\cdots$ 都相差 -4。以**固定數字遞增（遞減）的數列**稱為等差數列。

接下來我們會考慮數列中很重要的觀念 — 數列的和。

假設從 1 到 10 的自然數可以想成是首項與公差皆為 1 的數列。此時我們考慮第 1 到第 10 項的和。如下所示，首項（1）與第 10 項（10）、第 2 項（2）與第 9 項（9）、⋯⋯的和皆為 11。因此 1 到 10 的和就是 $11 \times 5 = 55$。

$$1,2,3,4,5,6,7,8,9,10 \rightarrow (1+10),(2+9),(3+8),(4+7),(5+6)$$

當我們一般化之後，數列的和就是（首項＋末項）$\times \dfrac{項數}{2}$，也就是，

$$S_n = \frac{n}{2}(a_1 + a_n) = \frac{n}{2}\{2a_1 + (n-1)d\}$$

Business 計算金字塔的石頭數量

我們來看看利用等差數列計算的例子。

下圖是磚塊堆積的金字塔。請問 100 個磚塊可以堆成幾階呢？

我們假設最高一階只有 1 個磚塊，每下一階增加 2 個磚塊，也就是首項是 1、公差為 2 的等差數列，我們可以得知第 n 階的磚塊數為 $a_n = 1 + 2(n-1) = 2n - 1$。

從第 1 階到第 n 項的和為

$$S_n = \frac{n}{2}\{2 + 2(n-1)\} = n^2$$

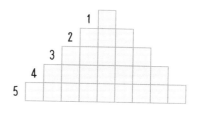

由此可知，此例中的等差數列 $1,3,5,\cdots,2n-1$ 的和為 n^2。滿足 $n^2 \le 100$ 的最大整數為 $10(n^2 = 100)$，因此 100 個磚塊可以堆成 10 階的金字塔。

02 等比數列

等比數列是逐項乘上某個固定數字而成的數列，常見於計算利率。

Point

將等比數列的和，乘上公比就可以得到公式

首項為 a，並且逐項乘上常數 r 後，得到的數列稱為等比數列。

$a_1 = a$　　$a_2 = ar$　　$a_3 = ar^2$　　$a_4 = ar^3$ ……，其中 r 稱為公比。

一般項（第 n 項）可以表示為 $a_n = ar^{n-1}$。

等比數列的首項加到第 n 項（$n \geq 2$）的和稱為等比級數，可以表示為

$$S_n = \frac{a(1-r^n)}{1-r}$$

例) 首項為 1、公比為 2 的等比數列為 $1,2,4,8,16,32$……

其中一般項為 $a_n = 2^{n-1}$

利用等比級數的公式，我們得到此數列從首項加到第 n 項的和為

$S_n = 2^n - 1$。

等比級數的想法

相鄰項為乘上固定常數的數列稱為等比數列。

我們可以用以下的方式計算等比級數（即等比數列加總）。假設首項為 a、公比為 r，總共 n 項的等比級數為 S_n，也就是 $S_n = a + ar + ar^2 + \ldots + ar^{n-1}$（此處我們考慮有限個項）。如下算式所示，將 S_n 乘上 r 後，得到 rS_n，接著計算 $S_n - rS_n$，我們會發現中間各項相減為 0，只會留下 $a - ar^n$。利用這個技巧就可以解出 Point 中的等比級數公式了。

$$
\begin{aligned}
S_n &= a + ar + ar^2 + ar^3 + \quad\quad\quad \cdots + ar^{n-2} + ar^{n-1} \\
-\ ) \ rS_n &= \quad\quad ar + ar^2 + ar^3 + ar^4 + \cdots + ar^{n-2} + ar^{n-1} + ar^n \\
\hline
&\quad\quad\quad\quad\quad\quad\quad\quad\quad\quad\quad\quad\quad\quad\quad\quad\quad\quad\quad - ar^n \\
(1-r)S_n &= a
\end{aligned}
$$

計算利潤損失的萊布尼茲係數

因為事故而必須支付保費時，會利用到利潤損失的概念。

假設某人目前年薪 500 萬元（以日幣計），10 年後將屆齡退休。若此人突然遭遇事故而喪失工作能力時，則 10 年間的利潤損失是 500 萬元 ×10 年 ＝ 5000 萬元。

某人若是即日起獲得 5000 萬做為本金，以 10 年時間進行投資操作或儲蓄生利息，一般來說會得到比 5000 萬還多。因此保險公司在理賠利潤損失時，會將這個因素考慮進來，因此會以 10 年後價值為 5000 萬元的金額來理賠。此時就會利用萊布尼茲係數。

以下是**萊布尼茲係數公式**，其中 i 為年利率

$$L = \frac{1}{(1+i)} + \frac{1}{(1+i)^2} + \frac{1}{(1+i)^3} \cdots\cdots + \frac{1}{(1+i)^n}$$

我們知道 L 是首項為 $\frac{1}{(1+i)}$、公比為 $\frac{1}{(1+i)}$ 的等比級數。因此利用上頁的公式，我們可以算出

$$L = \frac{1 - \left(\frac{1}{1+i}\right)^n}{i}$$

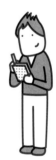

假設年利率 $i = 0.05$（5%）、$n = 10$（年），可算出 $L = 7.7217$。

如果套用到本例子中，以年收入 500 萬元計算，乘上萊布尼茲係數 7.7217，就是保險公司需要支付的 3861 萬元。

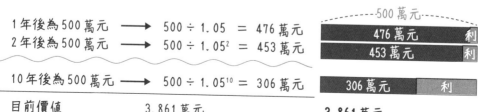

1 年後為 500 萬元 ⟶ 500 ÷ 1.05 ＝ 476 萬元
2 年後為 500 萬元 ⟶ 500 ÷ 1.05² ＝ 453 萬元

10 年後為 500 萬元 ⟶ 500 ÷ 1.05¹⁰ ＝ 306 萬元

目前價值 　　　　3,861 萬元
(500×7.7217)

500 萬元
476 萬元　利
453 萬元　利
306 萬元　　利
3,861 萬元

03 使用 Σ 記號

$\sum$ 是數學上的加總記號，可以用於簡化冗長的算式，例如等差級數、等比級數就很適合用此記號代表各項之和。

Point

要區分加總取和的上限值與變數（n 與 k）

數列 a_n 的和可以表示為 $\displaystyle\sum_{k=1}^{n} a_k$，也就是 $\displaystyle\sum_{k=1}^{n} a_k = a_1 + a_2 + \ldots + a_n$。

例）當 $a_n = 2n - 1$ 時，$\displaystyle\sum_{k=3}^{5} a_k = 5 + 7 + 9 = 21$

求和公式

$$\sum_{k=1}^{n} k = 1 + 2 + 3 + \cdots\cdots + n = \frac{n(n+1)}{2}$$

$$\sum_{k=1}^{n} k^2 = 1 + 2^2 + 3^2 + \cdots\cdots + n^2 = \frac{n(n+1)(2n+1)}{6}$$

$$\sum_{k=1}^{n} k^3 = 1 + 2^3 + 3^3 + \cdots\cdots + n^3 = \left\{ \frac{n(n+1)}{2} \right\}^2$$

記號 Π（就是 π 的大寫）代表各項相乘

$$\prod_{k=1}^{n} a_k = a_1 a_2 a_3 a_4 \cdots\cdots a_n$$

📖 Σ（讀做 sigma）其實很好懂

數學書中經常會看到 $\sum$ 這個記號，如果單單只有一個 $\sum$ 還算很容易理解，但如果同時出現兩個例如 $\sum\sum$ ，可能許多人就開始暈了。希望本單元可以幫助讀者克服這種恐懼感。其實當看到 $\sum$ 記號時，只要知道是在「取某些項目的和」這樣就足夠了。

我們利用右圖來解釋這個符號的用法。符號 $\sum$ 下方的 $k=1$ 代表計算加總開始的數字。其中 k 為變數。符號 $\sum$ 上方的 n 表示取和的上限。因此這裡的數列要寫 a_k，而 k 的值是從 1 到 n。

$$\sum_{k=1}^{n} a_k = a_1 + a_2 + a_3 + \cdots + a_n$$

k 的上限是 n

數列 a_k 的加法

k 從 1 開始

算式中的 k 大部分情況都會由 $k=1$ 開始，以 $k=n$ 為上限。不過這要視數列的情況而定，例如要計算數列 $4, 9, 16, 25, 36$ 的和，那麼 k 就會由 $k=2$ 開始，以 $k=6$ 為上限，記為 $\displaystyle\sum_{k=2}^{6} k^2$。

類似的記號有 $\prod$。這個記號不是取數列的和，而是取數列的乘積。經常出現在統計的領域。

> **編註：** 例如統計中的概似函數（*Likelihood function*）是將各事件的機率相乘起來，就會用到此記號。在機器學習領域也會用到概似函數與最大概似估計法求得解決方案。

Business $\sum$ 記號的不同寫法

$\sum$ 的寫法不只一種，視各領域研究者的習慣而定。雖然表示方法稍有差異，但其加總的意義是不變的。

$$\sum_{i=1}^{n}\sum_{j=1}^{n} a_{ij} \qquad \sum_{i,j}^{n} a_{ij} \qquad \sum_{i,j} a_{ij} \qquad \sum a_{ij} \qquad \sum_{1 \le i < j \le n} a_{ij}$$

雙重 $\sum$，a_{ij} 有兩個腳標　　合併成一個 $\sum$　　省略上限範圍　　上下限全部省略　　在 $1 \le i < j \le n$ 的條件取和

雙重 $\sum$ 代表取和時有兩個變數。表示 a_{ij} 中的 i 與 j 分別從 1 取和到 n，也就是從 $a_{11}, a_{12}, \ldots a_{1n}, a_{21}, \cdots, a_{nn}$ 相加的意思。接著也有將雙重 $\sum$ 整理成一個的寫法。若是取和的上限由前文明顯知道時，也有省略上限的寫法。同時，若下限的變數與初始值可由前文明顯知道時，也會同時省略。另外，也有針對滿足限制條件的寫法（上面最右邊圖）。

如果根據前文明確可知取和的上下限時，就可以省略不寫上下限。如果前文未明確交代上下限，則必須老老實實寫清楚上下限，絕對不可省略。

04 遞迴關係式

在製作數學模型時經常會用到遞迴關係式，因此工作應用的讀者一定要確實理解。

Point

如果不理解公式的意思，可以試著將 n 代換爲數字展開

如果數列中的相鄰項之間有某種關係存在，例如 $a_{n+1} = 2a_n + 4$ 是前後項的關係，以及 $a_{n+2} = 2a_{n+1} + a_n$ 是相鄰三項之間的關係，則這種關係式稱為遞迴關係式（*recurrence relation*）。

- 等差數列的遞迴關係式　$a_{n+1} = a_n + d$　　一般項：$a_n = a_1 + (n-1)d$
- 等比數列的遞迴關係式　$a_{n+1} = ra_n$　　　　一般項：$a_n = a_1 r^{n-1}$
- 階差數列的遞迴關係式　$a_{n+1} - a_n = b_n$　　一般項：$a_n = a_1 + \sum_{k=1}^{n-1} b_k$

▌ **編註：**一個數列後項減前項（階差）會形成階差數列（*sequence of differences*）。

> 例）　$a_1 = 0$　求 $a_{n+1} = a_n + n$ 的一般項
>
> 　　將遞迴關係式改寫為 $a_{n+1} - a_n = n$
>
> 　　這是階差數列，因此我們可以得到
>
> $$a_n = a_1 + \sum_{k=1}^{n-1} k = \frac{n(n-1)}{2} \text{（當 } n = 1 \text{ 時亦成立）}$$

📖 遞迴關係式是表示數列局部關係的式子

在高中數學階段，我們利用遞迴關係式可以求出數列的一般項。在應用上，**遞迴關係式**也有其重要的意義。

遞迴關係式可用來表示數列的局部關係。例如，當我們寫 $a_{n+1} = 2a_n$，就可知道此數列的後項是前項的 2 倍。由於是數列局部項的關係，也就有如函數的微分關係。

由於遞迴關係式只能表示相鄰項的關係，因此需要有**初始條件**，才能求出一般項。例如設定 $a_1 = 1$ 來得出一般項。這部分與微分、積分有點類似。

Business 細胞自動機與費波納契數列

遞迴關係式是藉由數列的局部關係來瞭解全體狀況的方法。從應用觀點來看，將相互關係模型化後，也經常使用於製作模擬模型。

細胞自動機（*cellular automata*）是一種模擬生物細胞自我複製的模型。這個方法是將模型分割成格子，如同遞迴關係一樣，從某個格子的狀態去瞭解我們想知道的某個格子狀態。

如右圖將格子排成一列後，將我們想瞭解的格子 a_n 用相鄰的 a_{n-1} 與 a_{n+1} 兩個格子的狀態來表示。這個方法雖然簡單，但也可以表現生態系與交通阻塞等日常生活的現象。

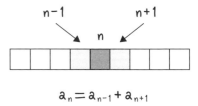

$$a_n = a_{n-1} + a_{n+1}$$

接著介紹有名的**費波納契數列**（*Fibonacci Sequence*）。

此數列 $1,1,2,3,5,8,13,21,34,55,89\cdots$，可由觀察看出每一項都是由前兩項相加而得。我們可以將此現象用遞迴關係式改寫為 $a_{n+2} = a_{n+1} + a_n$，其中 $a_1 = a_2 = 1$，如此就可以將整個數列用很簡單的形式表達。

下方是以費波納契數列為邊長的正方形排列而成的圖形。如果每個正方形以邊長為半徑畫個圓弧連接起來，可以看到一個非常漂亮的螺線，稱為**黃金螺線**（*golden spiral*），經常可以在自然界如貝殼、植物中看到。另外，費波納契數列的相鄰項 a_{n+1} 與 a_n 的比，會收斂到世界上最美的黃金比例（*golden ratio*，約為 1.618）。遞迴關係式 $a_{n+2} = a_{n+1} + a_n$ 與我們的生活有密切的關係。

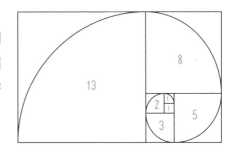

05 無限級數

無限級數（亦稱無窮級數）可以用來瞭解處理無限（infinity）問題的方法。不過，在現實世界中並不存在像數學世界那麼理想的無限理論。

Point

當公比的絕對值小於1時，無限級數會收斂

等比數列 a_n 中，由第 1 項加到第 n 項的總和，我們記做 $S_n = a_1 + a_2 + \ldots + a_n$。當 n 趨近於無限大時的極限 $\lim\limits_{n \to \infty} S_n$，我們稱為無限級數。

若 S_n 的值會趨近於某個固定數值 S 時，也就是 $\lim\limits_{n \to \infty} S_n = S$，我們稱此無限級數收斂。在等比數列中，當公比 $|r| < 1$ 則 $\lim\limits_{n \to \infty} a_n = 0$。

例）考慮首項為 0.9、公比為 0.1 的等比數列 a_n 的無限級數，求 $S = 0.9 + 0.09 + 0.009 + 0.0009 + \ldots$ 的值。

依據等比級數的公式，我們知道

$$S_n = \frac{0.9\{1 - (0.1)^n\}}{1 - 0.1} = 1 - (0.1)^n$$

所以，$\lim\limits_{n \to \infty} S_n = \lim\limits_{n \to \infty} \{1 - (0.1)^n\} = 1$

📖 將無限多個數相加，重點是能否收斂到一個唯一的值

假設有汽車與腳踏車在同一條路往同方向前進，一開始腳踏車在汽車前方 20km。然後汽車以時速 40km 由後追趕，而腳踏車以時速 20km 前進。我們很容易就能算出 1 小時後，汽車就能追上腳踏車。

不過，我們考慮以下的方法。0.5 小時後，汽車到了腳踏車最初的位置（20km 處）。而相同時間，腳踏車又前進 10km（位於 30km 處）。再經過 0.25 小時（總共經過了 0.75 小時），汽車到了腳踏車 0.25 小時前的位置

（30km 處）。之後，汽車只要追到腳踏車原先的位置，腳踏車總是會又前進某個距離（只是此差距會越來越小），所以腳踏車總是在汽車前面。如此看來，貌似汽車永遠都追不上腳踏車。

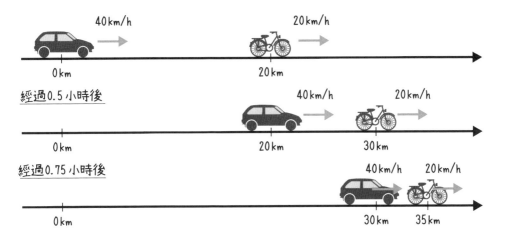

以上的推論有甚麼矛盾之處呢？汽車每次追趕到腳踏車前一個位置所花的時間分別是 $\frac{1}{2}, \frac{1}{4}, \frac{1}{8}, \cdots$ 小時，可看出此數列是等比數列，且首項是 $\frac{1}{2}$、公比是 $\frac{1}{2}$，我們代入等比級數公式就可以算出時間的總和不會超過 1 小時。也就是經過 1 小時後，汽車會追上腳踏車。

所以，一般項的極限值趨近於 0 的等比數列，**取無限和之後會收斂到固定的值**，這就是無限級數。

🖥Business 循環小數的表示

循環小數像是 0.636363…… 相同的數字組合會重複出現。利用無限級數來思考循環小數，我們可以把循環小數改寫成分數。例如，0.636363…… 是首項為 0.63、公比為 0.01 的無限級數。按照以下計算，可以知道 0.636363…… 能夠寫成分數 $\frac{7}{11}$。

$$\lim_{n \to \infty} \frac{0.63\{1 - (0.01)^n\}}{1 - 0.01} = \frac{0.63}{0.99} = \frac{7}{11}$$

06 數學歸納法

此為數學證明的方法之一，雖然在現實世界中並不實用，不過很適合用來訓練邏輯思考能力。

> **Point**
> ### 如果看不懂公式，可以試著將數字1,2,3……代入展開

假設命題 P 在某個自然數 n 的時候成立，則所有自然數皆成立的證明方法。有下面兩個步驟。

① P 在 $n = 1$ 時成立

② 假設 P 在 $n = k$ 時成立，那麼在 $n = k + 1$ 時 P 也會成立

例）證明 $1 + 2 + 3 + \cdots\cdots + n = \dfrac{n(n + 1)}{2}$ 成立。

假設 $S_n = 1 + 2 + 3 + \ldots + n$。

可知 $n = 1$ 時，$S_1 = \dfrac{1 \times (1 + 1)}{2} = 1$。

假設 $n = k$ 時，$S_k = \dfrac{k(k + 1)}{2}$ 成立。

此時，我們計算 $n = k + 1$，可以知道

$$S_{k+1} = S_k + (k + 1) = \frac{k(k + 1)}{2} + (k + 1)$$

$$= \frac{(k^2 + 3k + 2)}{2} = \frac{(k + 1)(k + 2)}{2}$$

可得證在 $n = k + 1$ 亦成立。所以由數學歸納法可知，對所有自然數 n，命題的算式成立。

📖 如同骨牌一樣的數學歸納法

演繹法（*deduction*）與歸納法（*induction*）這兩個名詞在數學中較少用到，反而經常在哲學中看到。

演繹法是以法則與事實推導出結論的方法，如同「鳥可以在空中飛」、「鴿子是鳥」所以「鴿子可以在空中飛」。**歸納法**則是「鴿子 A 可以在空中飛」「鴿子 B 可以在空中飛」……因此每個鴿子都可以在空中飛，所以得到結論「鴿子可以在空中飛」。

數學世界的證明都是演繹方式的證明。因此在這裡介紹的方法，因為類似歸納法的方式推論，所以又稱為**數學歸納法** (*mathematical induction*)（實際上在邏輯學中，這也是屬於演繹的推論法）。

數學歸納法也類似骨牌的方式進行推論。某個命題在 $n = 1$ 時成立，假設在 $n = k$ 也成立，接著去證明 $n = k + 1$ 時也成立。其意義就是當 $n = 1$ 成立時，$n = 2$ 也成立。$n = 2$ 成立時，$n = 3$ 也成立。$n = 3$ 成立時，$n = 4$ 也成立……，證明在所有自然數都成立。因為每一項都成立，所以整體就成立，這就是歸納的思考方式，因此才稱為數學歸納法。

📖 數學歸納法的悖論

在日常生活中如果用數學歸納法思考，會得到很無用的推論。例如，我們考慮「每個人的考試分數都不好」的命題。

若考試滿分是 100 分。與 100 分相比，只得 1 分當然是不好的分數。所以，若 k 分是不好的分數，則 $k + 1$ 與 k 幾乎沒甚麼改變，當然也是不好的分數。因此就會得到所有人的考試分數（當然包括 100 分）都不好這種符合數學歸納法，卻很莫名其妙的結論。

也就是說，當數學歸納法從單純的數字計算被賦與實際的意義之後，就沒有實用性可言了。

數學世界中的邏輯推論都是 100% 成立，但在數學以外的世界並非如此，才會有矛盾發生。

認識希臘字母

本章學到的 $\sum$（讀做 *sigma*）與 $\prod$（讀做 *pi*）都是屬於希臘字母。數學中的符號為了避免與羅馬字母產生混淆，因此採用希臘字母來表示。

例如在三角函數出現的 θ（讀做 *theta*）也是希臘字母。另外，經常看到的 α 與 β 也是希臘字母。雖然與羅馬字母的 a 與 b 類似，但可以明確區分出來，因此算很容易認得，只是可能不知道怎麼唸。

其實，希臘字母不只出現在數學，也經常出現在物理學與工程等領域，所以準備從事相關行業的讀者一定要習慣。克服對數學的感冒，認識符號算是第一步。

以下是希臘字母的一覽表，常看就習慣了。

大寫	小寫	讀法
A	α	alpha
B	β	beta
Γ	γ	gamma
Δ	δ	delta
E	ϵ	epsilon
Z	ζ	zeta
H	η	eta
Θ	θ	theta
I	ι	iota
K	κ	kappa
Λ	λ	lambda
M	μ	mu

大寫	小寫	讀法
N	ν	nu
Ξ	ξ	xi
O	o	omicron
Π	π	pi
P	ρ	rho
Σ	σ	sigma
T	τ	tau
Υ	υ	upsilon
Φ	ϕ	phi
X	χ	chi
Ψ	ψ	psi
Ω	ω	omega

圖形與方程式

將圖形用方程式表示

　　將圖形用方程式（函數）來表示的優點是便於運算，包括圖形縮放、位移與旋轉等等，要比用一大堆點集合來描述圖形來得好。例如用 $x - y = 0$ 這條方程式就能表示一條直線，比用 $(1,1),(2,2),\cdots\cdots$ 的點集合描述來得簡單。

　　電腦製圖使用的 $CAD(Computer - Aided\ Design)$ 軟體，也都是利用方程式來做運算。在 $CG(Computer\ Graphics)$ 領域的工作者相當多是理工科出身的，這是因為 CG 需要用到大量的數學運算，從業人員要了解圖形與方程式間的關係才行。

　　此外，像是統計學或機器學習等領域，收集來的許許多多數據畫在座標圖上都是離散的點，就也需要轉換為方程式來描述那些數據的模式。本章對於工作是相當重要的內容，不過此處的介紹限於直線、圓形、橢圓形、雙曲線等基本圖形。

極座標適合處理圓形

　　極座標與角度有關，在處理圓形時特別好用，因此本章也會介紹直角座標與極座標之間的轉換方法。實際上極座標的觀念應用範圍很廣，千萬不要看到極座標就畏懼不前，只要習慣就好。

通識學習的讀者

瞭解利用方程式描述圖形的觀念。從直角座標上的直線與圓著手,進而瞭解極座標的特性。

 工作應用的讀者

瞭解方程式與圖形的關係,試著用軟體將方程式描繪出圖形。理工相關工作上遇到極座標的機會很高,一定要熟練直角座標與極座標處理圖形的程度。

考試升學的讀者

處理直線與圓方程式、求交點的問題、軌跡的問題等在考試中經常出現,務必熟練到一看到方程式就能聯想到圖形。因為在計算上通常較複雜,快速計算能力是必須的。

01 直線方程式

最簡單的直線方程式。這裡的內容請用紙筆跟著計算。

 Point

平行直線的斜率相同、互相垂直的直線的斜率乘積為 -1

直線方程式

通過點 (x_1, y_1), (x_2, y_2) 的直線可以用下面的方程式表示。

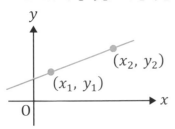

直線方程式 $(y - y_1) = m(x - x_1)$

其中，斜率 $m = \dfrac{y_2 - y_1}{x_2 - x_1}$

兩條直線的交點，以及平行、垂直條件

利用解聯立方程式可以求出兩直線的交點。

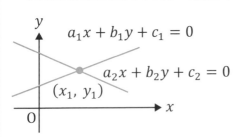

交點 (x_1, y_1) 是兩直線的聯立方程式的解

$$\begin{cases} a_1 x + b_1 y + c_1 = 0 \\ a_2 x + b_2 y + c_2 = 0 \end{cases}$$

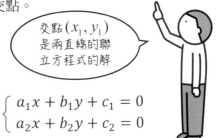

兩條直線 $y = m_1 x + n_1$ 與 $y = m_2 x + n_2$ 中，若 $m_1 = m_2$ 表示斜率相同，則兩直線平行。若 $m_1 \times m_2 = -1$，則兩條直線垂直。

例) 求出與直線 $y = x + 1$ 垂直於點 $(2,3)$ 的直線方程式。

直線 $y = x + 1$ 的斜率為 1。由直線的垂直條件可知所求的直線斜率為 -1。

而斜率為 -1 並且通過點 $(2,3)$ 的直線方程式為

$$(y - 3) = -1(x - 2) \quad \rightarrow \quad y = -x + 5$$

📖 直線方程式的圖形

在直角座標上**給定兩個不同的點**可以決定一條直線。另外，如果**給定一個點以及斜率**也可以決定一條直線。總之，要決定一條直線需要的資訊至少要有兩個。

兩條直線的交點為聯立方程式的解。而相異兩直線平行時，並不會有交點。這個情形，我們稱聯立方程式無解。

最後是兩條直線平行或是垂直的條件。**直線斜率相同時，兩直線平行。直線斜率乘積為 -1 時，兩直線互相垂直**。另外，平行 y 軸的直線（例如 $x = 1$）斜率未定義，但是與 x 軸平行的直線（形如 $y = 2$）互相垂直。

💻 Business 在螢幕描繪直線的做法

電腦在螢幕上畫直線時是用下面的算法。

假設要畫 $y = \dfrac{2}{3}x$ 這條直線。由於通過原點 $(0,0)$，所以 A 區塊亮燈。

當 $x = 1$ 時，判斷 y 是否大於 $\dfrac{1}{2}$。由於 $\dfrac{2}{3}$ 大於 $\dfrac{1}{2}$，所以 B 區塊亮燈。

當 $x = 2$ 時，判斷 y 是否大於 $\dfrac{3}{2}$。由於 $\dfrac{4}{3}$ 小於 $\dfrac{3}{2}$，所以 C 區塊亮燈。

當 $x = 3$ 時，判斷 y 是否大於 $\dfrac{3}{2}$。由於 $\dfrac{6}{3}$ 大於 $\dfrac{3}{2}$，所以 D 區塊亮燈。

當 $X = 4$ 時，判斷 y 是否大於 $\dfrac{5}{2}$。由於 $\dfrac{8}{3}$ 大於 $\dfrac{5}{2}$，所以 E 區塊亮燈。

…… 如此下去即可畫出這條直線

這種方式畫出來的直線細看是呈鋸齒狀排列，但只要螢幕解析度足夠，眼睛看起來就會是一條平直的線。利用這個演算法，只需要代入整數做運算就可以描繪出圖形。即使只是畫一條直線，電腦的畫法與人的畫法很不一樣。

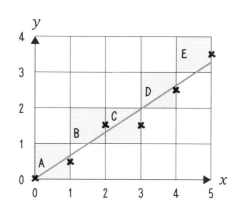

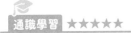 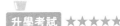

02 圓方程式

圓是很重要的圖形，圓的方程式會出現兩個平方項，計算會稍微複雜一點。

 Point

利用圓心座標與半徑來表示圓方程式

圓方程式

在直角平面座標上，到某定點的距離為固定長度的所有點集合稱為圓。

圓心為 (a, b)，半徑為 r 的圓方程式如下所示。

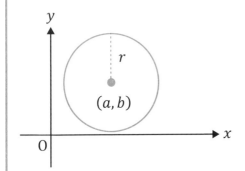

圓心為 (a, b)，半徑為 r 的圓方程式是

$$(x - a)^2 + (y - b)^2 = r^2$$

例） 求出圓心為 $(1, 2)$，半徑為 2 的圓方程式。

代入上面的式子，即得到圓方程式為 $(x - 1)^2 + (y - 2)^2 = 2^2$。

📖 圓方程式的意義

圓是我們熟悉的圖形，其定義是「**在平面上，到某定點的距離為固定長度的所有點集合**」。圓心為 $(0, 0)$，半徑為 r 的圓方程式為 $x^2 + y^2 = r^2$。這個式子是不是似曾相識呢？沒錯，就是畢氏定理。這個式子中的 x 與 y 可視為直角三角形的兩直角邊長，而 r 是斜邊。所以，這個式子代表是所有點 (x, y) 與圓心 $(0, 0)$ 距離為 r 的集合，也就是說在此圓上的每一個點都符合這個圓方程式。

另外，如果我們將圓方程式 $(x-a)^2+(y-b)^2=r^2$ 乘開之後，重新整理成圓的一般式 $x^2+y^2+dx+ey+f=0$（其中令 $d=-2a,e=-2b$，$f=a^2+b^2-r^2$），此一般式包括 3 個變數 d、e、f，要解出這 3 個變數則需要 3 個點的座標，即可利用聯立方程式解出 d、e、f 的值，得出圓方程式。因此，只要平面座標上有不共線的 3 個點，即可決定一個圓（如果 3 點共線，則只會是一條直線）。

🖥 Business 在螢幕描繪圓的做法

雖然圓是基本圖形，但圓方程式並不容易算。縱使讓圓心放在原點，但是要將圓方程式改寫為 y 的函數時，就會變成 $y=\pm\sqrt{r^2-x^2}$ 包含根號與正負號的複雜形式。特別是電腦本質上只能計算加減乘除，因此在計算根號時會利用「奇數的和」進行逼近。這是一個很棒的創意，因此我們在這裡做介紹。

重點在利用電腦繪圖時，只要得到整數部分即可。如下圖，要畫在螢幕時會把整數的格子填滿。因此在計算根號時，只要算出整數部分即可。

這裡利用的是**奇數和是平方數**，例如，$1+3=2^2$、$1+3+5=3^2$、$1+3+5+7=4^2$、……。例如我們要計算 30 的平方根時，按照奇數的順序累加，所以 30 是累加到第 5 個奇數（25）與第 6 個之間（36）。因此 30 的平方根的整數部分是 5。

右圖的圓方程式是：

$$(x-5.5)^2+(y-5.5)^2=5.5^2$$

您可套用奇數和的方法試試看，或者下載補充內容，網址如下：https://www.flag.com.tw/bk/st/F1917。

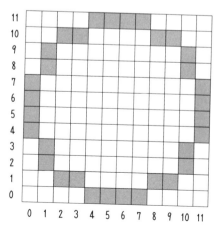

03 二次曲線（橢圓、雙曲線、拋物線）

橢圓、雙曲線、拋物線的定義要看清楚差別在哪裏。

Point

橢圓上任一點到兩焦點的距離和爲固定長。雙曲線上任一點到兩焦點的距離差爲固定長度。

橢圓方程式

平面上到相異兩點（焦點）的距離和為固定長的點集合為橢圓。此固定長即為橢圓的長軸長。令相異兩點為橢圓的焦點座標為 $(c, 0)$、$(-c, 0)$，橢圓的長軸長為 $2a$、短軸長為 $2b$，則橢圓方程式可以表示為　$\dfrac{x^2}{a^2} + \dfrac{y^2}{b^2} = 1$

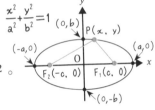

其中 $a, b, c(a > b > 0)$，且滿足 $c^2 = a^2 - b^2$。

雙曲線方程式

平面上到相異兩點（焦點）的距離差為固定長度的點集合為雙曲線。此固定長度即為雙曲線的貫軸長（即雙曲線兩個頂點的距離）。圖中兩條藍色虛線是雙曲線的漸近線。若焦點座標為 $(c, 0)$、$(-c, 0)$，貫軸長為 $2a$，共軛軸長為 $2b$，則雙曲線方程式可以表示為　$\dfrac{x^2}{a^2} - \dfrac{y^2}{b^2} = 1$

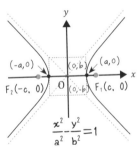

其中 $a, b > 0$，且滿足 $c^2 = a^2 + b^2$。

拋物線方程式

平面上到一固定直線與線外一固定點（焦點）等距的點集合為拋物線。

若焦點座標為 $(0, p)$，固定直線為 $y = -p$（圖上的藍色虛線）時，拋物線方程式可以表示為 $y = \dfrac{x^2}{4p}$

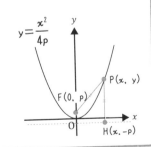

📖 橢圓、雙曲線、拋物線的特徵

橢圓是我們熟悉的圖形，其定義是**平面上到相異兩點（焦點）的距離和為固定長的點集合**。當兩個焦點重合為一點時，圖形就變為圓。

雙曲線可能不常聽到，不過定義與橢圓類似。雙曲線的定義是**平面上到相異兩點（焦點）的距離差為固定長的點集合**。

拋物線因為是二次函數的圖形，所以讀者應該很熟悉。拋物線的定義是**平面上到一固定直線與線外一固定點（焦點）等距的點集合**。

我們將以上三個圖形稱為「**二次曲線**」。在應用時會經常看到二次曲線，所以讀者至少要了解定義與式子的形式。

💻 Business 衛星的軌道

利用行星的重力而進行運動的衛星軌道就是二次曲線。如下圖，考慮從地球上的某高處沿著水平方向發射衛星，並假設忽略空氣阻力。

當初速過慢時，衛星受到地球重力影響，會墜落在地表（B1,B2）。不過當初速超過一定的速度，也就是達到能繞行地球的「第一宇宙速度（7.9km/s）」時，衛星就不會墜落地表，而會進入圓形軌道繞地球轉。

當初速更快時，則會進入橢圓型軌道。初速越快，橢圓軌道則是離地球越遠，但還是會被重力帶回來。

如果初速增加到「第二宇宙速度（11.2km/s）」時，衛星則會進入拋物線、雙曲線軌道，進而脫離重力的影響，漸漸遠離地球。

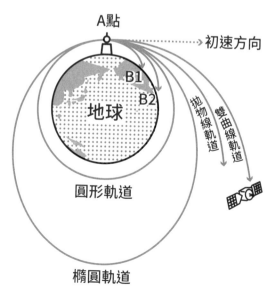

04 平移後的圖形方程式

將圖形方程式 $f(x, y)$ 中的 x 以 $x - a$ 代入、y 以 $y - b$ 代入，得到的方程式就是將 $f(x, y)$ 平移 (a, b) 的圖形方程式。

Point
注意座標平移時，代入數字的正負號

圖形的平移

將座標平面上 $f(x, y)$ 的圖形沿 x 方向平移 a 單位、沿 y 方向平移 b 單位後，得到的圖形方程式為 $f(x - a, y - b)$。

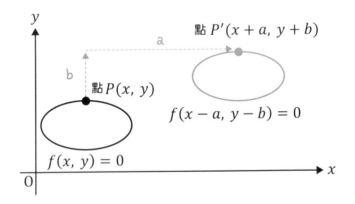

例）已知圓的圓心為 $(2, 2)$、半徑為 1。求沿 x 方向平移 3、沿 y 方向平移 2 後的方程式。

此圓的方程式為 $(x - 2)^2 + (y - 2)^2 = 1$。將此圓沿 x 方向平移 3、沿 y 方向平移 2 後，所以將圓的方程式中的 x 替換為 $x - 3$、y 替換為 $y - 2$，則

$$(x - 3 - 2)^2 + (y - 2 - 2)^2 = 1$$
$$\rightarrow (x - 5)^2 + (y - 4)^2 = 1$$

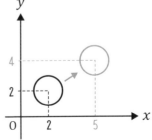

📖 移動圖形的方法

　　我們在處理圖形時，有時會想讓圖形的座標進行平移，此時方程式就會跟著做調整。例如將 $f(x, y) = 0$ 的圖形沿 x 方向平移 a 單位、沿 y 方向平移 b 單位後，得到的圖形方程式為 $f(x - a, y - b) = 0$。

　　將 $f(x, y) = 0$ 改寫為 $f(x - a, y - b) = 0$ 的意思就是將原方程式的 x 以 $x - a$ 代入、y 以 $y - b$ 代入。以直線 $y = x$ 為例，直線 $y - b = x - a$ 就是平移 (a, b) 後的直線方程式。

　　要注意的是，往 x、y 正方向移動時，a 與 b 本身是正值，要用 $x - a$ 與 $y - b$ 代入。反之，往 x、y 負方向移動時，a 與 b 本身是負值，要用 $x + a$ 與 $y + b$ 代入。

🖥 Business 電腦影像處理使用的仿射變換

　　利用電腦繪圖軟體比手繪便利的其中一點，就是對局部圖像做平移、縮放、旋轉、對稱翻轉等操作非常容易，這些變換的方法稱為**仿射變換**（*affine transformation*）。以下是仿射變換的例子。

　　仿射變換為圖形變換的基礎，在電腦影像處理之類的軟體中經常用到。

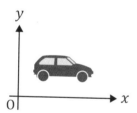

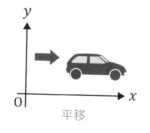

平移

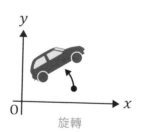

旋轉

編註：影像中的每個點可以想像成是一個向量，許多點就構成矩陣，因此仿射變換就是利用矩陣運算去做到平移、縮放…等效果。本單元介紹的方程式平移只是針對一個點，在觀念上可以將此點看成向量 $(0, 0)$ 移動到 (a, b)。

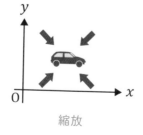

縮放

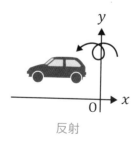

反射

05 點對稱、線對稱

用在處理圖形對稱的變換。例如某圖形對稱於 x 軸、y 軸或某直線的方程式。

☞ Point
方程式與座標移動一致

圖形的對稱變換

以下是關於 $f(x, y) = 0$ 圖形的基本對稱變換。

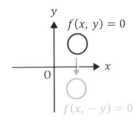

對稱於 x 軸

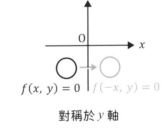

對稱於 y 軸

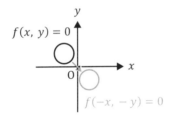

對稱於原點

對稱於 $y = x$ 直線

例) 求直線 $y = 2x + 2$ 分別與 x 軸、y 軸、原點、直線 $y = x$ 對稱的方程式。

對稱於 x 軸，$y = -2x - 2$

對稱於 y 軸，$y = -2x + 2$

對稱於原點，$y = 2x - 2$

對稱於 $y = x$，$y = \dfrac{1}{2}x - 1$

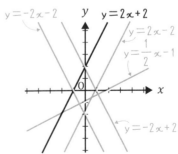

對稱變換的方法

　　圖形的對稱變換，就方程式來說就是 **x 與 y 互換，或是正負號互換**。例如某方程式對稱於直線 $y = x$ 的另一個方程式，就是將原方程式的 x 與 y 反過來即可，例如 $y = 3x$ 與 $x = 3y$ 對稱於 $y = x$。

　　前頁的例子是用一條直線示範對稱，您也可以更簡單地用一個點，例如 $(2,1)$ 來畫畫看，該點對稱於 x 軸的點是 $(2,-1)$、對稱於 y 軸的點是 $(-2,1)$、對稱於原點的點是 $(-2,-1)$、對稱於直線 $y = x$ 的點是 $(1,2)$。

⟦Business⟧ 奇函數與偶函數的積分

　　函數中有**奇函數**與**偶函數**的概念。滿足 $f(x) = -f(-x)$ 稱為奇函數，滿足 $f(x) = f(-x)$ 稱為偶函數。奇函數與偶函數有以下的積分關係。

$f(x)$ 為奇函數時，即 $f(x) = -f(-x)$ 時，我們有 $\displaystyle\int_{-a}^{a} f(x)\ dx = 0$

$f(x)$ 為偶函數時，即 $f(x) = f(-x)$ 時，我們有 $\displaystyle\int_{-a}^{a} f(x)\ dx = 2\int_{0}^{a} f(x)\ dx$

　　這兩個公式用圖形觀察就很明顯了。讀者可以試著由下面兩個圖確認 $y = \sin x$ 是奇函數，而 $y = \cos x$ 是偶函數。

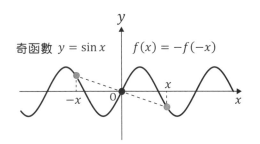

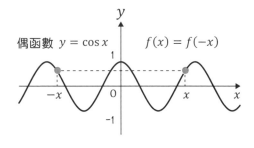

　　可以看出來，奇函數是與原點對稱，而偶函數是與 y 軸對稱。因此當我們從 $-a$ 積分到 a 時，如果是奇函數，則正負號剛好抵銷，所以積分值為 0。偶函數則是從 0 積分到 a 的兩倍。這兩個例子除了是奇函數與偶函數的典型例子之外，從圖形考慮也是容易理解的例子。

06 圖形的旋轉

利用三角函數，以原點為中心進行旋轉的方法。

🖐 Point

配合旋轉矩陣學習會更有效率（參考Chapter12）

圖形以原點為中心進行旋轉

已知圖形方程式為 $f(x, y) = 0$。將圖形以原點為中心，逆時針旋轉 θ 角後的圖形方程式為

$$f(x\cos\theta + y\sin\theta, -x\sin\theta + y\cos\theta) = 0$$

例）求拋物線 $y = x^2$ 逆時針旋轉 $45°$

與 $90°$ 後的圖形方程式。

令 $f(x, y) = x^2 - y = 0$

● 逆時針旋轉 $45°$ 時，旋轉後的圖形方程式為

$$f(x\cos 45° + y\sin 45°, -x\sin 45° + y\cos 45°) = 0$$

已知 $\cos 45° = \sin 45° = \dfrac{1}{\sqrt{2}}$，代入後得到 $\dfrac{1}{2}(x + y)^2 - \dfrac{1}{\sqrt{2}}(-x + y) = 0$

經過整理為 $x^2 + 2xy + y^2 + \sqrt{2}x - \sqrt{2}y = 0$

● 逆時針旋轉 $90°$ 時，旋轉後的圖形方程式為

$$f(x\cos 90° + y\sin 90°, -x\sin 90° + y\cos 90°) = 0$$

已知 $\sin 90° = 1, \cos 90° = 0$，

代入 $f(x, y)$ 得到 $y^2 + x = 0$，亦即 $x = -y^2$

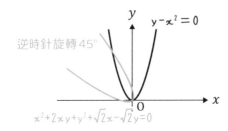

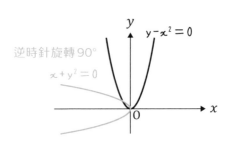

📖 旋轉要靠三角函數

我們有時候會想在螢幕上將某個物件進行旋轉，這時就會利用到旋轉的公式。使用方法很簡單，就是令 $f(x, y)$ 中的 x 代換成 $x\cos\theta + y\sin\theta$，令 y 代換成 $-x\sin\theta + y\cos\theta$ 即可。這個公式是由旋轉矩陣而來，在 Chapter12 單元 04 會介紹。

您可能會想公式的角度是逆時針旋轉，如果是順時針旋轉也適用嗎？舉例，其實順時針 90° 就是逆時針 270°，將 270° 代入公式即可得到順時針旋轉 90° 的方程式。

🖥 Business 旋轉座標系中的離心力與科氏力

日常生活中可見到許多旋轉的例子，比如說看似很穩定的地球表面，其實也是在旋轉。以地球的自轉為例，24 小時剛好自轉一圈。因此在嚴謹分析地球上的運動時，也需要將地球自轉考慮進來，也就是**旋轉座標系**。

旋轉座標系中可以看見的現象有物體受到的離心力（$Centrifugal force$）與科氏力（$Coriolis Force$）。離心力是指受到遠離旋轉中心的力，科氏力則是因為旋轉方向而產生的力。

由於地球自轉的角速度並不快，所以我們並不會明顯感受到地球自轉所產生的離心力與科氏力。

不過同樣的物體，在離心力最強的赤道附近與離心力最弱的北極與南極，可以明顯量測到赤道離心力要多出 0.5%，這也是我們會把火箭發射基地建立在赤道附近的原因。

此外，氣流受到科氏力的影響，因此颱風在北半球是逆時針旋轉，南半球則是順時針旋轉。

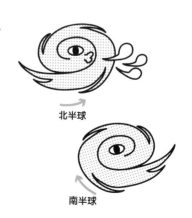

北半球

南半球

07 參數式

圖形方程式使用參數式後，可以用比較簡單的形式表達。

Point
將原本數個變數的方程式，變成只用一個參數表達

參數式表示

xy 座標上的圖形方程式，也可以將 x、y 變數改用只有一個變數的形式表達，也就是將 x 表示成 $x = f(t)$、將 y 表示成 $y = g(t)$，因為變數 t 要代入 f、g 函數中，視為 f、g 的參數，因此這種表示法稱為參數式。

（**編註：** 參數名稱不一定是 t，視習慣而定。）

例）拋物線、圓、橢圓、雙曲線的參數式表示如下

- 拋物線　$y = \dfrac{1}{4p}x^2$　　　$x = 2pt$　　　$y = pt^2$

- 圓　　　$x^2 + y^2 = r^2$　　$x = r\cos\theta$　　$y = r\sin\theta$

- 橢圓　　$\dfrac{x^2}{a^2} + \dfrac{y^2}{b^2} = 1$　　$x = a\cos\theta$　　$y = b\sin\theta$

- 雙曲線　$\dfrac{x^2}{a^2} - \dfrac{y^2}{b^2} = 1$　　$x = \dfrac{a}{\cos\theta}$　　$y = b\tan\theta$

參數式的微分

函數以參數式表示成 $x = f(t)$、$y = g(t)$ 的形式，也就表示 x、y 變成是 t 的函數。因此在做微分時，可如右式微分：$\dfrac{dy}{dx} = \dfrac{\dfrac{dy}{dt}}{\dfrac{dx}{dt}}$

例）對原點為中心、半徑為 2 的圓方程式進行微分。

我們利用變數 θ，將圓以參數式表示成 $x = 2\cos\theta$、$y = 2\sin\theta$。

讓 x、y 分別對 θ 微分後得到 $\dfrac{dx}{d\theta} = -2\sin\theta$、$\dfrac{dy}{d\theta} = 2\cos\theta$

因此，$\dfrac{dy}{dx} = \dfrac{\dfrac{dy}{d\theta}}{\dfrac{dx}{d\theta}} = \dfrac{2\cos\theta}{-2\sin\theta} = -\dfrac{x}{y}$

參數式有其必要

可能許多讀者在高中學習到參數式時，覺得「怎麼會出現這種麻煩的東西」。不過，參數式是為了方便我們處理圖形才引進的概念。是個可以簡化計算，也可以方便理解的工具，所以建議讀者要學會。

參數式特別適用在**表示圓與橢圓**。例如，將圓方程式 $x^2 + y^2 = r^2$ 寫成 y 的函數時，會出現、$y = \pm\sqrt{r^2 - x^2}$ 這種包含正負號與根號難以處理的形式。但如果改為參數式後，則可寫成 $(x, y) = (r\cos\theta, r\sin\theta)$ 方便我們理解。

Business 擺線的分析

在輪胎上固定一個點，讓該輪胎在地面上滾動時，該定點的軌跡稱為擺線（*cycloid*），在分析運動中的車輛時是屬於重要的圖形。

將擺線以 x, y 表示時，會是個包括反三角函數不容易處理的數學式，但如果以參數式來表示會簡單許多。

擺線的參數式

$$x(\theta) = a(\theta - \sin\theta)$$
$$y(\theta) = a(1 - \cos\theta)$$

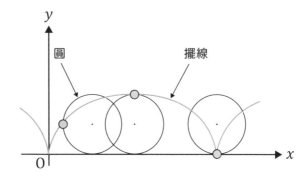

除了擺線之外，還有星形線（*astroid*）、心臟線（*cardioid*）、利薩茹曲線（*Lissajous curve*）等，以參數式表示後便容易理解這些有趣的曲線。

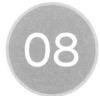

08 極座標

在極座標系中的一個點，可以用該點與極點（如同直角座標系的圓點）的距離以及與極軸（如同直角座標系的 x 軸）的夾角來表示。

Point

極座標是由極點為基準，將座標上的位置用距離與角度（也就表示方向）表示

極座標

　　為了表示平面上 P 點的位置，我們以極點為中心，r 表示 P 到極點的距離（也就是半徑）、θ 表示線段 OP 與極軸（x 軸）的夾角，如下圖。這樣的座標表示法，我們稱為極座標。

　　極座標 (r, θ) 與直角座標有以下的關係。

$$x = r\cos\theta \qquad y = r\sin\theta$$

$$r = \sqrt{x^2 + y^2} \qquad \cos\theta = \frac{x}{r} \qquad \sin\theta = \frac{y}{r}$$

例）將直角座標 (x, y) 的 $(\sqrt{2}, \sqrt{2})$ 與 $(-\frac{\sqrt{3}}{2}, -\frac{1}{2})$ 這兩個點以極座標表示。

　　將已知的 x、y 代入上面的公式，即可得到兩點的極座標 (r, θ) 表示分別為 $(2, \frac{\pi}{4})$ 與 $(1, \frac{7\pi}{6})$。

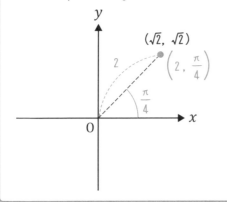

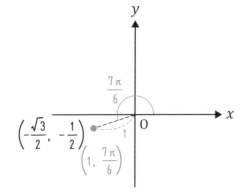

📖 極座標是表示方向與距離的座標系

剛開始看到極座標的數學式時，可能會覺得有點複雜，不過這其實是更符合人類直觀的座標系。不要被數學式子迷惑，來瞭解極座標的意義吧。

例如某人站在草原上，我們要將此人引導到某個目的地。目前學到的直角座標系（xy 座標）是以與目的地互相垂直的兩個方向表示距離，所以我們會指示這個人「向北前進 100km 後，再往東前進 100km」。但如果改用極座標的話，會是「往東北方向前進 141km」。

也就是說，以直角座標來看，從目前位置到目的地需要移動 200km，但極座標只要直線移動即可。所以後者是比較自然的表示方法。

因此，以**指定方向與距離的極座標**，應該是我們更熟悉的座標系。不過，計算上稍微複雜一點，所以在大多數的數學中還是較常使用直角座標。

💻 Business 船舶的航行

在地圖上標示位置會用經度與緯度來表示目的地，這是屬於直角座標的講法，例如「北緯 35 度、東經 135 度」等。

不過在船舶航行中還是會使用方向與距離，也就是以極座標的思考方式表達目的地，如右圖所示「方位、右 20 度、距離 4 海哩」。

閱讀地圖時是站在上帝視角，用經度與緯度確實是比較容易說明與理解。但對於身在船上的人來說，給定方向與距離會更有幫助。

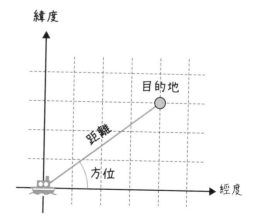

其他像飛機航行與雷達也是使用極座標。也有許多技術會用到極座標，讀者一定要習慣這樣的座標表示法。

09 三維空間圖形的方程式

前面講的只有二維平面空間，本單元要談三維空間中的平面、直線與球面方程式，比二維的圖形方程式稍微複雜一些。

Point
三維空間中的平面、直線與球面方程式

平面方程式

求通過點 $P(x_0, y_0, z_0)$ 且法向量為 $\vec{n} = (a, b, c)$ 的平面方程式為

$$a(x - x_0) + b(y - y_0) + c(z - z_0) = 0$$

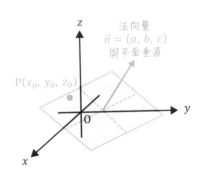

法向量
$\vec{n} = (a, b, c)$
與平面垂直

$P(x_0, y_0, z_0)$

直線方程式

通過點 $P(x_0, y_0, z_0)$ 且方向向量為 $\vec{d} = (a, b, c)$ 的直線方程式為

$$\frac{x - x_0}{a} = \frac{y - y_0}{b} = \frac{z - z_0}{c}$$

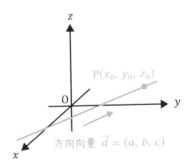

$P(x_0, y_0, z_0)$

方向向量 $\vec{d} = (a, b, c)$

球面方程式

球心為 (a, b, c)、半徑為 r 的球面方程式為

$$(x - a)^2 + (y - b)^2 + (z - c)^2 = r^2$$

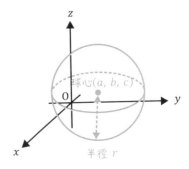

球心 (a, b, c)

半徑 r

📖 比較二維與三維空間

三維空間圖形用手算畫在紙上稍有難度，因此也比二維圖形要難以想像，也因為如此，數學式就特別重要。只要能將圖形寫成數學式，就能容易且正確地描述圖形的性質。我們在這裡將三維圖形與二維圖形進行比較，並且由這個觀點來解釋三維空間的圖形性質。

在三維空間中的平面是個很基本的圖形，我們用 x, y, z 三軸來表示三維空間，而 x、y、z 的一次式（例如 $x + y + z = 0$ 或 $z = 0$）可表示三維空間中的平面。

我們以最單純的例子來說明。二維平面上 $y = 0$ 代表一直線（即 x 軸，見左圖），也就是說當我們固定一個座標（此例為 y）時，二維空間就會退化成一直線（一維）。同理，在三維空間中，$y = 0$ 代表我們固定 y 座標，因此，$y = 0$ 就代表一平面（xz–平面），所以**三維空間中的一次式就代表空間中的平面**。

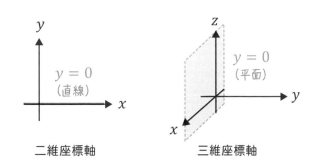

二維座標軸 　　　　　三維座標軸

那麼空間中的直線又該如何表示？例如用「$x = y = z$」表示通過圓點 $(0, 0, 0)$ 的一直線，其中包含兩個等號的式子（可以參考 Point 中的直線方程式）。$x = y = z$ 也代表 $x = y$ 與 $y = z$ 這兩個平面的聯立方程式，只要這兩個平面不互相平行，就會在空間中相交出一條直線。

也就是說，我們可用**兩個一次式**來表示三維空間中的直線。

最後我們來考慮球面。例如 $(x - a)^2 + (y - b)^2 = r^2$ 代表平面上以 (a, b) 為圓心、以 r 為半徑的圓。將此圓方程式再加上 z 軸的 $(z - c)^2$ 就變成以 (a, b, c) 為球心、以 r 為半徑的球面方程式。

數學也需要空間認知能力

有些人擅長數學的計算問題，卻對圖形問題一籌莫展。反過來，也有人不擅長計算，卻很容易掌握圖形。您在求學階段是否也有遇見這樣的同學呢？能夠迅速正確判斷物體在空間中的位置、方向、形狀、距離這種認知能力確實很需要天份。許多藝術家與運動選手的空間認知能力也很高。

除了空間認知能力之外，在思考數學函數的變化時，也需能快速在腦中「看見」該函數的圖形。數學式子不只是單純的符號與數字，也需要具備掌握圖形的能力。

在大地遊戲、堆疊積木、使用地圖與拍照等，都被認為是可以加強空間認知能力的方法。此外也有報告指出，藉由3D遊戲也可以在短時間內，增加空間認知的能力。

數學並非只是坐在書桌前，用紙筆認真計算或單純靠想像而已，藉由參與其他活動得來的經驗，對思考能力也很有幫助。

向量

向量不只是箭頭

許多人聽到「向量（*vector*）」時，腦中浮現的可能就是箭頭。在數學中，向量是將數個數字整合在一起具有某種意義的量，同時具有方向與大小。

不過，向量會以不同的形式出現在物理、統計、AI 領域的應用，例如電磁場中的向量具有方向性；再如 AI 機器學習中的向量可能是包括月份、溫度、降雨量等資料組合出來的向量，但又不具有方向性，因此向量的性質要視應用的領域而定。不過在本章討論的是向量的基本觀念，是視為具有方向與大小的量。

與向量相對的是我們平常指的數字，稱為純量（*scalar*），例如 20 就是個純量。向量的大小也會是個純量。

向量乘積有不同的定義

本章會說明向量的運算規則。向量相加與相減比較容易理解，不過向量還有乘積，我們會介紹向量的內積（*inner product*）與外積（*cross product*）這兩種向量乘積。

實際上，**向量乘積有很多種，**除了本章會講的內積與外積之外，還有卷積（*convolution*）、張量積（*tensor product*）、阿達瑪乘積（*Hardamard product*），以及另一種外積（*outer product*）等運算方式，視需要做什麼事情而採用不同的乘積，但內積與外積是最常見到的向量乘積。

此外，如果向量本身包括變數（或是參數式）還可以進行微分運算，例如因時間而變化的距離向量，一次微分會變成速度向量，二次微分會變成加速度向量。

通識學習的讀者

需要瞭解向量的性質，知道向量不只是箭頭而已，也需要瞭解應用的領域。同時藉由向量理解數學「維度」的意思。

工作應用的讀者

工作上使用向量時，會因應使用的領域不同而包含更廣泛的數學概念在其中。例如 AI 機器學習中的向量更偏向於數據的組合，而且多半是高維度的向量，但在幾何中的向量則只會是二維或三維而已。

升學考試的讀者

向量的題目幾乎都是幾何圖形的問題。解題時要同時考慮圖形的意義，可以更快進入狀況。特別是三維空間的圖形需要立體的想像力。

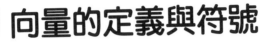

01 向量的定義與符號

以直觀的方式理解向量的概念，以及向量的定義。

Point

用圖形了解向量的箭頭方向

向量的定義

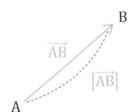

　　右圖連接 A、B 兩點的線段中，是以 A 為起點，B 為終點，這種有方向性的線段稱為「有向線段」。如果只考慮方向與大小，而不考慮起點位置的有向線段則稱為向量。有向線段的方向就是向量的方向，有向線段的大小就是向量的大小。

　　此例中，我們以 $\overrightarrow{AB}$ 表示向量。而向量的大小則定義為線段 AB 的長度，並且記做 $|\overrightarrow{AB}|$。

　　向量的加法、減法、乘上係數等運算的定義如下。

向量的加法

向量的 k 倍係數積

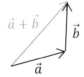

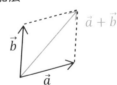

三角形的向量和　　平行四邊形的向量和　　長度的 k 倍
（k 為負時，則方向要相反）

逆向量、零向量

向量的減法

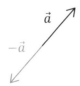

左圖是
$\vec{a} + (-\vec{a}) = \vec{0}$
（$\vec{0}$ 是零向量）

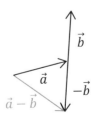

📖 向量是同時具有大小與方向的量

向量會隨習慣而有不同的寫法，例如帶有箭頭的向量符號可以寫為 $\vec{a} = (a_1, a_2)$，也可以將向量符號用粗體表示為 $\boldsymbol{a} = (a_1, a_2)$。向量是同時具有大小與方向的量，並且可以移動位置。我們以 $\vec{a}$ 表示**向量**、以 $|\vec{a}|$ 表示向量的大小，是個**純量**。

兩個向量的加法可以首尾相接，向量減法則將減掉的向量視為加上反向的逆向量即可。而當向量乘上一個係數 k 時，則要考慮 k 的正負數，

若 $k>0$ 時，則 $k\vec{a}$ 的方向與 $\vec{a}$ 一致而 $k\vec{a}$ 的大小是 $\vec{a}$ 的 k 倍。

若 $k<0$ 時，則 $k\vec{a}$ 與 $\vec{a}$ 的方向相反，但 $k\vec{a}$ 的大小是 a 的 $|k|$ 倍。

起點與終點為同一點的向量稱為零向量。大小相同、方向相反的兩向量相加也是零向量。零向量是該向量中每個元素皆為 0，其長度為 0，並可以指向任意方向。

Chapter 11
向量

⌨️ Business 力的分解

我們考慮要移動下圖的重物。此時，我們不是以水平方向出力，而是朝右上 θ 角出力，此力設為 $\vec{F}$。以向量的角度來看，我們可以把 $\vec{F}$ 分解成兩個分力，即朝右水平方向的力 $\vec{h}$ 與朝上垂直方向的力 $\vec{v}$。其中，$\vec{v}$ 將重物上拉可減輕重物的重量，$\vec{h}$ 可以讓重物朝右水平移動。

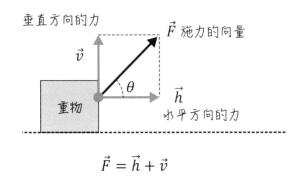

$$\vec{F} = \vec{h} + \vec{v}$$

這個簡單的物理力學例子，就是將力用向量的觀念拆開成分力，就可以更直觀地理解出力的角度對移動重物的影響。

02 向量的座標表示與位置向量

將一個向量用座標系的單位向量來表示，可以明確標示出向量在二維或三維空間中指向的位置。

Point 為了方便向量計算，因此用座標來表示

向量的座標表示

右圖是平面上的任意向量 $\vec{a}$，可以利用單位向量 $\vec{e_1}$、$\vec{e_2}$（分別代表與 x 軸、y 軸方向相同且大小為 1 的向量），將 $\vec{a}$ 表示為 $\vec{a} = a_x\vec{e_1} + a_y\vec{e_2}$

此時，我們就可以用座標系單位向量的係數 a_x、a_y 來表示 $\vec{a}$，記做 $\vec{a} = (a_x, a_y)$。這種表現方法稱為向量的座標表示。

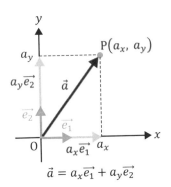

$$\vec{a} = a_x\vec{e_1} + a_y\vec{e_2}$$

兩向量 $\vec{a} = (a_x, a_y)$、$\vec{b} = (b_x, b_y)$，則兩向量的加法、減法、k 倍係數積都可以改用向量的座標係數來表示，定義如下。

- 向量的加法　　　　$\vec{a} + \vec{b} = (a_x, a_y) + (b_x, b_y) = (a_x + b_x, a_y + b_y)$
- 逆向量　　　　　　$-\vec{a} = -(a_x, a_y) = (-a_x, -a_y)$
- 向量的減法　　　　$\vec{a} - \vec{b} = (a_x, a_y) - (b_x, b_y) = (a_x - b_x, a_y - b_y)$
- 向量的 k 倍係數積　$k\vec{a} = k(a_x, a_y) = (ka_x, ka_y)$
- 向量的大小　　　　$|\vec{a}| = \sqrt{a_x{}^2 + a_y{}^2}$

位置向量

座標平面上，以原點 O 為起點的向量稱為位置向量。向量的起點因為是可以移動的，通常都不固定。而位置向量則將向量的起點固定為座標系的原點 O，向量 $\overrightarrow{OP} = \vec{p}$ 就能明確標示出 P 點的位置。

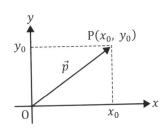

向量的座標表示並不是為了作圖，而是為了方便做向量運算。

利用座標系考慮向量時，向量可以表示為 (x, y) 的形式。另外，以座標表示向量後，就可以用座標係數做前頁 Point 中的基本運算了。

由於一般向量起點的位置並不固定（可以任意平移），所以一般向量的座標表示並不能用於表示終點的位置。而位置向量是以原點 O 為起點的向量，而起點 O 是固定不動的，所以就可以得知終點的位置了。

[Business] 線段的內分點公式

以下舉個位置向量的例子。

將下圖中的線段 AB 分為 AP：PB＝m：n，其中的 P 點稱為「將線段 AB 分為 m：n 的內分點」。以下是用位置向量表示 P 點座標的公式及 P 點的表示圖。

座標的表示方式　$\left(\dfrac{mx_b + nx_a}{m + n}, \ \dfrac{my_b + ny_a}{m + n} \right)$

位置向量的表示方式　$\vec{p} = \dfrac{m\vec{b} + n\vec{a}}{m + n}$

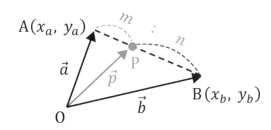

不論是以座標或是位置向量表示 P 點，式子都是代表相同的意思，而位置向量的表示法則較為簡潔。再者，若是放在三維空間中，位置向量的表示方式依然相同。引進位置向量的其中一個理由是，位置向量的表示方式更簡潔且更一般化。

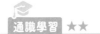

03 向量的線性獨立

藉由向量的線性獨立，我們可以學習到兩個向量互相垂直、平行的觀念。這在物理與統計學中都會用到。

👆 Point
兩向量不平行就是線性獨立

向量的線性獨立

　　平面上有兩個非零向量 $\vec{a}$、$\vec{b}$，當兩者不互相平行時，即稱為**線性獨立**（*linearly independent*）。此時，對於平面上的任意向量 $\vec{p}$，則存在實數 m、n，使得 $\vec{p}$ 可以唯一表示為 $\vec{p} = m\vec{a} + n\vec{b}$。若當 $\vec{a}$、$\vec{b}$ 平行時，表示兩向量方向相同，長度為一個常數的倍數關係，則該性質不成立，此時我們稱為**線性相依**（*linearly dependent*）。

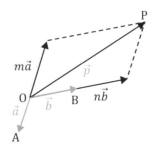

向量的平行、垂直條件

　　向量 $\vec{a} = (x_a, y_a)$ 與 $\vec{b} = (x_b, y_b)$，其中 $\vec{a} \neq \vec{0}$，$\vec{b} \neq \vec{0}$。則兩向量互相平行與垂直的條件為

- 平行的條件：$x_a y_b - x_b y_a = 0$　　此時，可以表示為 $\vec{a} = k\vec{b}$（k 為實數）
- 垂直的條件：$x_a x_b + y_a y_b = 0$

📖 線性獨立與線性相依

　　任意兩個非零向量，如果方向剛好相同或者剛好相反，就是線性相依。方向相同就表示兩向量為互相平行，方向相反只是平行差了一個正負號。除此之外，兩向量就是線性獨立。

當兩個非零向量 $\vec{a}$、$\vec{b}$ 平行時，兩者的關係可以表示為 $\vec{a} = k\vec{b}$，其中 k 為任意實數。所以當 $\vec{a} = (x_0, y_0)$ 時，$\vec{b} = (kx_0, ky_0)$。而 $\vec{a} + \vec{b} = (x_0(k+1), y_0(k+1))$，就代表某條直線上所有點的集合。

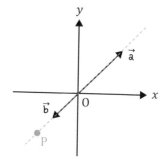

因此如右圖向量 $\vec{a}$ 與 $\vec{b}$ 為兩平行向量，無論這兩個向量如何相加，點 P 永遠都在這條直線上。而只要 $\vec{a}$ 與 $\vec{b}$ 為不互相平行（也就是有個夾角），那麼 $\vec{a}$、$\vec{b}$ 就是線性獨立。只要不平行，則平面上的任意向量 $\vec{p}$ 都可以用 m 倍的 $\vec{a}$ 加上 n 倍的 $\vec{b}$ 來表示，即 $\vec{p} = m\vec{a} + n\vec{b}$。

🖥️ Business 實際數據在做座標軸轉換時的考量

我們可以利用線性獨立的觀念，讓座標軸可以自由變換。由線性獨立的性質可知，只要兩向量 $\vec{a}$、$\vec{b}$ 不互相平行，則平面上的任意向量 $\vec{p}$ 都可以被唯一表示為 $\vec{p} = m\vec{a} + n\vec{b}$。所以如右圖，P 點除了可以用 xy 直角座標表示之外，也能用非直角座標的 x', y' 表示。因此，我們可以根據計算上的需要而選擇適合的座標系。

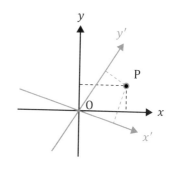

不過要注意的是，現實中取得的數據會因為量測而有偏差，也就是座標上的 P 點會有一個偏差的不確定範圍（見左下圖）。而這個不確定範圍的偏差會因為座標系不同而變形，例如原本左下圖在經過座標系轉換成右下圖時，我們發現不確定範圍會改變。而兩個座標軸如果越平行，改變的程度會越大。所以，雖然兩向量是線性獨立，但因為實際數據的偏差有可能在轉換座標系之後變大，因此盡量要選擇互相垂直的座標軸。

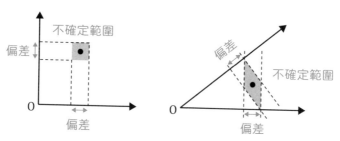

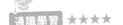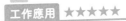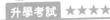

04 向量內積（向量平行、垂直的條件）

兩向量的內積是一個常數，內積為 0 表示兩向量互相垂直。若兩向量平行表示夾角為 0，則內積會剛好等於兩向量的長度相乘。

Point
向量內積為 0 表示兩向量互相垂直，反之亦然

向量內積計算公式

任意兩向量 $\vec{a}$、$\vec{b}$ 的內積，記做 $\vec{a} \cdot \vec{b}$。內積的定義有兩個，一個是從圖形（幾何）的觀點來看，另一個是從向量分量來看，兩者計算的結果相同。定義如下。

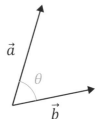

- 圖形觀點：如右圖，向量 $\vec{a}$、$\vec{b}$ 的夾角為 θ 時，
  則 $\vec{a} \cdot \vec{b} = |\vec{a}|\,|\vec{b}| \cos\theta$
- 分量觀點：向量 $\vec{a} = (x_a, y_a), \vec{b} = (x_b, y_b)$ 時，
  則 $\vec{a} \cdot \vec{b} = x_a x_b + y_a y_b$

向量的垂直與平行條件

兩向量互相垂直時的內積為 0。反之，若兩向量內積為 0 則為互相垂直。兩向量平行表示夾角為 0°，即 $\cos 0° = 1$，套用圖形觀點的內積公式，則為兩向量長度相乘。

編註：圖形觀點適用於二維與三維空間，而分量觀點則無維度限制。向量內積在 AI 機器學習領域經常用到，都是用於處理高維度的資料運算。

向量內積的意思

向量內積公式簡單易記，而且也很有用，例如在 AI 機器學習中的自然語言處理技術，就會將每個詞視為高維度向量，用向量內積去計算兩個「詞向量」的相關係數，藉以判斷兩個詞是否經常一起出現。另外要注意的是，內積算出來的結果是個常數。

就圖形上來看，內積公式 $|\vec{a}||\vec{b}|\cos\theta$ 的意義代表其中一個向量 $\vec{a}$ 在另一個向量 $\vec{b}$ 上的投影，其長度就是 $|\vec{a}|\cos\theta$，然後再乘上向量 $\vec{b}$ 的長度 $|\vec{b}|$。

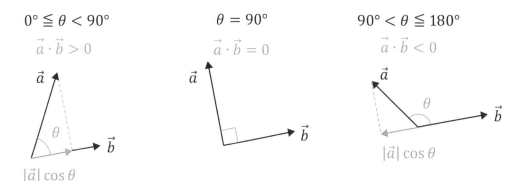

當我們考慮向量 $\vec{a}$ 與 $\vec{b}$ 的內積時，向量 $\vec{a}$ 可以分解出與 $\vec{b}$ 平行的分量以及與 $\vec{b}$ 垂直的分量。但是**當 $\vec{a}$ 與 $\vec{b}$ 垂直時，因為沒有辦法分解出互相平行的分量，因此內積為零。**內積的值會隨 $\cos\theta$ 而有正負號之分，當 θ 介於 $0°\sim$ $90°$ 與 $270°\sim360°$ 之間時的內積為正值；當 θ 介於 $90°\sim270°$ 之間時的內積為負值。

〔Business〕物體受力移動所做的功

內積的其中一個應用就是計算物體受力移動一段距離做了多少功。如下圖所示，物體受到向量 $\vec{F}$ 的力，要水平移動向量 $\vec{s}$ 的距離，也就是 $|\vec{s}|$。要知道做的功，就是計算向量 $\vec{F}$ 與 $\vec{s}$ 的內積，公式如左下所示。

我們從這個式子可以知道，做功的大小會因受力大小以及方向影響。不管受力多大，如果與移動方向垂直，則做的功都是 0。而受力方向與移動方向超過 $90°$ 則是做負功，表示不僅沒幫到忙，反而還阻礙物體向右移動。

物體移動做的功

$\vec{F} \cdot \vec{s} = |\vec{F}| \, |\vec{s}| \cos\theta$

$\vec{F}$ 受力的向量

θ

$\vec{s}$

物體

水平移動的距離向量

05 平面圖形的向量方程式

將圖形用位置向量來表示，就會是一個向量方程式，比一般方程式更為簡潔，並且適合用參數式表達。

Point

☞ 向量方程式比較抽象，我們用圖形理解

直線的向量方程式

① 通過 A、B 兩點的直線方程式，可以用位置向量表示為

$$\vec{p} = (1 - t)\vec{a} + t\vec{b}$$

（t 為任意實數）

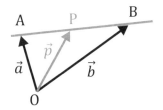

② 通過 A 點與向量 $\vec{b}$ 平行的直線方程式，可以表示為

$$\vec{p} = \vec{a} + t\vec{b}$$

（t 為任意實數）

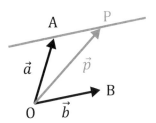

③ 通過 A 點與向量 $\vec{n}$ 垂直的直線方程式，可以表示為

$$(\vec{p} - \vec{a}) \cdot \vec{n} = 0$$

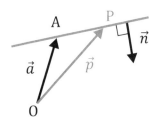

圓的向量方程式

以 C 為圓心，半徑為 r 的圓方程式，可以表示為

$$|\vec{p} - \vec{c}| = r$$

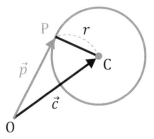

📖 使用向量方程式的好處

我們在前一章利用方程式來表示座標上的圖形，在這裡則介紹使用位置向量來表示的向量方程式。這兩種表示方法在數學上是完全等價的。但是，用向量表示有以下三個方便的地方。

第一是**位置向量的表示方法適合參數式**。例如，要表達通過A(x_1, y_1)、B(x_2, y_2) 兩點的直線，利用 Point 中的參數式，可以很容易改寫成 $(x, y) = (x_1(1 - t) + x_2t, y_1(1 - t) + y_2t)$。在需要用到參數式的時候，利用向量方程式就能做到。

第二是**簡潔的表達方式**。圓的方程式一般都會寫成

$$(x - x_0)^2 + (y - y_0)^2 = r^2$$

但在 Point 中用向量方程式就可以寫成 $|\vec{p} - \vec{c}| = r$，很明顯要簡潔許多。

第三個是**容易瞭解圖形的性質**。在圓的向量方程式中，很自然可以看出圓的定義是「與圓心位置向量 $\vec{c}$ 距離為 r 的所有點集合」。但是在圓的一般方程式中，卻包括多餘的資訊，例如半徑並不是直接寫 r 而需要寫為 r^2，就不夠簡單明瞭。

當我們在撰寫程式的時候，為了避免過於複雜而產生無謂的錯誤，都會希望用比較簡潔的方式來撰寫，此時向量方程式就可派上用場。

06 空間向量

數學的維度可以到三維或更高的維度，這裡要講的是三維空間中的向量。只要與二維向量相比較，就能瞭解三維空間向量的意思。

👆 Point
三維向量表示方法與二維向量幾乎相同

空間中的向量

空間向量是利用 x, y, z 三個座標軸來表示。因此，空間向量 $\vec{a}$ 的座標表示可以寫成 $\vec{a} = (a_x, a_y, a_z)$。平面向量的所有性質，在任意有限維度的空間中都一樣成立，當然也包括三維空間。

兩向量 $\vec{a} = (a_x, a_y, a_z)$、$\vec{b} = (b_x, b_y, b_z)$ 的加法、減法與內積的定義方式如下：

- 向量的加法

$$\vec{a} + \vec{b} = (a_x, a_y, a_z) + (b_x, b_y, b_z)$$
$$= (a_x + b_x, a_y + b_y, a_z + b_z)$$

- 向量的長度 $|\vec{a}| = \sqrt{a_x^2 + a_y^2 + a_z^2}$

- 向量的內積 $\vec{a} \cdot \vec{b} = (a_x b_x + a_y b_y + a_z b_z)$

$\vec{a}$、$\vec{b}$ 互相垂直時，內積 $\vec{a} \cdot \vec{b} = 0$，也就是兩兩分量相乘的和會等於 0，即 $a_x b_x + a_y b_y + a_z b_z = 0$。圖形觀點的內積公式 $|\vec{a}| \, |\vec{b}| \cos \theta$ 也一樣成立，這個 θ 就是三維空間中兩個向量的夾角，你可以伸出右手將食指與中指視為空間中的兩個向量，兩指中間的夾角就是這個 θ。

三維空間向量的線性獨立

空間中三個向量 $\vec{p_1}, \vec{p_2}, \vec{p_3}$ 是線性獨立的充分必要條件為，如果 $c_1 \vec{p_1} + c_2 \vec{p_2} + c_3 \vec{p_3} = 0$ 時，則 c_1、c_2、c_3 這三個實數必須為 $c_1 = c_2 = c_3 = 0$。此時，空間中的任意向量 $\vec{p}$，都可以找到唯一一組實數 a, b, c，使得 $\vec{p} = a\vec{p_1} + b\vec{p_2} + c\vec{p_3}$。

📖 向量在平面與三維空間會改變與不變的性質

我們將平面向量移到三維空間中，向量的性質完全沒有改變，改變的只是向量的座標表示。平面上只有 x、y 兩個座標軸，但是三維空間中則變成 x、y、z 三個座標軸。所以座標表示由 (x, y) 變為 (x, y, z)。

數學上的維度是指標示某個點最少的數字個數。例如，在平面上需要橫軸 x 與縱軸 y 兩個數字。三維空間中就需要表示長、寬、高的 x、y、z 三個數字。

二維平面上的兩個向量 $\vec{a}$、$\vec{b}$ 不互相平行時為線性獨立，該平面上所有的點都可以用該兩向量來表示出來。但是在三維空間中，$\vec{a}$、$\vec{b}$、$\vec{c}$ 三個向量線性獨立的條件除了兩兩不互相平行之外，還必須是「$\vec{a}$、$\vec{b}$、$\vec{c}$ 不在同一平面上」。將這個條件用數學來表示，就是 Point 中的三維空間向量的線性獨立式子。

💻 Business 就算是超弦理論的九維空間也適用

我們生活的世界是三維空間，但是最新的物理理論顯示未必如此。超弦理論 (*superstring theory*) 說明我們是生活在九維空間，遠超過我們認為的三維，這已經超過一般人的想像了。

不過，在那樣的世界中仍然可以正確使用數學描述。例如在九維空間中的向量可以用九個單位向量的係數寫為 $(a、b、c、d、e、f、g、h、i)$ 來表示，此向量的長度就跟二維或三維類似的寫法表示成 $\sqrt{a^2 + b^2 + c^2 + d^2 + e^2 + f^2 + g^2 + h^2 + i^2}$。也就是說，數學可以描述出超越人類理解的境界，這就是數學的力量。

07 空間圖形的向量方程式

向量方程式的三維版本。空間圖形的數學式子比較複雜，可以用向量方程式簡化寫法。

🖐 Point

向量方程式處理空間與平面圖形都相同

直線的向量方程式（與平面的直線相同）

（1）通過 A 點與向量 $\vec{d}$ 平行的直線，

可以表示為

$$\vec{p} = \vec{a} + t\vec{d}$$

（t 為任意實數）

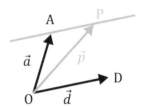

（2）通過 A、B 兩點的直線，可以表示為

$$\vec{p} = (1 - t)\vec{a} + t\vec{d}$$

（t 為任意實數）

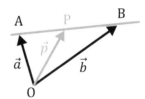

平面的向量方程式

通過 A 點並與法向量（*normal vector*）

$\vec{n}$ 垂直的平面，可以表示為

$$(\vec{p} - \vec{a}) \cdot \vec{n} = 0$$

（t 為任意實數）

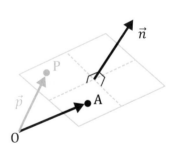

球面的向量方程式

以 C 為圓心，半徑為 r 的球面，

可以表示為

$$|\vec{p} - \vec{c}| = r$$

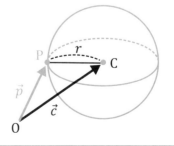

📖 空間圖形更容易看出向量方程式的優點

本章單元 5 介紹的平面向量方程式也適用於三維空間。

空間中的直線與球面的定義和平面圖形完全相同。由 Point 的向量方程式可以發現，即使維度增加但表現的方式卻相同。在空間中的方程式會出現 x、y、z 三個變數，讓式子比二維時更複雜，但向量方程式卻仍然維持簡潔的特性。

注意！在平面上與一條直線垂直的是另一條直線。但是在三維空間中，與一條直線垂直的會是一個平面，空間中與一個平面垂直的向量稱為該平面的法向量。

🖥 Business 三維CAD資料的二維化

設計師在設計玩具、家電用品、汽機車時，會使用電腦輔助軟體（CAD）來製圖，尤其是建成 3D 模型更為直觀。不過，在製作設計圖、向客戶說明的資料時，大多還是比較偏向使用二維（平面）資料與圖形，尺寸等數據會更明確。此時，我們可以將 3D 模型的數據做成平面圖。例如在設計公仔時，即使設計師用 3D 軟體建出模型，但實際交給師傅刻模時，他們只需要六個面的平面視圖反而更易於工作。

使用 3D 軟體的先決條件就是對於空間的感知能力，所以才需要學習。

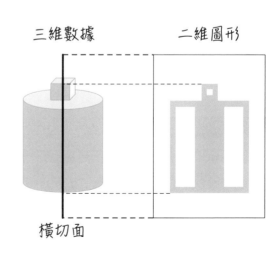

三維數據　　二維圖形

橫切面

08 向量的外積

兩個向量的內積是一個純量數值，但兩個向量外積的結果會是一個垂直於該兩向量的向量。這在物理電磁學中會用到，一般人只要知道外積是怎麼回事就好。

👆 **Point**

外積的計算結果是向量而不是純量

向量的外積

向量 $\vec{a}$ 與 $\vec{b}$ 的外積記做 $\vec{a} \times \vec{b}$。

$\vec{a} \times \vec{b}$ 是與 $\vec{a}$、$\vec{b}$ 垂直的向量，其指的方向以「右手定則」決定 (四隻手指由向量 $\vec{a}$ 的方向轉到向量 $\vec{b}$ 的方向，此時大拇指的方向就是外積的方向)，大小則為 $|\vec{a}|\,|\vec{b}|\sin\theta$，也就是 $\vec{a}$、$\vec{b}$ 形成的平行四邊形面積。

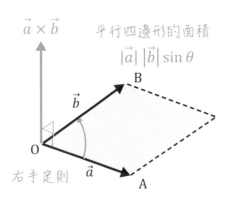

外積的座標表示

當 $\vec{a} = (a_x,\ a_y,\ a_z)$　$\vec{b} = (b_x,\ b_y,\ b_z)$
則 $\vec{a} \times \vec{b} = (a_y b_z - a_z b_y,\ a_z b_x - a_x b_z,\ a_x b_y - a_y b_x)$

外積的計算結果為向量

向量的外積與內積的意義完全不同。

外積的向量大小是 $|\vec{a}||\vec{b}|\sin\theta$，這個大小也正好是向量 $\vec{a}$、$\vec{b}$ 形成的平行四邊形面積，而外積向量的方向以右手定則決定，且與 $\vec{a}$、$\vec{b}$ 皆互相垂直。因此，$\vec{a}\times\vec{b}$ 與 $\vec{b}\times\vec{a}$ 的方向會相反，也就是差一個負號

$$\vec{a}\times\vec{b} = -\vec{b}\times\vec{a}$$

由於外積的向量與原本兩個向量互相垂直，因此外積不存在於二維平面上，必須是三維空間。

外積經常使用於下面會說明的馬達與動量（力矩）等與旋轉相關的應用。因此外積對相關領域的讀者屬於必備的知識。

🖥 Business 旋轉馬達的力

馬達利用**勞侖茲力**（*Lorentz force*）將電磁力轉變為動力。電流在磁場中流動時，產生勞侖茲力。假設勞侖茲力為 $\vec{F}$、磁場的方向為 $\vec{B}$、電流方向為 $\vec{I}$，我們用 $\vec{F} = \vec{I}\times\vec{B}$ 來表示。

在此簡單說明磁場旋轉的原理。馬達中間有一個線圈，在時間的運動狀態如下所示。線圈受到磁場的影響，同時左半部與右半部的電流方向相反。所以，線圈左半部與右半部所受的勞侖茲力的方向相反，因為如此就會造成線圈旋轉，因此產生了馬達的力矩（*torque*）。

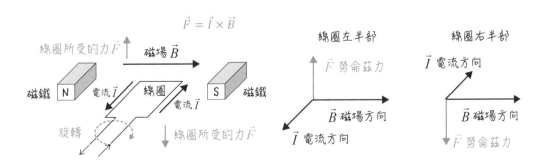

09 速度向量與加速度向量

對向量做微積分運算的重要應用內容，可加強對物理的理解。此外在 AI 機器學習領域也會用在梯度下降法（向量微分就是梯度）找出最佳數學模型上。

☞ Point

座標參數化之後，向量也可以微分

二維平面上的速度、加速度

將平面上一個會隨時間移動的動點 P，其座標 (x, y) 可以用時間參數 t 的函數表示為 $(x(t), y(t))$，則在時間 t 時，P 點的速度向量 $\vec{v}$ 是對 t 的一次微分，加速度向量 $\vec{a}$ 是對 t 的二次微分，分別表示為

速度的大小

$$\vec{v} = \left(\frac{dx(t)}{dt}, \frac{dy(t)}{dt} \right) = \left(x'(t), y'(t) \right) \qquad |\vec{v}| = \sqrt{\{x'(t)\}^2 + \{y'(t)\}^2}$$

加速度的大小

$$\vec{a} = \left(\frac{d^2x(t)}{dt^2}, \frac{d^2y(t)}{dt^2} \right) = \left(x''(t), y''(t) \right) \quad |\vec{a}| = \sqrt{\{x''(t)\}^2 + \{y''(t)\}^2}$$

📖 利用向量表示平面上的運動

在第 6 章單元 8 我們介紹過直線上的速度與加速度。本單元要介紹如何利用向量來分析平面上的速度與加速度。

直線上的運動與平面上的運動，明顯不同之處是「方向」。直線上只有兩個方向，利用正負號就可以表示，但在平面上就有 360 度各種不同的方向，這就需要用到向量。

如同在 Point 中說明的，將動點的位置向量以時間參數 t 表示時，分別對 x、y 做一次微分可以得到速度向量，做二次微分可以得到加速度向量。速度向量與加速度向量的大小則是各該向量的絕對值。

接下來我們要分析物理的等速率圓周運動，請對照本頁下方的圓周運動圖。考慮動點 P 在以 $(0,0)$ 為中心、半徑為 r 的圓周上進行等速率運動。假設 P 點的位置 (x, y) 隨角速度 ω 與時間 t 而移動，可以寫為 $(r \cos \omega t,\ r \sin \omega t)$。其中角速度是單位時間內旋轉的角度，由於是等速率旋轉，因此 ω 是個定值。

讓 $(x, y) = (r \cos \omega t,\ r \sin \omega t)$ 的 x 與 y 分別對 t 微分，可得

$$\frac{dx}{dt} = -r\omega \sin \omega t \qquad \frac{dy}{dt} = r\omega \cos \omega t$$

於是可得出速度向量 $\vec{v}$ 與其大小 $|\vec{v}|$，如下所示

$$\vec{v} = (-r\omega \sin \omega t,\ r\omega \cos \omega t)$$

$$|\vec{v}| = \sqrt{(-r\omega \sin \omega t)^2 + (r\omega \cos \omega t)^2} = r\omega$$

☆利用到 $\sin^2 \theta + \cos^2 \theta = 1$ 公式

同理，用速度向量再對 t 微分第二次，可得

$$\frac{d^2 x}{dt^2} = -r\omega^2 \cos \omega t \qquad \frac{d^2 y}{dt^2} = -r\omega^2 \sin \omega t$$

於是可得到加速度向量 $\vec{a}$ 與其大小 $|\vec{a}|$，如下所示

$$\vec{a} = (-r\omega^2 \cos \omega t,\ -r\omega^2 \sin \omega t)$$

$$|\vec{a}| = \sqrt{(-r\omega^2 \cos \omega t)^2 + (-r\omega^2 \sin \omega t)^2} = r\omega^2$$

個別向量的方向如右圖所示。速度向量 $\vec{v}$（圖左下藍色向量）就是圓周上 P 點的切線向量，因此會與 $\vec{p}$（圖左上藍色向量）互相垂直，與 P 點的當下旋轉方向相同。而加速度向量 $\vec{a}$（圖右下藍色向量）與 $\vec{p}$ 為相反方向。

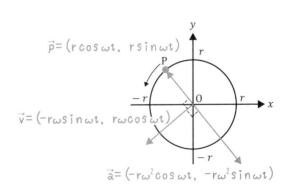

10 梯度、散度、旋度

本單元雖不屬於高中數學的範圍,但對於理工科系方面的人很有用,是一定要具備的基本知識。

> **Point**
>
> ### 物理的應用中會出現,像是電磁場之類的學問
>
> **向量的梯度、散度、旋度**
>
> 　　給定一個向量場的向量函數
> $F = \Big(f_x(x, y, z),\ f_y(x, y, z),\ f_z(x, y, z) \Big)$,以及一個純量函數
> $g(x, y, z)$時,則可將**梯度**(*gradient*)、**散度**(*divergence*)、**旋度**
> (*rotation* 或 *curl*)定義如下。
>
> **梯度**(純量函數某一點在三個維度的變化量)
>
> $$\operatorname{grad} g(x, y, z) = \left(\frac{\partial}{\partial x} g(x, y, z),\ \frac{\partial}{\partial y} g(x, y, z),\ \frac{\partial}{\partial z} g(x, y, z) \right)$$
>
> **散度**(向量場法向量長度)
>
> $$\operatorname{div} \boldsymbol{F} = \frac{\partial f_x}{\partial x} + \frac{\partial f_y}{\partial y} + \frac{\partial f_z}{\partial z}$$
>
> **旋度**(向量場旋轉的切線向量)
>
> $$\operatorname{rot} \boldsymbol{F} = \left(\frac{\partial f_z}{\partial y} - \frac{\partial f_y}{\partial z},\ \frac{\partial f_x}{\partial z} - \frac{\partial f_z}{\partial x},\ \frac{\partial f_y}{\partial x} - \frac{\partial f_x}{\partial y} \right)$$
>
> 例)當 $g(x, y, z) = xy^2z^3$, $\boldsymbol{F} = (xy^2z^3,\ x^2y^3z,\ x^3yz^2)$ 時,
> 　　$\operatorname{grad} g(x, y, z) = (y^2z^3,\ 2xyz^3,\ 3xy^2z^2)$
> 　　$\operatorname{div} \boldsymbol{F} = y^2z^3 + 3x^2y^2z + 2x^3yz$
> 　　$\operatorname{rot} \boldsymbol{F} = (x^3z^2 - x^2y^3,\ 3xy^2z^2 - 3x^2yz^2,\ 2xy^3z - 2xyz^3)$

向量微積分並不可怕

向量微分看起來好像很複雜，其實並不困難。我們可以這樣想，向量是由幾個數字組合而成，而向量函數則是由幾個函數組合而成，例如 $\left(f_x(x,\ y,\ z),\ f_y(x,\ y,\ z),\ f_z(x,\ y,\ z)\right)$ 這個向量函數是由三個函數組成。所以在做向量微分時，其實就是分別對向量函數中的幾個函數來微分。

向量微分最重要的就是**梯度**（$gradient$）、**散度**（$divergence$）、**旋度**（$rotation$ 或 $curl$）。

梯度是對純量函數的各個變數做偏微分，表示分別在三個維度的變化程度，會是一個三維的向量。

散度是向量函數某一點在三個維度變化程度的加總，此純量的值小於 0 表示該向量場的散度小（試想演唱會開場前，人群都往會場聚集），大於 0 表示該向量場的散度大（試想演唱會結束後，人群四散離開）。

旋度表示一個流動的向量場旋轉的程度，因此旋度有方向也有大小（試想演唱會結束後，大家還不想離開，一起繞著舞台轉圈唱歌），當旋轉停止時的旋度為零向量。

Business 馬克士威方程式

物體的運動可以透過牛頓運動方程式表示，同樣在表示電磁現象也有馬克士威方程組，包括 4 個方程式：高斯定律（$div\ E$）、高斯磁定律（$div\ B$）、法拉第感應定律（$rot\ E$）、馬克士威－安培定律（$rot\ B$）。馬克士威方程組描述了電場與磁場（磁通密度）向量的散度與旋度的形式。電場與磁場因為是向量，所以就必須用到向量微分。

$$\mathrm{div}\ E = \frac{\rho}{\epsilon_0} \qquad \mathrm{div}\ B = 0 \qquad \mathrm{rot}\ E = -\frac{\partial B}{\partial t} \qquad \mathrm{rot}\ B = \mu_0\left(j + \epsilon_0\frac{\partial E}{\partial t}\right)$$

E：電場向量	j：電流面密度向量	ϵ_0：真空的電容率
B：磁場向量	ρ：電荷密度	μ_0：真空的磁通率

抽象化可以表示更多的東西

在本章的例子中用了許多抽象化的概念，例如在描述二維圓形與三維球面上所有的點，距離圓心或球心的長度都相同時，我們用了向量方程式 $|\vec{p} - \vec{c}| = r$ 來表示。明明圓的方程式是 $(x-a)^2 + (y-b)^2 = r^2$，而球的方程式是 $(x-a)^2 + (y-b)^2 + (z-c)^2 = r^2$，兩者有很大的不同，但這裡將兩者用相同的向量方程式就能表示出來，這就是抽象化的意義。

在數學的世界中，很重視抽象化這種化繁為簡的美感與意義，這不僅是興趣，同時也能產生新的價值，解析力學就是因為抽象化而產生的。

牛頓建構了牛頓力學理論後，以拉格朗日與漢米爾頓為首的數學家，進行了抽象化的工作，讓運動方程式不再依賴固定的座標系（例如直角座標、極座標都可以運用），其最初的研究動機都是因為興趣使然。

不過，他們當年做的抽象化工作，卻成為日後量子力學等近代物理學領域的基礎。數學中的抽象化是很有用的工具，不只是一些抽象的符號而已。

矩陣

矩陣可以將向量做線性變換

在 Chapter11 向量章節中，我們瞭解一個二維向量中包含兩個數字，三維向量包含三個數字，n 維向量可以包含 n 個數字。而本章介紹的矩陣（*matrix*）裡面也可以容納許多數字，那麼向量與矩陣有甚麼差別呢？

相信讀者從矩陣與向量的外觀就能立刻瞭解，向量是將一組數字排成一行或一列，而矩陣可以將**數字排列成兩行及兩列或更多行列**。

$$(1 \quad 3 \quad 4 \quad 8) \begin{pmatrix} 1 \\ 8 \end{pmatrix} (1 \quad 3 \quad 4) \qquad \begin{pmatrix} 1 & 3 \\ 8 & 5 \end{pmatrix} \begin{pmatrix} 1 & 3 & 7 \\ 8 & 5 & 4 \\ 2 & 6 & 9 \end{pmatrix} \begin{pmatrix} 1 & 3 & 2 & 7 \\ 8 & 5 & 9 & 4 \end{pmatrix}$$

三個不同的向量　　　　　　　　　　　　　　　　三個不同的矩陣

不過，如果只將矩陣視為存放數字的容器，也就太小看它了。其實矩陣的用途還可以將向量做線性變換。

什麼是線性變換？假設我們要將二維向量 (x, y) 轉換成 (x', y')，則 x' 會與 x、y 之間有某種線性關係，而且 y' 也會與 x、y 之間有某種線性關係，也就是說總共會有四個線性關係存在。當我們找出這四個關係時，就能將向量 (x, y) 轉換成 (x', y')。這時候我們就用一個 2×2 的矩陣（二階矩陣）來存放這四個關係的數值。

當然，矩陣在線性代數中還有更多的用途，例如在工程學科、AI 機器學習、統計學的數學模型推導也都相當重要。本篇是介紹矩陣的基本運算性質，以及求反矩陣、特徵值與特徵向量等。

矩陣與程式設計

矩陣在程式語言中稱為陣列，可以用來存放固定欄位的資料（你可以想像成 *Excel* 中的很多筆資料放進陣列中）。程式中的陣列就不只是一般高中數學講的二階陣列或三階陣列，而是大很多的陣列，可以做的應用也就更廣了。

通識學習的讀者

需要知道矩陣是將數字排成列與行的形式，同時也使用於向量的變換。至於單位矩陣與反矩陣，只要知道其基本性質即可，若能嘗試動手算算看會更有感受。

工作應用的讀者

矩陣在科學應用上相當重要，計算出矩陣的特徵值與特徵向量，可以將矩陣分解成數個矩陣相乘，也可以將矩陣轉換成對角矩陣。

考試升學的讀者

矩陣的計算方式很特殊，有必要多加練習，特別是行列式與反矩陣的計算方法。其他像是向量的線性變換也一定要會。

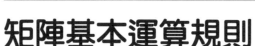
01 矩陣基本運算規則

矩陣是將數字排列成列（row）與行（column）的形式。矩陣的加法與減法非常簡單，但矩陣乘法運算比較複雜，需要好好學習。

Point
矩陣的運算規則

矩陣的定義

　　矩陣將數字排列成 $m \times n$（m 列 n 行）的形式，也就是說有 m 個橫向排列的列，以及 n 個直向排列的行。其中，位於矩陣的第 i 列、第 j 行的數字以 a_{ij} 表示，例如右圖第 2 列第 1 行位置的數字為 a_{21}。若矩陣的列數與行數相等，即 $m = n$ 時，我們稱為 m 階方陣（$square\ matrix$）。

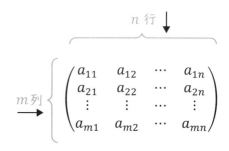

$$m\text{列} \left\{ \begin{array}{cccc} a_{11} & a_{12} & \cdots & a_{1n} \\ a_{21} & a_{22} & \cdots & a_{2n} \\ \vdots & \vdots & \cdots & \vdots \\ a_{m1} & a_{m2} & \cdots & a_{mn} \end{array} \right.$$

$n\text{ 行} \downarrow$

矩陣的加法與減法

　　以下是 2×2 矩陣（2 階方陣）的加法與減法運算。

$$\begin{pmatrix} a & b \\ c & d \end{pmatrix} + \begin{pmatrix} e & f \\ g & h \end{pmatrix} = \begin{pmatrix} a+e & b+f \\ c+g & d+h \end{pmatrix} \qquad \begin{pmatrix} a & b \\ c & d \end{pmatrix} - \begin{pmatrix} e & f \\ g & h \end{pmatrix} = \begin{pmatrix} a-e & b-f \\ c-g & d-h \end{pmatrix}$$

矩陣加法　　　　　　　　　　　　　　　　　矩陣減法

矩陣相乘

　　兩矩陣 A、B，若 A 的行數與 B 的列數相同，則可以定義矩陣相乘。矩陣相乘是不可交換的，意即，AB 與 BA 通常不會相等。

　　以下是三種矩陣相乘的運算方法：

$$\begin{pmatrix} a & b \end{pmatrix} \begin{pmatrix} p \\ q \end{pmatrix} = ap + bq$$

1 列 2 行矩陣 × 2 列 1 行矩陣
（等同於計算向量內積）

$$\begin{pmatrix} a & b \\ c & d \end{pmatrix} \begin{pmatrix} p \\ q \end{pmatrix} = \begin{pmatrix} ap + bq \\ cp + dq \end{pmatrix} \qquad \begin{pmatrix} a & b \\ c & d \end{pmatrix} \begin{pmatrix} e & f \\ g & h \end{pmatrix} = \begin{pmatrix} ae + bg & af + bh \\ ce + dg & cf + dh \end{pmatrix}$$

2 列 2 行矩陣 × 2 列 1 行矩陣　　　　　　　　2 列 2 行矩陣 × 2 列 2 行矩陣

📖 要特別注意矩陣乘法

矩陣是將數字排列成列與行的形式。矩陣的加法與減法是相同位置的數字做加減運算，就可以得到結果。所以，兩個矩陣的列數與行數不相同時，就無法相加減。另外，矩陣乘上一個常數 k，則是將矩陣中所有的數字都乘上 k。

矩陣相乘則不是單純將相同位置的數字相乘。假設 A、B 都是 2 列 2 行的矩陣相乘，則是分別計算 A 第 1 列與 B 第 1 行的內積，放在新矩陣第 1 列第 1 行的位置；以及 A 第 1 列與 B 第 2 行的內積，放在新矩陣第 1 列第 2 行的位置、……，這就是矩陣相乘的規則。

另外，矩陣乘法的交換律不成立，意即 AB 與 BA 通常不會相等，例如

$$\begin{pmatrix} 1 & 2 \\ 2 & 1 \end{pmatrix}\begin{pmatrix} 2 & -1 \\ -2 & 3 \end{pmatrix} = \begin{pmatrix} -2 & 5 \\ 2 & 1 \end{pmatrix}, 但 \begin{pmatrix} 2 & -1 \\ -2 & 3 \end{pmatrix}\begin{pmatrix} 1 & 2 \\ 2 & 1 \end{pmatrix} = \begin{pmatrix} 0 & 3 \\ 4 & -1 \end{pmatrix}$$

💻 Business 矩陣相乘的哈達瑪積

矩陣相乘其實有不同的定義，這邊額外介紹兩個矩陣對應位置數字相乘的哈達瑪積（*Hadamard product*），即 A、B 矩陣的哈達瑪積每個對應位置直接相乘 $a_{ij} \cdot b_{ij}$，哈達瑪積用 "。" 符號表示，例如

$$\begin{pmatrix} 1 & 2 \\ 2 & 1 \end{pmatrix}\circ\begin{pmatrix} 2 & -1 \\ -2 & 3 \end{pmatrix} = \begin{pmatrix} 2 & -2 \\ -4 & 3 \end{pmatrix}$$

在程式設計時經常會需要處理矩陣，不過矩陣在程式語言中通常會稱為「陣列（*array*）」。陣列相乘會因應程式語言提供的函式庫而有不同的寫法。以 *Python* 語言的 *Numpy* 函式庫來說，一般的陣列相乘會用 *np.dot*( ) 函式（亦稱為點積），如果要計算哈達瑪乘積，則會用 *np.multiply*( ) 函式。如果用錯函式，計算的矩陣乘積就不對了。

$$\begin{array}{|cc|} a & b \\ c & d \end{array} \begin{array}{|cc|} e & f \\ g & h \end{array} = \begin{array}{|cc|} ae & bf \\ cg & dh \end{array}$$

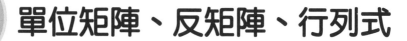
02 單位矩陣、反矩陣、行列式

瞭解最基本的二階矩陣知識，包括二階單位矩陣的特性，如何求出一個二階矩陣的反矩陣，以及二階矩陣的行列式計算公式。

Point

矩陣的單位矩陣、反矩陣、行列式

單位矩陣

單位矩陣（*identity matrix*）是一個方陣（行數與列數相同），且對角線（左上到右下）的值皆為 1，其他位置皆為 0。一般會用 E 或 I 來表示。

$$E = \begin{pmatrix} 1 & 0 \\ 0 & 1 \end{pmatrix}$$

任意一個與單位矩陣階數相同的矩陣 A，與單位矩陣相乘都不會改變，也就是 $AE = EA = A$。

反矩陣

只有方陣會有反矩陣。如果方陣 A 存在另一個方陣 X 可以使 $AX = XA = E$ 成立，則我們將 X 稱為 A 的反矩陣（*inverse matrix*）或反方陣，記做 A^{-1}。也就是 $AA^{-1} = A^{-1}A = E$。二階矩陣的反矩陣公式如下。

$$若\ A = \begin{pmatrix} a & b \\ c & d \end{pmatrix}，則\ A^{-1} = \frac{1}{ad - bc} \begin{pmatrix} d & -b \\ -c & a \end{pmatrix}$$

以上公式在 $ad - bc \neq 0$ 時成立。所以，若當 $ad - bc = 0$ 時，A 就沒有反矩陣。

行列式

上面的 $ad - bc$ 為二階方陣 A 的行列式（*determinant*），記做 $\det(A)$ 或 $|A|$。也就是，$\det(A) = |A| = ad - bc$。

反矩陣可視爲矩陣的倒數

反矩陣是為了考慮矩陣的除法而產生的概念，類似於數字的倒數。

例如實數 a（$\neq 0$）的倒數為 $\dfrac{1}{a}$，所以某數除以 a 與某數乘上 $\dfrac{1}{a}$ 兩者皆同。且 $a \div a = a \times \dfrac{1}{a} = 1$。我們利用這樣的性質來考慮如何得到矩陣的反矩陣。

首先，我們考慮 $a \times \dfrac{1}{a} = 1$ 中的 1 換成矩陣會是什麼樣子？因為 $a \times 1 = 1 \times a = 1$，這就跟 Point 單位矩陣的性質：$AE = EA = A$ 非常類似，因此實數 1 的角色就可以換成是單位矩陣。

接下來就很顯而易見，只要能為矩陣 A 找到能滿足 $AA^{-1} = A^{-1}A = E$ 的矩陣 A^{-1}，這個 A^{-1} 就是 A 的反矩陣。例如：

$$A = \begin{pmatrix} 1 & 3 \\ 2 & 4 \end{pmatrix}, \quad A^{-1} = \frac{1}{1 \times 4 - 3 \times 2} \begin{pmatrix} 4 & -3 \\ -2 & 1 \end{pmatrix} = \begin{pmatrix} -2 & \dfrac{3}{2} \\ 1 & \dfrac{-1}{2} \end{pmatrix}$$

同理，**矩陣 A 除以矩陣 B 就相當於 A 乘上 B 的反矩陣，也就是 AB^{-1}。**請注意！兩個矩陣的乘積不具交換律，在一般情況下 $AB^{-1} \neq B^{-1}A$。

行列式可以用來判斷一個矩陣是否存在反矩陣，請一定要記得這個性質。此性質不僅適用於二階矩陣，更能一般化到 n 階矩陣（$n > 2$）。

不過，當矩陣的行、列數增加時，求出行列式與反矩陣的計算量會大增，所以超過三階的矩陣要計算行列式與反矩陣，通常不會用手算，而是改用電腦來幫助，例如用 *Python* 的 *Numpy* 函式庫的 *linalg.inv*() 可以計算反矩陣，用 *linalg.det*() 可計算行列式。

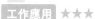

03 矩陣與聯立方程式

在用電腦解聯立方程式時，通常會將聯立方程式轉換成矩陣的形式來求解，需要寫程式的人一定要理解。

🖐 Point

將聯立方程式用矩陣來表示

使用矩陣表示聯立方程式的解法

利用矩陣，我們可以將聯立方程式表示為以下的形式。

$$\begin{cases} ax + by = p \\ cx + dy = q \end{cases} \implies \begin{pmatrix} a & b \\ c & d \end{pmatrix}\begin{pmatrix} x \\ y \end{pmatrix} = \begin{pmatrix} p \\ q \end{pmatrix}$$

若 $\begin{pmatrix} a & b \\ c & d \end{pmatrix}$ 的反矩陣存在，也就是 $ad - bc \neq 0$，則我們可以求出 x 與 y 的值，可以表示為 $\begin{pmatrix} x \\ y \end{pmatrix} = \begin{pmatrix} a & b \\ c & d \end{pmatrix}^{-1}\begin{pmatrix} p \\ q \end{pmatrix} = \dfrac{1}{ad - bc}\begin{pmatrix} d & -b \\ -c & a \end{pmatrix}\begin{pmatrix} p \\ q \end{pmatrix}$。

若 $ad - bc = 0$，則此聯立方程式可能為「無解」或「無限多組解」。

📖 利用矩陣解聯立方程式的優點

在 Point 中的例子只有兩個變數、兩條式子，直接用紙筆就能計算出來，讀者應該感受不到使用矩陣的優點，甚至可能覺得用矩陣反而比較麻煩。

但如果聯立方程式有十個變數或上百個變數時（尤其是在 AI 機器學習與統計學），這在實務上相當常見，就沒辦法用手算了。而電腦就非常擅長矩陣運算，因此只要將聯立方程式轉換成矩陣，就能明顯感受到用矩陣的好處。而且求反矩陣也很容易，如此一來就能很快求出聯立方程式的解。

將聯立方程式表示為矩陣，接著算出反矩陣，再按照固定的模式就可以求解。不過，當變數增加時，矩陣的行列數也同時增加。此時，就算利用電腦，要求出大矩陣的反矩陣也沒那麼容易。

因此，當聯立方程式有很多變數時，我們可以利用**高斯消去法**（*Gaussian elimination*）的演算法求解。

那麼我們就試著利用高斯消去法，求出以下 4 個變數聯立方程式的解

$$\begin{cases} 2a + b - 3c - 2d = -4 \\ 2a - b - c + 3d = 1 \\ a - b - 2c + 2d = -3 \\ -a + b + 3c - 2d = 5 \end{cases}$$

將聯立方程式
表示為矩陣

$$\begin{pmatrix} 2 & 1 & -3 & -2 \\ 2 & -1 & -1 & 3 \\ 1 & -1 & -2 & 2 \\ -1 & 1 & 3 & -2 \end{pmatrix} \begin{pmatrix} a \\ b \\ c \\ d \end{pmatrix} = \begin{pmatrix} -4 \\ 1 \\ -3 \\ 5 \end{pmatrix}$$

$$\begin{pmatrix} 2 & 1 & -3 & -2 & -4 \\ 2 & -1 & -1 & 3 & 1 \\ 1 & -1 & -2 & 2 & -3 \\ -1 & 1 & 3 & -2 & 5 \end{pmatrix}$$

按照以下 3 種操作手法，將左邊
的矩陣轉換成右邊的形式：
① 將某列乘上某個倍數去消去
　另一列最左邊的值
② 列與列可交換
③ 將某列與另一列相加
右邊矩陣最後面的 A、B、C、D
就是聯立方程式的解

$$\begin{pmatrix} 1 & 0 & 0 & 0 & A \\ 0 & 1 & 0 & 0 & B \\ 0 & 0 & 1 & 0 & C \\ 0 & 0 & 0 & 1 & D \end{pmatrix}$$

我們先將聯立方程式寫成 4 列 5 行的矩陣（前面 4 列 4 行是聯立方程式等號左邊的係數，第 5 行是等號右邊的值）。接著將左邊的矩陣依照上述的 3 個操作手法反覆做個幾次，讓第 1 行只留下第 1 個數字，第 2 行只留下第 2 個數字，…。

$$\begin{pmatrix} 1 & -1 & -2 & 2 & -3 \\ 2 & 1 & -3 & -2 & -4 \\ 2 & -1 & -1 & 3 & 1 \\ -1 & 1 & 3 & -2 & 5 \end{pmatrix} \begin{matrix} -① \\ -② \\ -③ \\ -④ \end{matrix}$$

$$\begin{matrix} ① \\ ②+④\times 2 \\ ③+④\times 2 \\ ④+① \end{matrix} \begin{pmatrix} 1 & -1 & -2 & 2 & -3 \\ 0 & 3 & 3 & -6 & 6 \\ 0 & 1 & 5 & -1 & 11 \\ 0 & 0 & 1 & 0 & 2 \end{pmatrix}$$

$$\begin{pmatrix} 1 & 0 & 0 & 0 & 1 \\ 0 & 1 & 0 & 0 & 2 \\ 0 & 0 & 1 & 0 & 2 \\ 0 & 0 & 0 & 1 & 1 \end{pmatrix}$$

所以可得

$$\begin{pmatrix} a \\ b \\ c \\ d \end{pmatrix} = \begin{pmatrix} 1 \\ 2 \\ 2 \\ 1 \end{pmatrix}$$

只要利用以上 3 種操作手法，就可以將原矩陣改變成上式右邊的矩陣，我們可以發現右邊矩陣最前面的 4×4 剛好就是單位矩陣，其實這個步驟就是將原矩陣的係數化簡為單位矩陣，如此一來就能得到最右邊一行的解。

Chapter 12

矩陣

04 矩陣與線性變換

在 Chapter 10 單元 5、6 介紹的圖形在做對稱、旋轉等線性變換 (linear transform)，都可以利用矩陣來做到。

Point

利用矩陣可以更簡單的做線性變換

線性變換

利用矩陣將座標上的某一點 (x, y)，轉移到 (x', y') 的過程即為線性變換。

$$\begin{pmatrix} x' \\ y' \end{pmatrix} = \begin{pmatrix} a & b \\ c & d \end{pmatrix} \begin{pmatrix} x \\ y \end{pmatrix}$$

各種線性變換都有對應的矩陣來做到。以下我們令矩陣 $A = \begin{pmatrix} a & b \\ c & d \end{pmatrix}$。

● 相似、放大：點在直線上移動　$A = \begin{pmatrix} k & 0 \\ 0 & k \end{pmatrix}$

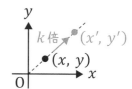

● 對稱於座標軸：

x 軸對稱：$A = \begin{pmatrix} 1 & 0 \\ 0 & -1 \end{pmatrix}$　y 軸對稱：$A = \begin{pmatrix} -1 & 0 \\ 0 & 1 \end{pmatrix}$

原點對稱：$A = \begin{pmatrix} -1 & 0 \\ 0 & -1 \end{pmatrix}$　y=x 對稱：$A = \begin{pmatrix} 0 & 1 \\ 1 & 0 \end{pmatrix}$

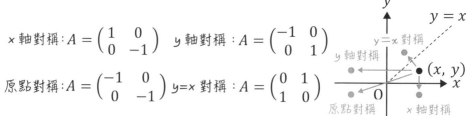

● 以原點為中心旋轉：

$A = \begin{pmatrix} \cos\theta & -\sin\theta \\ \sin\theta & \cos\theta \end{pmatrix}$

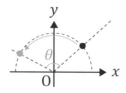

我們在 Chapter10 單元 5、6 學到將座標上的圖形做線性變換。而此處的做法是乘上一個矩陣來做線性變換，雖然兩種方法都可以，但用矩陣的方式會更實用。

特別是在線性代數的公式推導過程，運用矩陣運算會比較簡潔。而且程式語言例如 *Python* 會提供矩陣運算的函式庫，讓程式設計師直接加入程式中，不僅大幅提高開發效率，也更容易理解其線性變換的意義。

Business 平移的矩陣表示

我們在 Point 中講到將平面座標上的一個點寫成 2 列 1 行的行矩陣（*column matrix*）形式，並與一個二階矩陣（方陣）相乘做線性變換。但如果要做圖形的平移，例如要將某一點 (x, y) 平移 (p, q) 的距離到 $(x + p, y + q)$ 就無法靠二階矩陣做到。雖然**二階矩陣做不到平移，但我們可以利用三階矩陣來做到。**

$$\begin{pmatrix} a & b & 0 \\ c & d & 0 \\ 0 & 0 & 1 \end{pmatrix} \begin{pmatrix} x \\ y \\ 1 \end{pmatrix} = \begin{pmatrix} ax + by \\ cx + dy \\ 1 \end{pmatrix} \qquad \begin{pmatrix} 1 & 0 & p \\ 0 & 1 & q \\ 0 & 0 & 1 \end{pmatrix} \begin{pmatrix} x \\ y \\ 1 \end{pmatrix} = \begin{pmatrix} x + p \\ y + q \\ 1 \end{pmatrix}$$

假設的三階方陣　　　　　　　　　　平移 (p, q) 的矩陣表示

先考慮左邊的矩陣。我們將 Point 中二階矩陣的 $\begin{pmatrix} a & b \\ c & d \end{pmatrix}$ 擴展為三階矩陣，並將第 3 列第 3 行的數值設為 1，其他為 0。而原本的點座標 (x, y) 也擴展為 3 列 1 行，其中第 3 列數值為 1。如此一來，兩者相乘的結果就會類似二階矩陣相乘，只是在最後一列多了一個 1。

接著我們來考慮平移。我們希望最右邊的行矩陣前兩個數值要出現 $(x + p, y + q)$，經由比對左邊的三階矩陣，可以發現當 $a = d = 1$ 且 $b = c = 0$，並且在第三行前兩個數值分別填入 p、q，如此右邊兩個矩陣相乘就會是 $(x + p, y + q, 1)$。於是我們利用三階矩陣做到了平移的概念。

所以，線性變換的矩陣在應用時，有時候會使用大一階的矩陣。例如，如果是在平面上就利用三階矩陣，三維空間中就利用四階矩陣。

通識學習 ★★　　工作應用 ★★★★　　升學考試 ★★

05 特徵值與特徵向量

由矩陣衍生出來的特徵值與特徵向量是很重要的性質。在 AI 機器學習、統計學的主成份分析都扮演重要的角色。

Point

特徵向量是經過線性變換後不會改變方向的向量

特徵值與特徵向量

給定矩陣 $A = \begin{pmatrix} a & b \\ c & d \end{pmatrix}$，存在一個非 0 向量 $\vec{x} = \begin{pmatrix} x_0 \\ y_0 \end{pmatrix}$ 與實數 λ（*lambda*），使得 $A\vec{x} = \lambda\vec{x}$ 成立，也就是 $\begin{pmatrix} a & b \\ c & d \end{pmatrix}\begin{pmatrix} x_0 \\ y_0 \end{pmatrix} = \lambda\begin{pmatrix} x_0 \\ y_0 \end{pmatrix}$，則我們稱 λ 為矩陣 A 的特徵值（*eigenvalue*），而 $\vec{x}$ 則為矩陣 A 對應 λ 的特徵向量（*eigenvectors*）。以下可推導出矩陣 A 的特徵方程式（*characteristic equation*）。

$$\begin{pmatrix} a & b \\ c & d \end{pmatrix}\begin{pmatrix} x_0 \\ y_0 \end{pmatrix} = \lambda\begin{pmatrix} x_0 \\ y_0 \end{pmatrix} \longrightarrow \begin{pmatrix} a & b \\ c & d \end{pmatrix}\begin{pmatrix} x_0 \\ y_0 \end{pmatrix} - \lambda\begin{pmatrix} 1 & 0 \\ 0 & 1 \end{pmatrix}\begin{pmatrix} x_0 \\ y_0 \end{pmatrix} = 0$$

$$\longrightarrow \begin{pmatrix} a-\lambda & b \\ c & d-\lambda \end{pmatrix}\begin{pmatrix} x_0 \\ y_0 \end{pmatrix} = 0$$

因為 $\begin{pmatrix} x_0 \\ y_0 \end{pmatrix}$ 不能等於零向量，所以行列式 $\det\begin{pmatrix} a-\lambda & b \\ c & d-\lambda \end{pmatrix}$ 必須等於 0，因此 $(a-\lambda)(d-\lambda) - bc = 0$，則 $\lambda^2 - (a+d)\lambda + (ad+bc) = 0$。

此特徵方程式是 λ 的二次方程式，會得到兩個根，也就是有兩個特徵值。然後再用每一個特徵值去算出對應的特徵向量。

例) $A = \begin{pmatrix} 3 & 1 \\ 2 & 2 \end{pmatrix}$，求 A 的特徵值與特徵向量。

由於特徵值 λ 滿足 $\lambda^2 - (3+2)\lambda + (3 \times 2 - 1 \times 2) = 0$，也就是 $\lambda^2 - 5\lambda + 4 = 0$的解 λ 為 1 與 4。

特徵值 $\lambda = 1$ 的特徵向量為 $\begin{pmatrix} x_1 \\ y_1 \end{pmatrix}$，$\begin{pmatrix} 3 & 1 \\ 2 & 2 \end{pmatrix}\begin{pmatrix} x_1 \\ y_1 \end{pmatrix} = 1\begin{pmatrix} x_1 \\ y_1 \end{pmatrix}$ 所以滿足 $2x_1 + y_1 = 0$ 的所有 $\begin{pmatrix} x_1 \\ y_1 \end{pmatrix}$ 為對應 $\lambda = 1$ 的特徵向量，因此我們取特徵向量 $\begin{pmatrix} -1 \\ 2 \end{pmatrix}$ 為代表。同理，特徵值 $\lambda = 4$ 的特徵向量為 $\begin{pmatrix} x_2 \\ y_2 \end{pmatrix}$，有 $\begin{pmatrix} 3 & 1 \\ 2 & 2 \end{pmatrix}\begin{pmatrix} x_2 \\ y_2 \end{pmatrix} = 4\begin{pmatrix} x_2 \\ y_2 \end{pmatrix}$ 滿足 $x_2 - y_2 = 0$ 的所有 $\begin{pmatrix} x_2 \\ y_2 \end{pmatrix}$ 為對應 $\lambda = 4$ 的特徵向量，因此取特徵向量 $\begin{pmatrix} 1 \\ 1 \end{pmatrix}$ 為代表。就得到兩個特徵值對應的兩個特徵向量。

我們要利用平面座標以直觀的方式，解釋特徵值與特徵向量的概念。當矩陣 A 為 2 階方陣時，特徵方程式會是二次方程式，所以會有兩個解。我們假設 A 的特徵值為 n 與 m，分別對應的特徵向量為 $\vec{u}$ 與 $\vec{v}$。

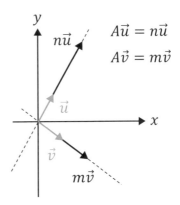

$$A\vec{u} = n\vec{u}$$
$$A\vec{v} = m\vec{v}$$

如右圖所示，A 的特徵值與特徵向量的直觀意義是，向量 $\vec{u}$、$\vec{v}$ 經過矩陣 A 的線性變換作用後，$\vec{u}$ 往同方向（或反方向）延伸 n 倍，而 $\vec{v}$ 往同方向（或反方向）延伸 m 倍。因此，特徵值、特徵向量雖然單從數學式看不出什麼意思，但畫在平面座標上來看，就比較容易理解了。

Business 矩陣的對角化

「矩陣的特徵值與特徵向量有甚麼用處？」其最重要的就是**矩陣的對角化**。利用特徵值與特徵向量，我們可以得到對角矩陣 (*diagonal matrix*) 形式。當矩陣可以做成對角化時，因為只有對角線有數值，其他都是 0，在計算上非常有利。特別是在很大的矩陣運算上，若可以轉換成對角矩陣就能大幅簡化計算。

以上例來說，我們可以利用特徵值與特徵向量，將矩陣 $A = \begin{pmatrix} 3 & 1 \\ 2 & 2 \end{pmatrix}$ 做對角化：

$$\begin{pmatrix} 1 & -1 \\ 1 & 2 \end{pmatrix}^{-1} \begin{pmatrix} 3 & 1 \\ 2 & 2 \end{pmatrix} \begin{pmatrix} 1 & -1 \\ 1 & 2 \end{pmatrix} = \begin{pmatrix} 4 & 0 \\ 0 & 1 \end{pmatrix} \longleftarrow 對角化了$$

也可以將矩陣 A 分解成特徵值與特徵向量構成的矩陣相乘：

$$A = \begin{pmatrix} 3 & 1 \\ 2 & 2 \end{pmatrix} = \begin{pmatrix} 1 & -1 \\ 1 & 2 \end{pmatrix} \begin{pmatrix} 4 & 0 \\ 0 & 1 \end{pmatrix} \begin{pmatrix} 1 & -1 \\ 1 & 2 \end{pmatrix}^{-1}$$

06 三階方陣

前面介紹的是二階方陣，本處要介紹的是三階方陣相乘、行列式與反矩陣的計算公式。

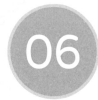

Point

當矩陣越大時，計算量也會暴增

三階方陣

三階方陣是由 9 個數字排列而成。單位矩陣 E 為對角線為 1，其他位置為 0 的對角矩陣。以下是兩個三階矩陣的乘積。

$$A = \begin{pmatrix} a_{11} & a_{12} & a_{13} \\ a_{21} & a_{22} & a_{23} \\ a_{31} & a_{32} & a_{33} \end{pmatrix} \qquad B = \begin{pmatrix} b_{11} & b_{12} & b_{13} \\ b_{21} & b_{22} & b_{23} \\ b_{31} & b_{32} & b_{33} \end{pmatrix} \qquad E = \begin{pmatrix} 1 & 0 & 0 \\ 0 & 1 & 0 \\ 0 & 0 & 1 \end{pmatrix}$$

$$AB = \begin{pmatrix} a_{11}b_{11} + a_{12}b_{21} + a_{13}b_{31} & a_{11}b_{12} + a_{12}b_{22} + a_{13}b_{32} & a_{11}b_{13} + a_{12}b_{23} + a_{13}b_{33} \\ a_{21}b_{11} + a_{22}b_{21} + a_{23}b_{31} & a_{21}b_{12} + a_{22}b_{22} + a_{23}b_{32} & a_{21}b_{13} + a_{22}b_{23} + a_{23}b_{33} \\ a_{31}b_{11} + a_{32}b_{21} + a_{33}b_{31} & a_{31}b_{12} + a_{32}b_{22} + a_{33}b_{32} & a_{31}b_{13} + a_{32}b_{23} + a_{33}b_{33} \end{pmatrix}$$

矩陣 A 的行列式 $\det A$ 的公式如下。

$$\det A = a_{11}a_{22}a_{33} + a_{12}a_{23}a_{31} + a_{13}a_{21}a_{32}$$
$$- a_{13}a_{22}a_{31} - a_{11}a_{23}a_{32} - a_{12}a_{21}a_{33}$$

矩陣 A 的反矩陣 A^{-1} 的公式如下。

$$A^{-1} = \frac{1}{\det A} \begin{pmatrix} a_{22}a_{33} - a_{23}a_{32} & -a_{12}a_{33} + a_{13}a_{32} & a_{12}a_{23} - a_{13}a_{22} \\ -a_{21}a_{33} + a_{23}a_{31} & a_{11}a_{33} - a_{13}a_{31} & -a_{11}a_{23} + a_{13}a_{21} \\ a_{21}a_{32} - a_{22}a_{31} & -a_{11}a_{32} + a_{12}a_{31} & a_{11}a_{22} - a_{12}a_{21} \end{pmatrix}$$

解出下列方程式的解，就可以得到矩陣 A 的特徵值 λ。

$$\det(\lambda E - A) = 0$$

回頭去看本張單元 2 求二階方陣行列式與反矩陣的公式，可以發現三階方陣的計算複雜度增加了很多，如果是四階方陣的複雜度就更高了，因此通常在二階、三階時還可以用手算來做練習，實際上都會寫程式交給電腦去執行，所以程式語言一定要至少學好一種。

雖然電腦已經取代了很多手算的工作，但在學習階段還是請確實用紙筆算算看，才會有所感覺。

🖥 Business 利用高斯消去法求反矩陣

求大矩陣的反矩陣時，一般都是利用電腦運算，當然寫程式呼叫矩陣運算的函式時，我們看不到它是怎麼算的，不過我們此處還是來瞭解一下函式內部如何用高斯消去法來求出反矩陣的。

以下是高斯消去法求反矩陣的過程。如下所示，我們要求出三階矩陣 A 的反矩陣，而 E 是單位矩陣，將矩陣 A 與 E 合併為一個 3 列 6 行的矩陣。接著利用三種基本操作(參考 p.249)，經過一番計算後，將左半部原本 A 的值改寫為單位矩陣 E。此時右半部就是 A 的反矩陣。

$$A = \begin{pmatrix} 1 & 1 & -1 \\ -2 & -1 & 1 \\ -1 & -2 & 1 \end{pmatrix} \quad E = \begin{pmatrix} 1 & 0 & 0 \\ 0 & 1 & 0 \\ 0 & 0 & 1 \end{pmatrix} \implies \overbrace{\begin{pmatrix} 1 & 1 & -1 \\ -2 & -1 & 1 \\ -1 & -2 & 1 \end{pmatrix}}^{A} \overbrace{\begin{pmatrix} 1 & 0 & 0 \\ 0 & 1 & 0 \\ 0 & 0 & 1 \end{pmatrix}}^{E}$$

$$\begin{pmatrix} 1 & 1 & -1 & 1 & 0 & 0 \\ -2 & -1 & 1 & 0 & 1 & 0 \\ -1 & -2 & 1 & 0 & 0 & 1 \end{pmatrix} \begin{matrix} ① \\ ② \\ ③ \end{matrix} \implies \begin{pmatrix} 1 & 1 & -1 & 1 & 0 & 0 \\ 0 & 1 & -1 & 2 & 1 & 0 \\ 0 & -1 & 0 & 1 & 0 & 1 \end{pmatrix} \begin{matrix} ① \\ ②+①×2 \\ ③+① \end{matrix}$$

$$\implies\implies\implies \begin{pmatrix} 1 & 0 & 0 & -1 & -1 & 0 \\ 0 & 1 & 0 & -1 & 0 & -1 \\ 0 & 0 & 1 & -3 & -1 & -1 \end{pmatrix} \quad A^{-1} = \begin{pmatrix} -1 & -1 & 0 \\ -1 & 0 & -1 \\ -3 & -1 & -1 \end{pmatrix}$$

這個演算方法可適用於 n 階矩陣，非常適合電腦執行。

矩陣的用途很大

　　矩陣是國高中時期就會學到的內容，是大學線性代數的基礎知識。矩陣本身不難，但應用卻很廣也相當重要，例如在 AI 機器學習領域扮演了重要的角色。

　　因為機器學習是將收集到的大量數據儲存成矩陣的形式，然後送進機器學習的數學模型，利用演算法 (例如梯度下降演算法) 不斷重複做矩陣運算，最後得到最適合的解。

　　因此，現在把矩陣學好，對將來繼續走 AI 這條路會很有幫助，當然 Chapter06 的微積分也一樣是非常重要的主題。

　　矩陣的計算很特殊，一定要熟練才行。比如說計算反矩陣之前必須先算出行列式，或者是利用高斯消去法來解出反矩陣。二階方陣的計算公式還算簡單，但到三階就相形複雜許多。

　　如果是為了考試，就必須勤於手算多加練習。至於更多階數的矩陣計算，則需要藉由程式語言的協助了。

複數 (虛數)

由實數進入複數的世界

本書曾在前面二次方程式的內容中介紹過虛數的概念，且說明方程式的解若為虛數，則表示此方程式沒有解。不過那是在實數領域，現在我們要由實數延伸到包括虛數的複數（$complex\ number$）領域。

虛數最基本的就是" $i^2 = -1$ "，光是這樣看不出有甚麼用處，該賦予甚麼意義就取決於我們要如何使用虛數。

虛數是帶有虛數單位符號 i 的數，例如 bi，其中 b 為實數，如果將實數 a 與虛數 bi 組合成 $a+bi$ 的形式就稱為複數（$complex\ number$），a 稱為「實部」，b 稱為「虛部」。若 $a=0$ 且 $b \neq 0$ 只留下 bi 就是純虛數；若 $a \neq 0$ 且 $b=0$，只留下 a 就是實數，因此我們說複數是實數的延伸，這樣應該很容易理解。

另外，兩個實數可以比較大小，但兩個複數不存在誰大誰小的關係。我們可以將複數的實部視為二維平面的橫軸（實數軸），虛部視為縱軸所形成的複數平面，則兩個複數 $a+bi$ 與 $c+di$ 可以想像是平面上的兩個點，當然沒有大小關係，但這兩點距離軸心的長度則可比較大小，也就是說複數取絕對值就可以比較大小。

複數擴展了科技的進步

複數可以擴展到複數函數，可以將複數引入三角函數與指數函數，進而衍生出更廣的用途，例如電流、聲波、光波都可以用複數函數來描述，我們現在常用的手機、無線通訊，如何從數位資訊變成電磁波傳送到接收端，再轉換回數位資訊，很神奇吧，看完本章之後，您就能瞭解複數在這背後扮演的重要角色了。

此外，複數要比矩陣更容易表示「旋轉」，例如在複數平面上乘以 i，就相當於逆時針旋轉 90 度，可以簡化計算過程。而且由複數轉換成四元數來做快速座標運算，更是 3D 動畫與電玩領域背後的技術。

通識學習的讀者

不能只知道 $i^2 = 1$，要瞭解複數的實部、虛部與複數平面的關係，以及要會複數的基本計算，包括絕對值、共軛複數等常識。此外，非常有名的尤拉公式也需要有概念。

工作應用的讀者

本章介紹的內容算很基本，包括三角函數的正交函數，傅立葉變換等，一定要確實瞭解。在研究上需要做推導時要看清楚公式的定義，在工程領域也需要寫程式做計算，請瞭解所用的程式語言與軟體提供的函式庫。

升學考試的讀者

熟記公式就能應對考試內容。配合向量與平面圖形同步學習，可以更加深兩個主題的理解。

01 複數的基礎

先瞭解複數的定義，其中要注意！複數的絕對值並不是直接平方開根號。

Point

在做複數的運算時，要把 i 當成符號處理

虛數單位

滿足 $i^2 = -1$ 的 i 定義為 $i = \sqrt{-1}$。此處的 i 稱為虛數單位。

複數

a、b 為兩實數，寫成 $a + bi$ 的數稱為複數。

我們稱 a 為實部、b 為虛部。

i 是虛數單位，後續進行運算時看到出現 i 就知道是代表複數。

共軛複數、複數的絕對值

複數 $z = a + bi$ 的共軛複數是將虛部的正負號變號，並會在上方加一條橫線 $\overline{z} = \overline{a + bi} = a - bi$。另外，複數 z 的絕對值是 $\sqrt{a^2 + b^2}$，記做 $|z|$ 或 $\sqrt{z\overline{z}}$。

📖 複數的絕對值

複數的絕對值會等於其共軛複數的絕對值。從右圖的複數平面上可以看出來，**複數與共軛複數會對稱於實數軸**。取絕對值的意思是與原點 $0 + 0i$ 的距離，因此 $a + bi$ 與原點的距離就是

$$\sqrt{(a-0)^2 + (b-0)^2} = \sqrt{a^2 + b^2} \text{。}$$

同理共軛複數 $a - bi$ 與原點的距離是

$$\sqrt{(a-0)^2 + (-b-0)^2} = \sqrt{a^2 + b^2} \text{，}$$

兩者的距離相等。

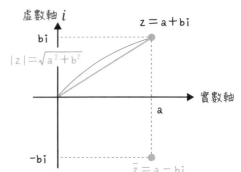

複數 $z = a + bi$ 與共軛複數 $\bar{z} = a - bi$ 相乘等於：

$(a + bi)(a - bi) = a^2 + abi - abi - b^2 i^2$，因為 $i^2 = -1$，因此相乘的結果會等於 $a^2 + b^2$，開根號即為絕對值。

⌨Business 利用複數表示反射係數

光波或電波進入不同物質時，在介質的交界處會產生反射。例如，光進入玻璃時，入射波會有一部分反射，也會有一部分穿透玻璃。當然，入射波與反射波的振幅相異（因為有通過量，所以反射波比入射波較小）。

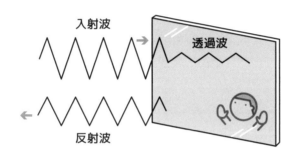

為了表示反射波的資訊，只依靠振幅是不夠的，還要考慮相位（*phase*）的概念。

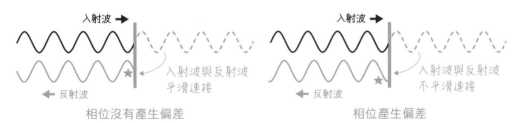

相位是週期變動的波，我們用數字表示週期變動的位置。請注意上圖中星號的部分。反射時，如果相位沒有產生偏差的情形，代表反射波與入射波是連續相接的。不過當相位產生偏差時，入射波與反射波就會有空隙，無法連續相接。

一般來說，當波反射時都會發生相位的偏差。我們利用「反射係數」來表示反射現象，並且利用複數來處理反射係數中的振幅與相位這兩種參數。

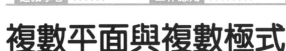
02 複數平面與複數極式

複數平面上的極式可以得到有趣的結果，讀者可以瞭解複數平面上的複數與旋轉的關係。

Point

乘上 i 就表示在複數平面上旋轉 90 度

複數平面與極式

假設複數 $z = a + bi$ 對應到複數平面上為 A 點（見右圖）。當 $|z| = r = \sqrt{a^2 + b^2}$，OA 與正實數軸的夾角為 θ。我們可以表示為 $z = a + bi = r(\cos\theta + i\sin\theta)$，此即為複數的極式。$\theta$ 是複數 z 的幅角，並且記做 $\arg(z) = \theta$。

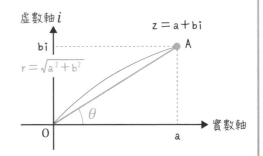

極式的乘法與除法

假設兩個複數 z_1、z_2 的極式如下：

$z_1 = r_1(\cos\theta_1 + i\sin\theta_1)$、$z_2 = r_2(\cos\theta_2 + i\sin\theta_2)$

此時，z_1、z_2 的積與商如下表示：

$z_1 z_2 = r_1 r_2 \{\cos(\theta_1 + \theta_2) + i\sin(\theta_1 + \theta_2)\}$

$\dfrac{z_1}{z_2} = \dfrac{r_1}{r_2}\{\cos(\theta_1 - \theta_2) + i\sin(\theta_1 - \theta_2)\}$

棣美弗定理（de Moivre's Formula）

假設 $z = (\cos\theta + i\sin\theta)$，當有 n 個 z 連乘，n 為任意整數，則下式成立：

$z^n = (\cos\theta + i\sin\theta)^n = \cos n\theta + i\sin n\theta$

我們會利用複數平面的理由是**因為適合表示旋轉**。

複數的極式與 Chapter10 單元 8 說過的「極座標」相同。我們不用直角座標來思考複數 $z = a + bi$，而是**用複數平面上與原點的距離以及和正實數軸的夾角來表示複數**。

此時，兩複數 z_1、z_2 的乘法與除法運算，會有相當有趣的性質，如下圖所示。z_1、z_2 乘積的絕對值是兩者個別的絕對值相乘，幅角則是兩者的幅角相加。而 z_1、z_2 相除的絕對值是兩者的絕對值相除，而幅角則是兩者的幅角相減。

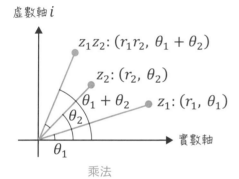

乘法

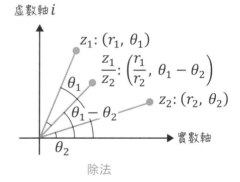

除法

例如，z_1 的絕對值為 4、幅角為 60 度，z_2 的絕對值為 2、幅角為 30 度。則 z_1 除以 z_2 的絕對值為 2、幅角為 30 度。

當我們學習極式之後，就可以知道當 $z = i$，就表示 $r = 1$、$\theta = 90$ 度，馬上計算得知乘上 i 就是逆時針旋轉 90 度。若 $z = -1$，就表示 $r = 1$、$\theta = 180$ 度，乘上 -1 就是逆時針旋轉 180 度。由棣美弗定理可知，若複數 z 的絕對值為 1（也就是 $r = 1$）、幅角為 θ，則 z^n 的幅角為 $n\theta$。簡單利用極式的乘法就可以推導出棣美弗定理。

相信讀者可以體會到，利用複數平面表示旋轉要比矩陣更為簡潔，在計算上也更方便。

03 尤拉公式

尤拉公式是很有名的數學公式，也被稱為世界上最美的等式。

Point

尤拉公式將指數函數用三角函數呈現

尤拉公式

i 為虛數單位、e 為納皮爾常數，則以下的關係式成立。

$$e^{ix} = \cos x + i \sin x$$

而且當 $x = \pi$ 時，有以下的性質。

$$e^{i\pi} + 1 = 0$$

 結合指數函數與三角函數的公式

　　尤拉公式（*Euler's formula*）最強之處就是連結了三角函數與指數函數這兩種完全不同型態的函數。當 $x = \pi$ 時，尤拉公式可以改寫為「$e^{i\pi} + 1 = 0$」，這也被稱為世界最美的等式。

　　不過，要如何證明尤拉公式是正確的呢？其實證明的方法有很多種，筆者在此利用一個相當直觀的馬克勞林展開式來證明。

　　首先，我們將 e^x、$\cos x$、$\sin x$ 分別用馬克勞林展開式寫成下面這樣：

$$e^x = \sum_{k=0}^{\infty} \frac{x^k}{k!} = 1 + x + \frac{x^2}{2!} + \frac{x^3}{3!} + \frac{x^4}{4!} - \cdots\cdots$$

$$\cos x = \sum_{k=0}^{\infty} (-1)^k \frac{x^{2k}}{(2k)!} = 1 - \frac{x^2}{2!} + \frac{x^4}{4!} - \frac{x^6}{6!} + \cdots\cdots$$

$$\sin x = \sum_{k=0}^{\infty} (-1)^k \frac{x^{2k+1}}{(2k+1)!} = x - \frac{x^3}{3!} + \frac{x^5}{5!} - \frac{x^7}{7!} + \cdots\cdots$$

接著將 e^x 中的 x 都以 ix 代入，而且已知 $i^2 = -1$，可以得到

$$e^{ix} = 1 + ix - \frac{x^2}{2!} - \frac{ix^3}{3!} + \frac{x^4}{4!} + \cdots\cdots$$

$$= \left(1 - \frac{x^2}{2!} + \frac{x^4}{4!} - \cdots\cdots\right) + i\left(x - \frac{x^3}{3!} + \frac{x^5}{5!} - \cdots\cdots\right)$$

$$= \cos x + i \sin x$$

所以我們就證明了尤拉公式。

🖳 Business 以複數表示交流電路

　　尤拉公式結合了指數函數與三角函數。三角函數可以用來表示波，不過計算上比較複雜。所以，我們就利用尤拉公式將三角函數表示為指數函數。

　　最好的例子就是**交流電**。一般住家的插座裡面就是交流電，會週期性改變電流的方向與大小。電流可用三角函數表示為 $I = I_0 \sin \omega t$。以 RC 串聯電路為例，以下是以三角函數處理與複數的指數函數處理的表示法。

　　電流 I 以三角函數 $\sin$ 表示時，電壓 V 的式子中出現了 $\sin$ 與 $\cos$，此時就一定要利用三角函數的疊合公式處理。另外，要計算阻抗 Z 時，需要分別計算絕對值與幅角。而如果使用複數的指數函數表示時，由於指數做微分與積分並不會改變形式，所以處理起來比較方便。此外，用複數表示阻抗 Z 時，一個式子就能表示出大小與角度，明顯比用三角函數還簡單。因此，尤拉公式可以幫助我們更容易處理與波有關的事物。

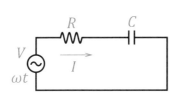

$$I = I_0 \sin \omega t$$
$$V = RI_0 \sin \omega t - \frac{1}{\omega C} I_0 \cos \omega t$$

$$Z: |Z| = \sqrt{R^2 + \left(\frac{1}{\omega C}\right)^2}$$

$$\theta = \tan^{-1}\left(\frac{-1}{\omega CR}\right)$$

$$I = I_0 e^{i\theta_0}$$

$$V = \left(R + \frac{1}{i\omega C}\right) I_0 e^{i\theta_0}$$

$$Z = R + \frac{1}{i\omega C}$$

RC串聯電路　　　　　　　用三角函數表示　　　　　　　用複數表示

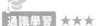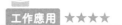

傅立葉變換

傅立葉變換可以將聲波、光波分解成頻率，這在物理與工程領域很常用到，從事這方面工作的人一定要記得。

 Point

傅立葉級數與傅立葉變換類似

傅立葉變換

對於函數 $f(t)$ 的傅立葉變換的定義如下，其中變換後的函數記做 $F(\omega)$。

$$F(\omega) = \int_{-\infty}^{\infty} f(t)\, e^{-i\omega t}\, dt$$

利用 $F(\omega)$ 反推 $f(t)$ 的過程稱為反傅立葉變換。

$$f(t) = \frac{1}{2\pi} \int_{-\infty}^{\infty} F(t)\, e^{i\omega t}\, d\omega$$

函數內積與正交函數

兩函數 $f(x)$、$g(x)$ 的內積 (inner product) 定義可以寫成下面三種樣子都可以：

$$f(x) \cdot g(x) \qquad < f(x),\ g(x) > \qquad \int_{-\infty}^{\infty} f(x)g(x)\, dx$$

當 $f(x)$、$g(x)$ 的內積為 0 時，我們稱這兩個函數是正交函數 (orthogonal function)。

例) $f(x) = \sin x$ 與 $g(x) = \sin 2x$ 這兩個函數即互相正交。

也可以推廣到 $f(x) = \sin nx$ 與 $g(x) = \sin mx$，（n、m 為整數），當 $n \neq m$ 時為正交函數。同理，cos 函數也適用。

📖 傅立葉變換的意義

基本上，傅立葉變換（*Fourier transform*）的意義與我們在 Chapter04 單元 6 介紹的傅立葉級數用意相同，也就是將聲音與光等波分解成頻率進行分析。在傅立葉級數中，我們將函數改寫為 sin 函數與 cos 函數的和，並且分別求出係數 a_n 與 b_n。傅立葉變換則是將函數 $f(t)$ 變換為 $F(\omega)$，而函數 $F(\omega)$ 則是相當於傅立葉級數的 a_n 與 b_n 的角色。

也就是，傅立葉級數與傅立葉變換的目的是相同的，就是將**某個波（函數）轉換為頻率的函數**。而且傅立葉變換是可逆的，把頻率函數 $F(\omega)$ 還原為 $f(t)$ 的過程就是反傅立葉變換。

那為什麼我們要使用複數函數、積分範圍從 $-\infty \sim \infty$（負無限大到無限大）等讓傅立葉變換看起來更複雜的概念呢？主要的理由有兩個：

第一個原因是讓計算更簡單。三角函數計算微積分很複雜，如果使用尤拉公式，將三角函數改寫為指數函數時，計算上會更容易。再者，如果利用三角函數（傅立葉級數），就一定要分別計算 a_n 與 b_n 兩個係數，但如果是利用複數（傅立葉變換），就只需要考慮 $F(\omega)$ 一個函數即可。

第二個原因是可以用於非週期函數，也就是**傅立葉變換可以適用於非波函數**。傅立葉級數將波的函數分解為三角函數（週期函數），無法適用於非週期函數。然而傅立葉變換可以將波以外的函數當作「週期為無限大」，就可以變換頻域，也因此傅立葉變換的積分範圍是 $-\infty \sim \infty$。

📖 甚麼是函數正交、函數內積

傅立葉變換的式子中包含了函數正交與內積的重要觀念。接下來我們會說明。如同在 Point 所說，函數 $f(x)$、$g(x)$ 的內積定義為 $f(x) \cdot g(x)$ 的積分。因為三角函數是週期函數，$\cos nx \cdot \cos mx$、$\sin nx \cdot \sin mx$、$\cos nx \cdot \sin mx$（$n \neq m$）在週期內（例如 $[-\pi, \pi]$）的函數內積為 0，即表示該兩函數正交。

按照這種想法，我們就可以用傅立葉變換，將函數當作向量進行思考。如以下的式子，向量 **a** 可以用兩兩互相垂直的向量 $\vec{e_x}, \vec{e_y}, \vec{e_z}$ 的線性組合來表示，而線性組合的係數就分別是 **a** 與 $\vec{e_x}, \vec{e_y}, \vec{e_z}$ 的內積。

另一方面，函數（傅立葉變換）的情形也可以表示為互相正交的函數 $\sin x$、$\sin 2x$、$\sin 3x$、$\cdots$ 的線性組合，係數就分別是 $f(x)$ 與 $\sin x$、$\sin 2x$、$\sin 3x$、$\cdots$ 的內積。在此要注意的是，向量的個數是有限的，但在無限級數則有無限多項。

$$\overset{\vec{a}}{\begin{pmatrix} 2 \\ 3 \\ 4 \end{pmatrix}} = 2 \underset{\vec{a}\cdot\vec{e_x}}{\overset{\vec{e_x}}{\begin{pmatrix} 1 \\ 0 \\ 0 \end{pmatrix}}} + 3 \underset{\vec{a}\cdot\vec{e_y}}{\overset{\vec{e_y}}{\begin{pmatrix} 0 \\ 1 \\ 0 \end{pmatrix}}} + 4 \underset{\vec{a}\cdot\vec{e_z}}{\overset{\vec{e_z}}{\begin{pmatrix} 0 \\ 1 \\ 0 \end{pmatrix}}}$$

$$f(x) = A\sin x + B\sin 2x + C\sin 3x + \cdots\cdots$$

$$<f(x),\ \sin x> \quad <f(x),\ \sin 2x> \quad <f(x),\ \sin 3x>$$

向量的情形　　　　　　　　函數（傅立葉級數）的情形

`📺 Business` 無線通訊技術與傅立葉變換

傅立葉變換的技術廣泛應用於我們日常生活的事物中。接下來我們介紹行動電話與無線 LAN 等無線通訊技術的應用。

無線通訊設備為了傳送數位資訊，會將「01」等訊號藉由反傅立葉變換轉變為波，然後以電波的方式傳送出去。接收方與傳送方如下圖所示。

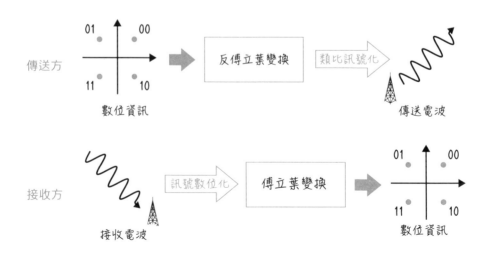

而接收方則是以反方向進行。在接收到電波後，將這些資訊進行傅立葉變換轉變為頻域的資訊，就包含傳送方發送過來的數位資訊。

這裡進行的傅立葉變換，是採用快速傅立葉變換（FFT）。因為如果按照本單元介紹的方法計算的話，會非常花時間，就無法進行高速通訊。也因為有了快速傅立葉變換的演算法，才得以實現手機的高速通訊能力。

接下來我們要介紹稱為 **OFDM（正交分頻多工）** 的技術，也就是利用本單元介紹的「正交」概念進行通訊的方法。

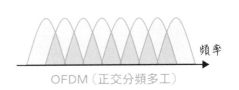
傳統的FDM（分頻多工）

OFDM（正交分頻多工）

一般所使用的分頻多工技術（FDM）中，使用中的頻率需要有某種程度的間隔（上圖），如果沒有間隔，就會與其他電波產生干擾的問題。

不過在 OFDM 的技術中就沒有留間隔的問題，而是接收與傳輸的訊息會有部分的頻率重疊，但是 OFDM 藉由使用正交函數而解決干擾的問題。例如，$\sin x$ 與 $\sin 2x$ 兩個函數互相正交，縱使訊號夾雜這兩種函數，但我們仍可以順利進行分離。藉由 OFDM 的技術，提高電波使用頻率的效率，更可以降低雜訊而實現高速通訊。

手機幾乎是每個人獲取資訊不離身的工具，之所以能夠即時接收與發送訊息，在背後支撐這種通訊技術的核心就是三角函數與複數函數。

05 四元數

只有電腦動畫領域的少數讀者才需要瞭解。不過，四元數（Quaternion）可以加深對複數的理解。

> **Point**
>
> 👆 **複數不只是二元，也可以定義爲四元**

四元數的定義

假設 i、j、k 為相異的虛數單位，則一個四元數 q 可以表示為 $q = a + bi + cj + dk$。其中，虛數單位 i、j、k 滿足以下的條件。

$$i^2 = j^2 = k^2 = ijk = -1$$

$$ij = -ji = k \quad jk = -kj = i \quad ki = -ik = j$$

（由以上條件可看出四元數的乘積交換律並不成立）

共軛四元數、四元數的絕對值、四元數的倒數

q 的共軛四元數定義為 $\overline{q} = a - bi - cj - dk$。

q 的絕對值則定義為 $|q| = \sqrt{a^2 + b^2 + c^2 + d^2}$，也可以寫成 $|q|^2 = q\overline{q}$。

而 q 的倒數定義為 $q^{-1} = \dfrac{\overline{q}}{|q|^2}$。且 $qq^{-1} = 1$。

利用四元數的三維座標旋轉

三維空間中的一個點 $(x,\ y,\ z)$，要對一個旋轉軸 $r(r_x,\ r_y,\ r_z)$，（$|r| = 1$）旋轉 θ 角，得到該點旋轉後的新位置，可以如下計算出來。

① 將點 $(x,\ y,\ z)$ 用四元數表示為 $p = xi + yj + zk$。

② 將旋轉軸與旋轉角寫為單位四元數 q：

$$q = \cos\frac{\theta}{2} + ir_x\sin\frac{\theta}{2} + jr_y\sin\frac{\theta}{2} + kr_z\sin\frac{\theta}{2}$$

③ 因此 p 對 q 旋轉後的位置 p' 可以寫為 $p' = qp\overline{q}$。

④ p' 的四元數是 $p' = x'i + y'j + z'k$，就得到 $(x,\ y,\ z)$ 旋轉後的三維座標是 $(x',\ y',\ z')$。

📖 四元數可以擴大複數的應用範圍

四元數屬於比較專業的主題，在這邊特別介紹的理由是因為藉由四元數可以加深對一般複數的理解。

複數如同平面向量一樣是由 2 個數字組成（實部與虛部）的一個數。而向量可以由平面推廣到空間，那麼數學家就會思考複數是否也可以推廣到空間，四元數就是這種概念的推廣。而八元數、十六元數等數學理論則是讓複數更加擴大。

與複數比較起來，四元數的特徵是**交換律不成立**，也就是兩個四元數 q_1、q_2 相乘，通常 $q_1q_2 \neq q_2q_1$。而四元數的絕對值、共軛四元數、倒數等定義則與二元的複數相同。

此外，如果說一般的複數為二元數的話，那麼與四元數之間是否有「三元數」呢？答案是**不存在三元數**。

💻 Business 3D 動畫受惠於四元數的快速運算

一般人沒有聽過的四元數，被廣泛應用在影像技術領域，原因就是**可以很簡單又快速的計算旋轉**，對於製作 3D 動畫非常有幫助。同時也與遊戲、VR（虛擬實境）、電影動畫有密切的關係，特別是電玩愛好者之所以能夠享受流暢的情境，可以說是受惠於四元數。

另外，四元數也應用於火箭與衛星的控制。火箭升空時的狀態非常重要，為了獲得高速化的控制，利用四元數也是必要的。

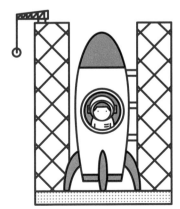

甚麼是虛數的時間

舉世知名「輪椅上的物理學家」史蒂芬・霍金博士於 2018 年辭世，他與罕見疾病 ALS（肌萎縮性脊髓側索硬化症，或稱為漸凍人症）奮鬥 70 年，留下許多偉大的研究成果，相信他的人生激勵了許多人。

而霍金博士對於宇宙誕生等理論甚有研究，他主張「宇宙誕生的時間是虛數」。應該沒有人可以想像這個主張是甚麼意思吧。平方後等於 −1 的時間是甚麼？虛數的時間是甚麼？

當然，在我們既有的認知中，時間從過去到未來就像數線一樣是單一方向流逝的，所以完全是一維。我們在本章學習到複數不僅可以表現在二維的複數平面，也可以用在三維空間。按此推測，如果實數的時間是一維，那所謂的虛數時間不存在於一維，如果把時間的維度從一維提高到二維，虛數的時間是否就存在於二維的時間呢？

宇宙誕生的時間如果如霍金博士所言是虛數，與我們生存的時間顯然不在同一個維度。這已經超越了人們的想像，不過數學卻可以將此極為抽象的概念用式子表達出來，您是否感受到數學的力量呢？

Chapter

14

機率

機率的重點是理解語意

機率在數學領域中是個獨特的科目。有些數學很好的學生，開始學到機率的時候卻相當困擾。而有些學生的數學普普通通，卻對機率問題特別拿手。想必各位讀者在高中時期就遇過這樣的同學吧。

其中一個很大的原因是**對於語意的理解**。例如「或」「且」「否定」「互斥」「獨立」等用詞。如果沒辦法順利理解這些機率用詞，就很難去解題了。

而且，機率牽涉到許多分數或小數的計算，特別容易不小心算錯，由於不容易進行驗算，所以讀者一定要特別注意。

真實世界的機率與數學的機率

我們在學校學習的機率，為了便於理解，大多是用擲骰子、丟硬幣等例子來示範。而且假設使用的骰子是六個面出現機率都一樣的「公正」骰子，用的硬幣也是正反面出現機率一樣的「均勻」硬幣。

公正的骰子與均勻的硬幣都是在數學的完美假設下才成立，如此得出來的機率稱為**數學的機率**。然而真實世界中的骰子與硬幣，不可能每一面完全均等，因此現實中很難有「公正」這回事。

此外，數學的機率假設每次擲骰子、丟硬幣都是彼此獨立的，也就是說，這一次擲出點數 3，與下一次擲出的點數多少並無相關性。但在真實世界中就不見得了，例如今天下雨和明天是否下雨很可能有相關性；再如抽獎活動每一次抽出來的中獎率也會因為排在前面的人是否中獎而有相關性。

而且機率問題也很容易受到人們心理的影響，例如一枚硬幣連續丟出 4 次正面，你是不是覺得下次出反面的機率會提高？再舉個猜拳的例子，在數學上可以假設出剪刀、石頭或布的機率各三分之一，但實際上每個人出拳的偏好都不同，甚至連自己都難以察覺到，所以真實世界的機率只能依照大量實際情況進行統計分析才能估算出來，這稱為**統計的機率**。

　　由於真實的問題太過複雜，不利於學習，因此我們在學習機率的階段，仍然會基於數學的假設下進行。先對機率建立基本的知識之後，將來考慮到各種現實狀況時，就知道該如何依實際做因應與修正。

通識學習的讀者

　　要確實理解機率基本名詞的意義。例如，「排列」「組合」「機率」「事件出現的機率」「互斥」「獨立」「條件機率」等。

工作應用的讀者

　　在工作中一般不太會去計算機率問題，但統計問題卻是非常有需要。如果沒有機率的基本知識，就很難去處理既有的數據。由於條件機率是貝氏統計（*Bayesian statistics*）的基礎，用於考量在甚麼樣的前提之下，發生甚麼事情的機率如何，這是一定要熟練的。

升學考試的讀者

　　需要多加練習並且整理題目的模式。不論是否喜歡機率，都應該熟記重要的定理、公式並多多手算練習，就可以在考試中順利拿分。計算時容易漏算，特別注意要細心。

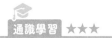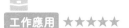 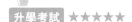

01 計數原理

務必學會如何計算可能發生的方法數，不要發生「少算、多算」等錯誤。

 Point

畫出樹狀圖可看出各種可能

計數原理

● 加法原理

若 A、B 為兩個不同的事件，且兩者不會同時發生。假設 A 可能發生的方法數有 a 種、B 發生的有 b 種，則 A「或」B 發生的方法數會有 $a+b$ 種。

例）從 52 張撲克牌任意取一張，求抽到 5 或 6 可能有幾種。

→　由於不可能同時抽到 5 與 6，所以抽到 5 有 4 種（黑桃、梅花、紅心、方塊各一）、抽中 6 也有 4 種，因此總共有 $4+4=8$ 種。

● 乘法原理

若有 A、B 兩個不同的事件。假設 A 可能發生的方法數有 a 種、而 B 是接續在 A 之後發生的可能有 b 種，則 A「且」B 同時發生的可能有 $a \times b$ 種。

例）依序擲兩顆公正骰子，求出現點數和為偶數有幾種。

→　擲第一顆骰子總共有 1～6 共 6 種結果，無論第一顆擲出偶數或奇數，第二顆骰子要讓總和為偶數的可能有 3 種（例如第一顆擲出 1，則第二顆必須擲出 1、3、5，兩顆相加才會是偶數）。所以共有 6×3 種。

樹狀圖

我們可以依事件發生的順序畫出樹狀圖，來看看各種可能發生的情況。

例）假設有 A、B、C 三張卡片，依序各抽取一張直到抽完，則總共有幾種結果。

如右邊的樹狀圖，可以知道總共有 6 種。

$$A \begin{cases} B - C \\ C - B \end{cases}$$

$$B \begin{cases} A - C \\ C - A \end{cases}$$

$$C \begin{cases} A - B \\ B - A \end{cases}$$

📖 計數時不要少算、多算

本章一開始先介紹「**計數原理**」。先計算出事件發生的方法數，就能用方法數去求得發生的機率。所以，在我們開始討論機率之前，先學會正確計數很重要。計數的重點是不要發生「少算、多算」的失誤。讀者一定要多加練習，以確保計數正確。

我們可以利用畫出樹狀圖的技巧，先畫出第一層的所有情形，再接續畫出第二層的所有情形，如此接續下去。就好像是字典排序般，按照某個固定的規則，正確寫出所有結果（見 Point 中的樹狀圖）。雖然在實際的問題中，可能因為發生的情形太多而無法全部列出來，即使如此，寫出部分的樹狀圖也能夠幫助我們整理問題。

📖 是加法？還是乘法？

加法原理與乘法原理是在計數時判斷應該用加法還是乘法。例如，某組織是由 5 位男性與 4 位女性組成。假設要在其中選出 2 位委員，則有以下兩種情形。

首先，如果 2 位委員都是同性別，也就是同為男性「或」同為女性，會有多少種方法數。先來看 2 位委員都是男性的情形，5 位男性中選出 2 位總共有 10 種方法數。再看 2 位委員都是女性的情形，4 位女性中選出 2 位總共有 6 種方法數。由於我們在這裡考慮的是「或」的情形，所以利用加法原理，可以知道總共的方法數為 $10 + 6$ 種。

然後我們還要考慮男女各選 1 人的情形。此時，男性 5 位選 1 位總共有 5 種結果，女性 4 位選 1 位總共有 4 種結果。由於是男女各選 1 人，也就是男性 1 位「且」女性 1 位，所以利用乘法原理，可以知道總共的方法數為 $5 \times 4 = 20$ 種。

如果在計數時不確定應該要用加法或是乘法，那麼回到「或」與「且」的原則，就可以幫助我們判斷應該用哪一種運算。如果還是不確定，也可以畫樹狀圖列出所有可能的情形。

02 排列公式

排列 (Permutation) 的內容不難，但是容易與組合 (Combination)、重複排列弄混。務必確認使用排列公式的時機。

Point

有順序且不能重複時，要使用排列公式

排列的定義與公式

從 n 個相異的東西取出 r 個進行排列，則排列結果的總方法數記做 P_r^n，定義如下。

$$\mathrm{P}_r^n = n(n-1)(n-2) \cdots\cdots (n-r+1) = \frac{n!}{(n-r)!}$$

階乘

對於正整數 n，從 1 到 n 的乘積記做 $n!$，唸做 n 階乘。

也就是 $n! = \displaystyle\prod_{k=1}^{n} k = n(n-1)(n-2)\cdots\cdots 2 \cdot 1$。

其中，我們定義 $0! = 1$。

例) $5! = 1 \times 2 \times 3 \times 4 \times 5 = 120$

$\mathrm{P}_2^5 = \dfrac{5!}{3!} = \dfrac{120}{6} = 20$

📖 **有排列順序時，則使用排列公式**

將若干個東西按照順序排出來的過程稱為排列。例如，有 6 人 (a、b、c、d、e、f) 參加賽跑，第 1 名、第 2 名、第 3 名各種可能的結果依順序會有 abc、abd、…、abf、bac、bad、…、abf、…、fed 種可能的排列方式。

這種排列有多少種呢？我們可以套用 Point 中的排列公式 P_r^n 或寫為 $P(n,r)$。以此例來說就是 6 個不同的人中取 3 個人，$P_3^6 = 6 \times 5 \times 4 = 120$，也可以用 $\dfrac{6!}{(6-3)!} = \dfrac{720}{6} = 120$ 計算出來。

排列公式使用於依順序排列且不允許重複的情形。若是在上述賽跑問題中，我們將問題改為「取初賽成績優秀的前三名晉級決賽，則決賽總共有幾種對戰情形」時，因為只要是前三名就好，而不論初賽成績的排名順序，如此就不會是 6 取 3 的 120 種可能的對戰情形了。

我們假設 a、b、c 是初賽的前三名，初賽成績排名可能有 abc、acb、bac、bca、cab、cba 共 6 種排列方式，也就是有 3! 的排列方式。但不管是這 6 種排列中的哪一種，決賽的對戰情形都是他們三個，因此這三個人的對戰組合視為只有 1 種，若套用排列公式則會多算 3! 倍。我們會在下個單元介紹組合的觀念。

Business 可重複選取的排列總數

我們用一套 52 張不同花色與點數的撲克牌為例，如果要從這 52 張中每次抽 1 張，依序共抽出 4 張，且抽出的牌不放回去，會有幾種排列方式呢？我們來看看，第 1 抽有 52 種可能，因為抽出不放回，第 2 抽只剩 51 種可能，第 3 抽剩 50 種可能，第四抽剩 49 種可能，所以總共有 $52 \times 51 \times 50 \times 49$ 種排列方式。

但如果抽出的牌允許放回去，依序抽 4 張會有多少種排列方式？第 1 抽有 52 種可能，因為可以放回去，因此第 2 抽仍有 52 種可能，第 3、4 抽也都各有 52 種可能，如此總共會有 $52 \times 52 \times 52 \times 52 = 52^4$ 種排列方式。

要注意看清楚問題是甚麼，否則很有可能因誤解題意而算錯。

03 組合公式

排列與組合的觀念很重要，很多人會將兩者弄混，請記得！有順序性的叫做排列，沒有順序性的稱為組合（Combination）。

Point

組合是取出的物品不考慮排列順序

組合的定義與公式

　　從 n 類不同的東西中（每類至少有 r 個），總共取出 r 個，且不考慮順序的方法數記做 C_r^n 或 $C(n,r)$，定義如下。

$$C_r^n = \frac{P_r^n}{r!} = \frac{n(n-1)(n-2)\cdots\cdots(n-r+1)}{r!}$$

另外也定義 $C_n^n = 1$、$C_0^n = 1 = 1$。

例）$C_3^5 = \dfrac{P_3^5}{3!} = \dfrac{5 \times 4 \times 3}{3 \times 2 \times 1} = 10$

📖 組合公式使用於不考慮排列順序的情形

　　組合是從多種不同東西中取出一定數量，看看有幾種可能。在此接續前一個單元 6 人取 3 人晉級決賽的問題，因為只要是前三名就不看順序都能晉級決賽，這就代表晉級決賽的組合數。

　　組合公式就是在 Point 中表示的 C_r^n。因此從 6 人中選出 3 人晉級決賽的可能組合，就是計算所有排列的方法數去除以重複的 $3!$ 倍數（前單元講過），因此 6 人取 3 人的組合數，就代入組合公式，總共會有 $C_3^6 = P_3^6 /3!$

$$= \frac{6 \times 5 \times 4}{6} = 20 \text{ 種組合。}$$

　　我們再來練習一下，如果是 6 人中取 4 人晉級決賽，其組合數就會是 $C_4^6 = P_4^6 /4! = \dfrac{6 \times 5 \times 4 \times 3}{24} = 15$ 種組合。

接下來我們考慮允許重複選的情形。假設某水果攤販賣柑橘、葡萄、蘋果等三類水果,假設每類水果都至少有 5 個,我們打算從這三類水果總共買 5 個。可以重複買同樣的水果,且不考慮挑選的順序,例如柑橘 5 個、或柑橘 1 個＋葡萄 3 個＋蘋果 1 個、或葡萄 3 個＋蘋果 2 個皆可。

我們將購買的 5 個水果想成是 5 個○,每兩類不同水果之間用棍子｜隔開,因為有 3 類水果,就需要有 2 根棍子才能將不同類隔開。下圖是 3 種可能購買的組合用○與｜來呈現。

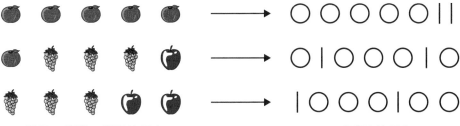

柑橘、葡萄、蘋果的組合　　　　　　　　　　　　○與｜的組合

如上圖所示,如果是購買 5 個柑橘就是對應「5 個○、棍子、0 個葡萄、棍子、0 個蘋果」。如果是購買柑橘 1 個、葡萄 3 個、蘋果 1 個就是對應「1 個○、棍子、3 個○、棍子、1 個○」。如果是購買葡萄 3 個、蘋果 2 個就是對應「棍子、3 個○、棍子、2 個○」。

按照以上的想法,如同從每一排 7 個物品選出 5 個○的組合數。因此,總方法數就是 $C_5^7 = \dfrac{7 \times 6 \times 5 \times 4 \times 3}{5!} = 21$ 種。

總結來說,從 n 類相異東西(每類至少有 r 個),允許重複取出 r 個的組合稱為「重複組合」,記為 H_r^n,$H_r^n = C_r^{n+r-1}$。以上例來說,3 類水果可重複取 5 個,即 $H_5^3 = C_5^{3+5-1} = C_5^7$。

我們在前面說明了排列與組合（是否考慮順序）以及是否允許重複的情形。接下來的例子是從字母 A、B、C 中取出 2 個，看看在不同情況下會如何。

在實際問題中是否考慮順序，是否允許重複是很重要的前提。雖然有發展出較深入的環狀排列與項圈排列等內容，不過基本就是上述的兩個重點。所以請讀者要特別留意順序與重複。

	考慮順序	不考慮順序
不允許重複	A⟨B C　C⟨A B B⟨A C　$P_2^3 = 6$ 種	A⟨B C B — C　$C_2^3 = 3$ 種
允許重複	A⟨A B C　C⟨A B C B⟨A B C　$3^2 = 9$ 種	A⟨A B C　C — C B⟨B C　$H_2^3 = 6$ 種

💻Business 由巴斯卡三角形推導出的二項式定理

二項式定理是做為排列的應用例子。因為有二項式定理，讓我們很方便得到 $(x + y)$ 的 2 次方、3 次方、4 次方…展開式的各項係數。

$(x+y)^2 = x^2 + 2xy + y^2$，所以各項係數是 $1, 2, 1$。

$(x+y)^3 = x^3 + 3x^2y + 3xy^2 + y^3$，所以各項係數是 $1, 3, 3, 1$。

$(x+y)^4 = x^4 + 4x^3y + 6x^2y^2 + 4xy^3 + y^4$，所以各項係數是 $1, 4, 6, 4, 1$。

我們發現隨著次方數的增加，係數的關係會是「巴斯卡三角形」的數列。三角形的兩側皆為 1，其餘數字由上到下依序相加就可以得到左圖的巴斯卡三角形。

而數列中的係數如果以組合方式呈現，就可以改成右圖那樣，由每一列的數字就可以得到二項式定理。

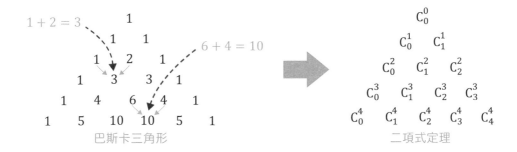

巴斯卡三角形　　　　　　　　　　　　二項式定理

以下是二項式定理的公式。

二項式定理

　當 n 為整數時，$(x+y)^n$ 的展開式與各項係數如下所示：

$$(x+y)^n = C_n^n x^n + C_{n-1}^n x^{n-1}y + \cdots\cdots + C_{n-r}^n x^{n-r}y^r + \cdots + C_0^n y^n$$

我們簡單說明用組合數來表示多項式係數的原因。以下是二項式的展開式。當考慮 n 次方時，我們要從 x 與 y 中取出總共 n 個，假設 x 取 $n-r$ 個，那麼 y 就取 r 個所以，$x^{n-r}y^r$ 項就會有 C_{n-r}^n 個組合，也就是該項的係數。

$$(x+y)^2 = (x+y)(x+y) = xx + xy + yx + yy$$
$$(x+y)^3 = (x+y)(x+y)(x+y) = xxx + xxy + xyx + xyy + yxx + yxy + yyx + yyy$$

組合公式不只是在計算各種情形的方法數，也可以應用在其他的領域，例如機率與統計的二項式分布上。

04 機率的定義

機率的基本觀念、事件與餘事件，以及「各種事件出現的機率均等」的含意。

Point
瞭解語意非常重要

機率的定義

假設 N 為所有事件發生的方法數總和，a 為事件 A 發生的方法數，事件 A 發生的機率記做 $P(A)$，其機率值為 $P(A) = \dfrac{a}{N}$，且 $0 \le P(A) \le 1$。

例）擲兩個公正骰子，求點數和為 12 的機率。

擲兩個公正骰子，出現的所有可能點數和有 $6^2 = 36$ 種排列方法數。其中點數和為 12，只有第一個為 6 且第二個也為 6 的情形，也就是只有 1 種排列方式。所以點數和為 12 的機率 $P = \dfrac{1}{36}$。

餘事件定理

對於事件 A，我們將「A 不發生」的事件稱為 A 的餘事件，記做 $\overline{A}$。此時，事件 A 與餘事件 $\overline{A}$ 發生的機率分別為 $P(A)$、$P(\overline{A})$，兩者相加要等於 1，因此有 $P(A) = 1 - P(\overline{A})$ 的關係式。

例）同時擲 5 枚均勻硬幣，求至少出現 1 枚反面的機率。

直接算「至少出現 1 枚反面」事件的機率沒有那麼容易，但我們可以看看其餘事件是「沒有 1 枚是反面」，等於「5 枚皆是正面」。因此餘事件發生的機率是 $\dfrac{1}{2^5} = \dfrac{1}{32}$。所以至少出現 1 枚反面的機率是 $1 - \dfrac{1}{32} = \dfrac{31}{32}$。

專有名詞

- **隨機試驗**：試驗觀察到的每次結果都是隨機出現的。
- **樣本空間**：隨機試驗所有可能的結果（樣本點）組成的集合。例如丟一顆六面骰子，所有可能的結果都是 1~6，因此樣本空間是 $\{1, 2, 3, 4, 5, 6\}$。
- **事件**：能夠產生樣本空間內任何一種可能結果。

　　機率是將目標事件發生的方法數（樣本點個數）除以全體事件發生的方法數（總樣本個數）。所以，機率永遠介於 0 與 1 之間。不過這個機率的算法必須是各種事件出現的機率均等。舉例來說，擲公正骰子出現的可能點數為 1~6，總共 6 種，且每個點數出現的機率均等，所以擲到點數為 1 的機率是 $\frac{1}{6}$。

　　不過我們改一下題目，擲 2 個公正骰子，出現的所有點數和是 2~12，總共 11 種可能，所以我們能說擲到點數為 2 的機率是 $\frac{1}{11}$ 嗎？顯然是錯的。這是因為點數和出現 2 的方法數只有兩個骰子同時為 1 的 1 種情形。而點數和出現 3 的方法數有 1 與 2、2 與 1，總共 2 種情形，顯然出現點數和為 2 與 3 的機率不同，因此兩個事件並不符合「**各種事件出現的機率均等**」的前提。這是許多人在學習機率時容易犯的錯。

💻 Business 數學的機率與統計的機率

　　以上介紹的是數學上的機率，也就是可以假設在理想情況下，例如骰子六個面本來就不會是均等的，因此所謂「公正」的骰子本身就是個假設。然而在真實世界的問題中，各種事件出現的機率會均等嗎？

　　假設在猜拳時，如果是數學上的假設，那麼出現剪刀、石頭、布就屬於「各種事件出現的機率均等」的概念。不過實際上，每個人都會有「喜歡出〇〇」的偏好，那就不是各種事件出現的機率均等了。

　　因此，在真實世界中只能靠著不斷重複實驗或統計資料來找出各種情況可能出現的機率。例如，天氣預報的降雨機率是按照在相同天氣時下雨的次數，除以出現相同天氣的次數而得來。

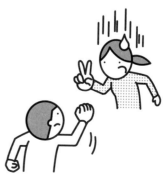

　　因此，依照數學公式求出的機率稱為**數學的機率**，重複進行實驗得到的機率則稱為**統計的機率**。

05 機率的加法原理

瞭解事件互斥、和事件、積事件等名詞的意義，建立解決複雜機率問題的基礎知識。

Point

☝ 若事件 *A* 與 *B* 互斥，則表示 $P(A \cap B) = 0$

機率的加法原理

若兩事件 *A* 與 *B* 互斥，則有

$$P(A \cup B) = P(A) + P(B)$$

若兩者不互斥，則有

$$P(A \cup B) = P(A) + P(B) - P(A \cap B)$$

專有名詞

● 互斥：兩事件不可能同時發生。

● $P(A \cup B)$：*A* 與 *B* 的和事件（*A* 或 *B*）發生的機率。

● $P(A \cap B)$：*A* 與 *B* 的積事件（*A* 且 *B*）發生的機率

以下是文氏圖（*Venn diagram*）：

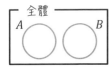
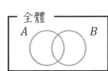
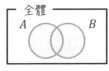
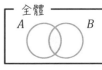

互斥　　　　不互斥　　　（*A* 或 *B*）　　（*A* 且 *B*）

例）52 張撲克牌（不含鬼牌）中抽出一張，求抽到 5 或 6 的機率。

由於抽到 5 與抽到 6 是互斥事件，抽到 5 或 6 的機率就是將抽到 5 與抽到 6 的個別機率相加。

52 張牌中有 4 張 5，所以抽到 5 的機率是 $\dfrac{4}{52} = \dfrac{1}{13}$。

同理，抽到 6 的機率也是 $\dfrac{1}{13}$。所以抽到 5 或 6 的機率為 $\dfrac{1}{13} + \dfrac{1}{13} = \dfrac{2}{13}$。

　　本單元最重要的就是理解機率中「互斥」的意義。互斥是指兩事件不可能同時發生。例如，從 52 張撲克牌中抽一張時，抽出的牌不可能既是 5 又是 6，因此是互斥的事件，所以有加法原理 $P(A \cup B) = P(A) + P(B)$ 的關係式。因此，「從 52 張撲克牌中取一張時，抽到 5 或 6 的機率」就是抽到 5 的機率 $\frac{4}{52}$ 與抽到 6 的機率 $\frac{4}{52}$ 相加，所以得到 $\frac{8}{52} = \frac{2}{13}$。

　　如果兩事件不是互斥，又是甚麼情形呢？以上述抽撲克牌的例子，抽到紅心與抽到 2 就不是互斥。因為「紅心 2」是紅心也是 2。所以我們要計算「抽到紅心或抽到 2」的機率，也就是要計算抽中紅心的機率加上抽中 2 的機率，再減掉紅心 2 重複計算的機率，意思也就是要計算出 $P(A \cup B) = P(A) + P(B) - P(A \cap B)$。

　　從 52 張撲克牌取一張抽到紅心的機率為 $\frac{13}{52}$，抽到 2 的機率為 $\frac{4}{52}$，而抽到紅心 2 的機率為 $\frac{1}{52}$。所以「抽到紅心或抽到 2 的機率」要用不互斥的加法原理：$\frac{13}{52} + \frac{4}{52} - \frac{1}{52} = \frac{16}{52} = \frac{4}{13}$。

　　機率的加法原理也可以進行推廣，**也就是 3 個事件的加法原理**。在上述的問題中，抽到 2 的事件與抽到 4 的事件與抽到 6 的事件也是互斥的，所以抽到 2 或 4 或 6 的機率就可以分別直接相加。不過，抽到人頭牌（J、Q、K）與抽到紅心與抽到偶數點的三個事件就不是互斥，因此無法直接相加。當不是互斥的情形，可以試著用文氏圖畫出來，就很清楚哪些重疊部分的機率要相加或相減了。

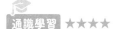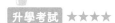
 06

獨立事件

瞭解機率中「獨立事件」的意思，這是數學機率問題的重要假設，與事件「互斥」是不一樣的概念。

 Point

獨立事件是指事件的發生互不影響

何謂事件獨立？

若發生事件 A 與發生事件 B 互不影響時，則我們稱 A、B 為獨立事件。

獨立事件定理

若 A、B 為獨立事件，則 $A \cap B$（A 且 B）發生的機率為

$$P(A \cap B) = P(A)P(B)$$

📖 從獨立事件的反面理解

　　希望讀者能夠瞭解機率中「獨立事件」的意義。獨立事件的定義是「兩事件的結果互不影響」。例如，擲一枚均勻硬幣兩次，第一次出現正面或反面，不會影響第二次擲出正面或反面。

　　假設 A、B 兩事件彼此是獨立事件，我們可以算出 A 與 B 同時發生的機率為 $P(A \cap B) = P(A)P(B)$。例如，第一次擲出正面、第二次擲出反面的機率是 $\frac{1}{2} \times \frac{1}{2} = \frac{1}{4}$。

288

接著我們考慮從 52 張撲克牌抽出一張為方塊的機率。第一次抽到的機率是 $\frac{13}{52}$。抽後放回，則第二次也抽出方塊的機率仍然是 $\frac{13}{52}$。第一次與第二次皆為獨立事件。

不過，如果是抽出之後不放回，則第二次抽牌的情形就會改變。當第一次抽到方塊，則第二次抽到方塊的機率變成 $\frac{12}{51}$（因為方塊少一張）。當第一次沒抽到方塊，則第二次抽到方塊的機率是 $\frac{13}{52}$（因為方塊數目不變）。因為**第一次的結果會影響到第二次，這兩者就不是獨立事件**，而是有相關性。

如果 A、B、C 三個事件為相互獨立的事件，除了必須兩兩獨立之外，也必須滿足 $P(A \cap B \cap C) = P(A)P(B)P(C)$ 的條件。

⎙Business 買尿布與買啤酒的機率

前面談到的獨立事件都是明確可以判斷出來的狀況，不過在面對實際問題時，要判斷兩事件是否獨立其實並不容易，所以必須思考不同事件之間是否真的獨立。

例如，超市的顧客買尿布的機率是 $P(A)$，買啤酒的機率是 $P(B)$。如果單單從表面上看，這兩種購買意向沒有任何關係，因此可以想成是獨立事件。

但在實際調查之後得到的銷售統計數據，發現購物單中若出現尿布，則同時出現啤酒的機率很高，也就是同時買這兩種商品的情形較多。這有可能是爸爸負責為小孩買尿布，通常也就順便買啤酒。顯然這兩個事件看起來以為是獨立事件，但其實卻有相關性。有些超商會在泡麵附近的位置放上滷蛋，應該也是統計發現到這兩個事件是有相關性的吧。

07 重複試驗

重複進行獨立試驗時，計算事件發生機率的定理。需要瞭解獨立試驗與組合公式，這也是二項式分布的基礎。

👆 Point
重複試驗用到組合的觀念

甚麼是重複試驗？

重複進行多次的獨立試驗稱為重複試驗。

重複試驗的定理

某試驗中，假設事件 A 發生的機率為 $P(A) = p$，不發生的機率就是 $1 - p$，如此重複進行 n 次試驗，A 發生 k 次（$k \leqq n$）的機率 P 為

$$P = \mathrm{C}^n_k \, p^k (1 - p)^{n-k}$$

例）擲一枚均勻硬幣 6 次，求出現 2 次正面的機率。

由於是重複進行獨立試驗，所以可以套用重複試驗計算機率的定理。此時，$n = 6$、$k = 2$、$p = \dfrac{1}{2}$，所以可計算出

$$P = \mathrm{C}^6_2 \left(\frac{1}{2}\right)^2 \left(\frac{1}{2}\right)^4 = \frac{15}{64}$$

📖 重複試驗是利用組合公式的概念

重複試驗是**重複進行多次同一個獨立試驗**。由於是重複進行，所以會有事件發生與不發生的組合，例如第一次發生、第二次不發生，則機率是 $p(1 - p)$。如果在 n 次試驗中發生 k 次，就會是 $p^k(1 - p)^{n-k}$。

接著我們想，在 n 次試驗中，事件發生 k 次有多少種組合方式。也就是在 n 個中選 k 次的方法數是 C^n_k。所以機率 $p^k(1 - p)^{n-k}$ 要乘上 C^n_k。

我們用實際例子來說明。擲一個公正的骰子 6 次，試求出現兩次 3 的機率。出現 3 的機率為 $\frac{1}{6}$，出現不是 3 的機率為 $\frac{5}{6}$。而每次試驗皆為獨立試驗，例如第二次與第六次出現 3 的機率為 $\left(\frac{1}{6}\right)^2\left(\frac{5}{6}\right)^4$，如下圖所示。

此圖只是出現兩次 3 的其中一種可能，我們現在想算出所有出現兩次 3 的機率，所以兩次 3 可以出現在 6 次重複試驗中的任何位置。我們就可以套用重複試驗公式，6 次出現 2 次的組合數是 C_2^6，因此所求機率為 $C_2^6\left(\frac{1}{6}\right)^2\left(\frac{5}{6}\right)^4$。

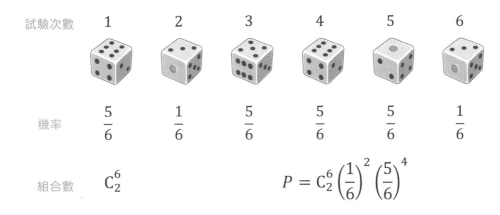

試驗次數	1	2	3	4	5	6
機率	$\frac{5}{6}$	$\frac{1}{6}$	$\frac{5}{6}$	$\frac{5}{6}$	$\frac{5}{6}$	$\frac{1}{6}$

組合數　C_2^6 　　　　$P = C_2^6\left(\frac{1}{6}\right)^2\left(\frac{5}{6}\right)^4$

▶Business 應用於風險管理的帕松分布

重複試驗的公式是統計學中二項式分布（*Binomial distribution*）與帕松分布（*Poisson distribution*）的基礎。我們可以藉由帕松分布預測發生機率低且隨機性事件的發生機率。

例如帕松分布應用於天災、交通事故、疾病等預測，另外也應用於保險與風險管理。帕松分布的首次應用，一般認為是在 19 世紀德國進行士兵被馬踢傷致死的分析。

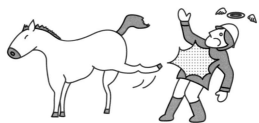

08 條件機率與機率的乘法原理

條件機率有些複雜，是貝氏統計學的基礎，請讀者務必熟悉本單元的內容。

> **Point**
>
> ### 在有條件的前提下，機率的分母會縮小範圍
>
> **條件機率**
>
> 在事件 A 發生的條件下，發生事件 B 的機率稱為條件機率，並且記做 $P(B|A)$ 或 $P_A(B)$。
>
> 當 A 與 B 皆為獨立事件，且 $P(A) \neq 0$、$P(B) \neq 0$，則 $P(B|A) = P(A|B) = 0$。
>
> **機率的乘法定理**
>
> 事件 A 與 B 會有以下關係式：
>
> $$P(A \cap B) = P(A) \times P(B|A)$$

📖 條件機率的分母會因條件而改變

條件機率是很重要的觀念，有些人可能分不清 $P(A \cap B)$ 與 $P(B|A)$ 的區別。$P(A \cap B)$ 是事件 A 與 B 同時發生的機率，而 $P(B|A)$ 是指事件 A 發生的前提下，B 也發生的機率。同理，$P(A|B)$ 是指事件 B 發生的前提下，A 也發生的機率。

舉例來說，某社團由 24 人組成，成員分別來自 A 地區與 B 地區。由於 A 地區位於郊區，因此成員有車的機率較高。A 地區與 B 地區的成員有無汽車的人數，如表所示。

	有車	沒有車
A地區	10人	2人
B地區	5人	7人

如果從社團成員中隨機選一人，此人有車的機率記做 $P(car)$，

經過計算可得 $P(car) = \dfrac{10}{24} + \dfrac{5}{24} = \dfrac{15}{24} = \dfrac{5}{8}$。住在 A 地區的機率

$P(A) = \dfrac{12}{24} = \dfrac{1}{2}$。住在 A 地區且有車的機率 $P(A \cap car) = \dfrac{10}{24} = \dfrac{5}{12}$。

到目前為止用表就可以查出來。

現在我們要考慮條件機率了，請問「已知選出的成員住在 A 地區，此人有車的機率？」那麼應該如何計算呢（請看下面的文氏圖）。此時分母的範圍改變了，之前的計算都是以全體成員 24 人為分母，在有設定條件的前提下，現在分母縮小範圍到住在 A 地區的 12 人，所以條件機率變成是在算這 12 人中有車的機率是多少，$P(A|car) = \dfrac{10}{12} = \dfrac{5}{6}$。

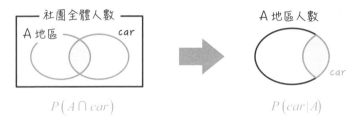

同理，如果是計算「已知選出的成員有車時，則此人住在 B 地區的機率」，那麼條件機率就會是 $P(B|car) = \dfrac{5}{15} = \dfrac{1}{3}$。

我們在此驗算一下機率的乘法定理

$P(A \cap car) = P(A) \times P(car|A)$，也就是

$\Rightarrow P(car|A) = \dfrac{P(A \cap car)}{P(A)}$

$\Rightarrow P(car|A) = \dfrac{5/12}{1/2} = \dfrac{5}{6}$

	有車	沒有車
A 地區	10 人	2 人
B 地區	5 人	1 人

我們整理一下，**在條件機率中的分母會因為給定的條件而改變，也就是計算機率的樣本空間的大小改變了**。有了這個定理，我們就能很方便地計算出條件機率。

09 貝氏定理

貝氏定理是貝氏統計（Bayesian statistics，或稱貝葉斯統計）的基礎，對於 AI 機器學習方面有興趣的讀者是很重要的內容。

👆 Point
由於貝氏定理，而產生了「加入經驗」的貝氏理論

貝氏定理

以下與條件機率有關的關係式稱為貝氏定理：

$$P(B|A)P(A) = P(A|B)P(B)$$

$$\Rightarrow P(B|A) = \frac{P(A|B)P(B)}{P(A)}$$

📖 熟悉條件機率就更容易理解貝氏定理

有時候條件機率在資料不足或未知的時候，不一定能夠很容易計算出來。因此可以利用貝氏定理，只要能求得三個機率 $P(A)$、$P(B)$、$P(A|B)$，就能推算出第四個機率 $P(B|A)$，目前廣泛應用在 AI 機器學習的領域。只要您熟悉如何計算條件機率，就更容易理解貝氏定理的用法。

這條貝氏定理很容易證明出來，依據機率的乘法定理 $P(A \cap B) = P(A) \times P(B|A)$，因為 $P(A \cap B) = P(B \cap A)$，因此將 A、B 對調可得 $P(B \cap A) = P(B) \times P(A|B)$。如此一來就可以得到這條式子：

$$P(A) \times P(B|A) = P(B) \times P(A|B)$$

💻 Business 判斷垃圾郵件

貝氏定理是 18 世紀的英國數學家托馬斯·貝葉斯（*Thomas Bayes*）推導出來的。以貝氏定理為基礎的貝氏理論，由於 AI 與機器學習的發展而受到

廣泛的注目。貝氏理論的最大優點就是「加入經驗」。也就是，可以藉由不斷更新，在使用的同時也能夠提升精確度，因此被認為相當適合用於機器學習。接下來，我們將介紹如何應用貝氏定理，進行判定垃圾郵件。

首先，我們將貝氏定理套用在以下的內容。事件 A 代表含有某些詞彙（*words* 例如「中獎」）的郵件，而 B 事件代表垃圾郵件（*spam*）。此時，我們想知道的是包含某些詞彙（*words*）的情形下，屬於垃圾郵件的機率，也就是 $P(spam \mid word)$。當這個機率越高，就可以判定包含這類內容的郵件為垃圾郵件。這個機率在貝氏理論中稱為**後驗機率**（*Posterior probability*）。

在下面的式子中，右邊的 $P(words \mid spam)$ 表示垃圾郵件中包含某些詞彙的機率，$P(spam)$ 則是垃圾郵件的機率，也稱為**先驗機率**（*prior probability*）。而分母的 $P(words)$ 則是使用這類詞彙的機率。

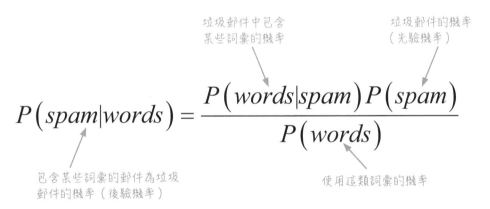

上式等號右邊的三個機率都可以從既有的郵件中分析出來，代入上式就可以得到郵件中出現某些詞彙時要判定為垃圾信的機率 $P(spam \mid words)$，然後我們就可以設定如果此機率大於或等於 0.9（90%）就判為垃圾郵件，否則就不是垃圾郵件。

雖然一開始垃圾郵件過濾的準確度較低容易將正常郵件誤判為垃圾郵件，但隨著機器學習不斷的更新參數，就會越來越準確。

蒙地卡羅法 (Monte Carlo method)

蒙地卡羅是位於摩納哥的旅遊勝地，同時也以當地的賭場聞名世界。據說此方法是為了擲骰子贏錢，而以蒙地卡羅為名。

蒙地卡羅法可以解決難以計算出解析解的數學問題，藉由指定的規則所產生的亂數進行模擬，進而得到近似的解。「利用亂數進行模擬」可能許多人沒辦法立刻理解，因此我們以求圓周率的例子來介紹蒙地卡羅法。

方法如下圖所示，我們在邊長為 1 的正方形中間畫出內接圓。接著使用亂數隨機產生兩個 0~1 的小數，並將這兩個數視為一個點的座標，並畫在此正方形內。如果此點落於圓的內部則畫成藍點，落在圓的外部則畫成黑點，如此不斷產生新的點。

假設總共產生 100000 個點，落在圓內的有 78537 個點，則此圓的面積為 $\dfrac{78537}{100000} = 0.78537$。既然知道此圓的近似面積，也知道圓的面積公式為 $\pi r^2 = \pi \left(\dfrac{1}{2}\right)^2 = \dfrac{\pi}{4} = 0.78537$。如此一來就可以得到圓周率 $\pi = 3.14148$ 的近似解。

蒙地卡羅法沒有甚麼特別的技巧，純粹是產生亂數計算比例，準確度也有待考慮，可是在解決實際的複雜問題時，仍然不失為一種有效率的估算方法。

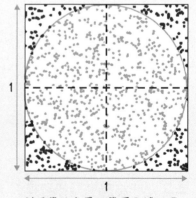

利用蒙地卡羅法算圓面積以得到圓周率的估計值

Chapter

15

基礎統計

瞭解平均值與標準差就算入門統計了

初學統計的人，最重要的就是瞭解**平均值 (期望值)** 與**偏差值**。其中，平均值就是生活中很常見的統計量，例如全班身高的平均值，就是量測並加總全班每個人的身高取平均，這是很容易理解的統計量。因此，我們學習的重點就在於「偏差值」(兩個值之間的差距) 的觀念。

標準差 (*standard deviation*) 是表示資料「離散程度」的統計量。標準差偏高代表甚麼意思呢？為什麼要用到偏差值的平方相加開根號呢？這就是本單元的重點。

學習統計時瞭解理論很重要，而且也需要一定的熟悉程度。統計上取得的資料通常很零散，光用紙筆難以記算得出來，所以都會藉助電腦的幫忙，像是利用 *Excel* 試算表，或者寫程式來分析取得的資料。

常態分布是統計學上的最大發現

在熟悉離散程度 (標準差) 之後，我們緊接著要學習的是常態分布 (*normal distribution*)。常態分布的參數 (變數) 包括平均值與標準差 (離散程度)，因此要理解常態分布之前，就必須先學習標準差，請讀者按照順序研讀。

常態分布又稱為高斯分布，是中央高起、左右遞減且對稱的鐘形 (*bell − shape*) 分布。常態分布是許多機率分布的重要基礎，這是因為由隨機因素造成的偏差，其偏差分布也會呈現常態分布。此外，大部份統計理論也是以常態分布為基礎。

常態分布的數學式中包括平均值與標準差，雖然看起來比較複雜，可是代表的意義並不難理解。要記得常態分布鐘形曲線下的總積分值為 1。

統計成立的前提

常態分布雖然是很有用的工具，但是使用方法不正確就可能會得到錯誤的結論。要注意成立的前提是「**隨機**」與「**大量的試驗次數**」。

統計上的隨機是指每一次的結果都會遵循某一種機率分布，例如隨機從 52 張撲克牌抽一張，每張抽中的機率都一樣，即遵循均勻分布。或者隨機擲 30 個骰子的點數和會是 30~180 之間的常態分布。

然而單次的隨機試驗不見得就會滿足該機率分布，例如隨機從 52 張牌中抽一張，抽完放回去再抽，總共抽 52 次，每張牌會剛好都各抽出來一次嗎？顯然不會！這是因為試驗次數不夠，因此需要大量的試驗次數，例如抽一億次，才會接近均勻分布。

同理，每次擲 30 個骰子的試驗，如果只做 100 次試驗，根本看不出來 30 個骰子的點數和會是常態分布，但如果做一億次試驗，則可明顯看出是常態分布。

通識學習的讀者

需要瞭解「平均值」「標準差」的意義。如果似懂非懂，那麼再往下學習就會很吃力。能用紙筆計算的就實際算一遍加深印象。接著再學習很重要的常態分布。若時間允許，可以接著研讀「相關係數」的內容。

工作應用的讀者

務必學會「平均值」「標準差」「相關係數」等內容，可利用 *Excel* 配合工作上的數據加深概念。常態分布屬於統計基礎，要能掌握該單元介紹的內容。

升學考試的讀者

統計至少有一題會出現在學測與指考的題目中，是進入大學與職場的必要知識，一定要試著學習，同時也可以加強對機率的理解。

01 平均值

平均值是統計學的基礎，並非單純計算幾個數字的平均那麼簡單，而且還有不同種類的平均值。

👆 Point

依用途適當使用平均值與中位數

平均值的種類

● 算術平均值（最常見的平均值）

$$X = (x_1 + x_2 + x_3 + \cdots\cdots + x_{n-1} + x_n) \div n$$

● 中位數（*median*）

將數據從小到大排序後，位於中間的數值（例如當有 $2n + 1$ 個數據時，第 $n + 1$ 個為中位數）。

● 幾何平均值

$$X = \sqrt[n]{x_1 x_2 x_3 \cdots\cdots x_{n-1} x_n}$$

例）求出下列 A、B 兩組數據的各種平均值。

A）1, 2, 3, 4, 5
B）10, 100, 1000, 10000, 100000

	算術平均值	中位數	幾何平均值
A	3	3	2.6
B	22222	1000	1000

📖 為何要算平均

讀者可以思考一下「為什麼要求平均值？」。實際上，平均值不只是小學課程中的算術平均值（所有數值相加後除以個數）。依照的目不同，而需要算不同的平均值。大多數求平均值的理由是想知道整體的平均，此時就是用算術平均數。不過，如果是 Point 中 B 的情形，由於每個數值的大小差異過大，就會出現奇怪的結果。在分析數據的時候，**要適當地選擇要採用算術平均值或是中位數**。

例如要計算國民平均年薪時，少數年薪數千萬或上億的富人，就能把國民平均年薪拉高到 80 萬，但實際上可能七成國民的年薪是低於 50 萬的。此時採用中位數就比用平均值要能反映大多數國民的實際狀況。

幾何平均值雖然不常見，但是會使用在計算比率的情形。例如每月營業額的成長率分別為 20％(1.2 倍)、60％(1.6 倍)、－10％(0.9 倍)，算術平均值是 23.33％。幾何平均值是 $\sqrt[3]{1.2 \times 1.6 \times 0.9} = 1.2$，也就是幾何成長率為 20％。如果第一個月的營業額為 100 萬，實際狀況：

$100 \times 1.20 \times 1.60 \times 0.90 = 172.8$（萬）。

用算術平均計算：$100 \times 1.23 \times 1.23 \times 1.23 = 186.1$（萬）

用幾何平均計算：$100 \times 1.20 \times 1.20 \times 1.20 = 172.8$（萬）

我們可以看到，用幾何平均算出來的值會與實際值最接近。

〔Business〕 所得分布的分析

下圖為某國政府根據每個家庭的年收入製作的圖表。整體的算術平均值約為 560 萬元，可能與大部分人的實際感受不同。這是由於有極端高所得的族群，造成整體平均大幅上升。此時，如果是參考中位數的 442 萬元，應該就比較符合實際的狀況。另外，圖表中的眾數（出現最多次的數據）是 300~400 萬元，也可以當作代表值使用。

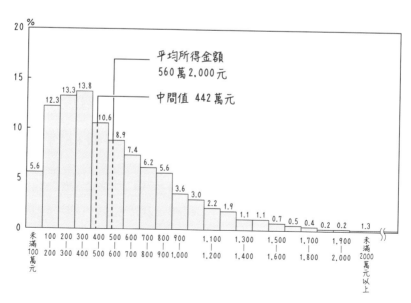

02 變異數與標準差

變異數與標準差是表示數據離散程度的指標，對於看懂常態分布函數圖形很重要，如果不弄清楚，在統計上很難再繼續學習下去。

Point
標準差是變異數開根號

變異數

我們要計算所有數據與平均值之間的偏差距離，但因為每一個偏差有正有負，因此全部取平方後相加再平均。假設有 n 個數據 x_1、x_2、…、x_n，此 n 個數據的平均值是 $\bar{x}$，則變異數 V 的定義為：

$$V = \{(x_1 - \bar{x})^2 + (x_2 - \bar{x})^2 + (x_3 - \bar{x})^2 + \cdots\cdots$$

$$+ (x_{n-1} - \bar{x})^2 + (x_n - \bar{x})^2\} \div n = \frac{1}{n}\sum_{k=1}^{n}(x_k - \bar{x})^2$$

標準差

因為變異數是將每個偏差距離取平方，因此要開根號之後才會是平均偏差距離，因此將變異數開根號稱為標準差，用符號 σ（唸做 $sigma$）表示：

$$\sigma = \sqrt{\frac{1}{n}\sum_{k=1}^{n}(x_k - \bar{x})^2}$$

> 變異數是標準差的平方，因此通常會用 σ^2 來表示。

例）有 6 個人測驗的分數如下，求出測驗的平均值、變異數、標準差。

座號	成績
1	73
2	97
3	46
4	80
5	69
6	55

平均值 $X = \frac{1}{6}(73 + 97 + 46 + 80 + 69 + 55) = 70$

變異數 $V = \frac{1}{6}\{(73 - 70)^2 + (97 - 70)^2 + (46 - 70)^2$
$\qquad\qquad + (80 - 70)^2 + (69 - 70)^2 + (55 - 70)^2\}$

$\qquad = \frac{1640}{6} \fallingdotseq 273.3$

標準差 $\sigma = \sqrt{V} \fallingdotseq 16.5$

為什麼知道數據的離散程度很重要？

　　我們考慮某班級進行數學與國文的測驗，兩科目的全班平均分數都是 60 分，而分數的分布情形如下兩個表所示。假設 A 學生兩科都得到 75 分，都比平均高 15 分。那麼數學 75 分與國文 75 分代表的意義是一樣的嗎？

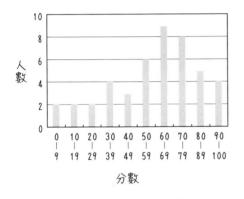

數學測驗的分數分布

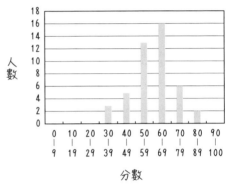

國文測驗的分數分布

　　雖然兩科個別的平均皆為 60 分，但成績分布完全不同。A 學生的國文與數學都是 75 分，可是兩科在班上的排名卻不相同。數學約排名第 12，而國文約排名第 5。從這個角度來看，國文 75 分在班上算優良，而數學 75 分算中上。

　　接下來我們來看標準差。經過計算之後，數學與國文的標準差分別是 24 分與 12 分（分數的離散程度，數學分數的散佈較廣，國文分數較為集中）。然後我們將兩科的平均再加上對應的一個標準差，所以數學是 60 + 24 = 84 分，而國文是 60 + 12 = 72 分，也就是說數學 84 分與國文 72 分的排名是一樣的。A 學生雖然此次測驗兩科分數相同，不過他國文的排名表現要比數學來得好。

📖 為何要平方？

應該有很多人會提問，在計算變異數時「為什麼偏差（每個數據減去平均值）後要平方」。同樣的問題也可以換個方式問「算出變異數後，為甚麼還要取平方根」，這樣不是很麻煩嗎？

其原因是每個數據減平均值的偏差會有正有負，如果將各偏差直接加總，會有正負相互抵銷的問題，例如有兩組數據 $(2,2,2)$ 與 $(0,2,4)$，平均值都是 2，數據與平均值的偏差分別是 $(0,0,0)$ 與 $(-2,0,2)$，若將偏差直接相加取平均，則兩組數據都會是 0，但顯然變異程度是不同的。我們再用 Point 中的例子，6 人分數（73、97、46、80、69、55）的平均值是 70 分。直接將每個分數減平均值再相加，如下所示：

$$(73 - 70) + (97 - 70) + (46 - 70)$$
$$+ (80 - 70) + (69 - 70) + (55 - 70) = 0$$

結果正負相抵造成偏差是 0，顯然不正確。為了避免產生這樣的情形，其實有兩種方法，第一種是將偏差取絕對值相加，第二種是偏差取平方。

因為在數學運算上取平方比較方便（不用考慮正負號），因此大多採用第二種方法。然後將各個數據的偏差取平方後一一加起來，除以數據的個數之後，就可以得到變異數。

因為在計算變異數時將每一個偏差都取平方，因此變異數開根號之後就可以回到真正的偏差距離，也就是標準差。標準差越大，就表示數據的離散程度越大。在後面單元 6 常態分布就會看到平均值與標準差這兩個統計量在函數圖形上代表的意思。

📖 計算變異數與標準差使用的函數

真實的數據量通常很大，要計算標準差通常不會手算，而是會用電腦軟體或寫程式進行運算。這時候，有一些要特別注意的事項。大部分的軟體都會提供計算標準差與變異數等函數的套件。例如 Excel 在計算標準差

時，提供 STDEV.P 與 STDEV.S 兩種函數。接下來，我們會說明兩種函數的使用時機。

STDEV.P 是為了計算「母體全體的標準差」，P 是 *Population* 母體的意思。而 STDEV.S 是為了求出「樣本的標準差」，S 是 *Sample* 樣本的意思。舉例來說，前者是使用於母體中每一個都為可知的情況，例如「計算 50 人參加測驗的標準差（母體中每個人的分數皆可知），也就是以全體的數據為基礎進行計算」。後者是使用於「為了估計整體台灣人民的數據（但難以取得母體中每個人的數據），故而抽取 500 人為樣本進行計算」。

兩者不一樣的地方在於，後者 STDEV.S 在平方相加後，不是除以 n 而會除以 $n-1$。實際上當 n 很大時，兩者的差異會非常小。不過，統計學的數據都代表一些特定的意義，因此使用時機一定要注意。

⌨Business 製程能力指標

工廠生產螺絲的長度會有誤差，如果技術精良、設備精密，誤差就會很低，但仍然會有誤差產生。代表誤差的數據即製造生產能力的指標，其中 Cp 是精度（*precision*）指標，也稱為製程能力指標。

規格寬度為 M（也就是規格上限 $-$ 規格下限），標準差為 σ，則製程能力指標 $Cp = \dfrac{M}{6\sigma}$，其中分母的 6σ 是 $\pm 3\sigma$（正負各 3 個標準差）的範圍可以達到 99.73% 的良率。

假設規格範圍是 9.0~11.0mm（表示規格寬度 M 為上限減下限等於 2.0mm），標準差為 0.2mm 時，經過計算 $Cp = \dfrac{2.0}{6 \times 0.2} \cong 1.67$。

如果 $Cp \geq 1.33$ 表示生產狀況良好，若 $Cp < 0.83$ 表示生產狀況很差，應該考慮停工做改善。

03 相關係數

相關係數是用來判斷數據之間是否有正相關性、負相關性,或是沒有相關性,在 AI 人工智慧領域都會用到。

Point
相關係數是用直線的觀念來看相關程度

相關係數

有 N 組 (x, y) 數據,要如何知道這些數據之間的相關性如何呢?我們可以利用下面相關係數的公式得知。式子中的 $\bar{x}$、$\bar{y}$ 分別為 x、y 的平均值,而 σ_x、σ_y 則分別為 x、y 的標準差。

$$r = \frac{1}{\sigma_x \sigma_y} \cdot \frac{1}{N} \sum_{k=1}^{N} (x_k - \bar{x})(y_k - \bar{y})$$

$$= \frac{(x_1 - \bar{x})(y_1 - \bar{y}) + (x_2 - \bar{x})(y_2 - \bar{y}) + \cdots\cdots + (x_n - \bar{x})(y_n - \bar{y})}{\sqrt{(x_1 - \bar{x})^2 + \cdots\cdots + (x_n - \bar{x})^2} \cdot \sqrt{(y_1 - \bar{y})^2 + \cdots\cdots + (y_n - \bar{y})^2}}$$

計算出來的相關係數 r 與相關程度的判斷條件如下:

$r > 0$:正相關　　$r < 0$:負相關　　$r = 0$:不相關

$|r|$ 越接近 1 時,表示相關程度越高。

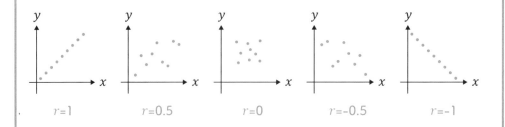

$r = 1$　　　　$r = 0.5$　　　　$r = 0$　　　　$r = -0.5$　　　　$r = -1$

相關係數用來表示兩種數據的相關程度

我們到目前為止討論的數據統計量及其計算方法，都是單一種數據的，考慮身高時就著重於身高的數據，如果目標是體重就只考慮體重的數據。在本單元會介紹如何**表示兩種數據的相關程度**，也就是「相關係數」的概念，例如，體重與身高的關係。

通常身高越高的人，體重也會越重，那麼假設其相關係數 $r = 0.5$，就表示是正相關。而物價上漲，則消費能力會下降，假設其相關係數 $r = -0.8$，就表示是負相關。如果擲出的骰子點數可以獲得點數 100 倍的獎金，那麼點數與獎金就是完全正相關，也就是 $r = 1$。如果擲骰子兩次，第一次擲與第二次擲是獨立事件，則相關係數會是 $r = 0$ 不相關。

一般判斷的依據，相關係數的絕對值大於 0.7 屬於高度相關，0.4~0.7 則是中度相關。

不過，**相關係數只能夠處理線性（直線）的相關程度**，如果數據的相互關係是拋物線時，也只能用直線的相關性去判斷。一般會將數據用散布圖畫出來（Point 下方的幾個圖就是數據的散佈圖），再計算相關係數，並用圖形確認相關程度。

Business 投資組合

投資機構在投資金融市場時，由於分散風險的必要，通常會將各種金融商品做投資組合，然後因應未來可能的世界局勢與市場變化做調整。

例如，台幣相對於美元持續升值時，進口商的進貨成本會降低，企業毛利增加，則股價會上升。當原油價格上漲時，運輸與製造業的成本增加，股價就會下降，但能源企業的股價會上升，各行各業也會因相關性而受到不同程度的影響。

真實世界會發生很多事情，彼此之間的相關程度不一，投資專家就必須具備判斷的能力，才能趨吉避凶，盡可能降低風險增加獲利。

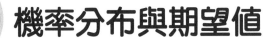
04 機率分布與期望值

機率分布讓我們知道某事件可能出現的所有可能結果，以及各結果的發生機率。機率分布有很多種，在單元 5、6 會分別介紹 3 種常見的機率分布。

 Point

機率分布的期望值與變異數的計算方法

機率分布

隨機變數中每個變數對應到的值出現的機率，即稱為機率分布。

例如下表中的隨機變數是 X，其中的每個變數 X_1、X_2、…、X_n 會對應到一個值，而每個值出現的機率分別為 p_1、p_2、…、p_n，而且機率加總要等於 1。

隨機變數 X	X_1	X_2	……………	X_n	加總
機率 p	p_1	p_2	……………	p_n	1

$p_1 \geqq 0,\ p_2 \geqq 0,\ \cdots\cdots,\ p_n \geqq 0 \qquad p_1 + p_2 + \cdots\cdots + p_n = 1$

機率分布的期望值與變異數

根據上表隨機變數 X 的機率分布，我們可以定義隨機變數 X 的期望值 $E(X)$、變異數 $V(X)$、標準差 $\sigma(X)$。

● 期望值：$E(X) = X_1 p_1 + X_2 p_2 + \cdots\cdots + X_n p_n$

$$= \sum_{k=1}^{n} X_k p_k$$

● 變異數：

$$V(X) = \left(X_1 - E(X)\right)^2 p_1 + \left(X_2 - E(X)\right)^2 p_2 +$$

$$\cdots\cdots + \left(X_n - E(X)\right)^2 p_n = \sum_{k=1}^{n} \left(X_k - E(X)\right)^2 p_k$$

$$= E(X^2) - \{E(X)\}^2 \text{：}\left(X^2 \text{ 的期望值}\right) - \left(X \text{ 的期望值}\right)^2$$

● 標準差：$\sigma(X) = \sqrt{V(X)}$

　　隨機變數與機率分布的觀念單靠定義並不容易理解，我們接下來用擲骰子的點數，介紹期望值與標準差的計算方法。假設有一個公正的骰子，隨機變數 X 表示「擲一次骰子，出現的點數」，則其對應到的所有可能的值會是 1~6，且因為是公正骰子，則每個點數出現的機率就會是 $\dfrac{1}{6}$。於是我們建立右下的機率分布表。

　　重點在於要將「所有」的點數納入，而且機率加總等於 1。如果不是 1，表示還有些對應到的值遺漏了，就無法計算期望值、變異數與標準差。現在要用機率分布來計算期望值、變異數與標準差：

期望值 $E(X) = 1 \cdot \dfrac{1}{6} + 2 \cdot \dfrac{1}{6} + 3 \cdot \dfrac{1}{6} + 4 \cdot \dfrac{1}{6} + 5 \cdot \dfrac{1}{6} + 6 \cdot \dfrac{1}{6} = \dfrac{7}{2}$

變異數 $V(X) = E(X^2) - E(X)^2$

其中，$E(X^2) = 1^2 \cdot \dfrac{1}{6} + 2^2 \cdot \dfrac{1}{6} + 3^2 \cdot \dfrac{1}{6} + 4^2 \cdot \dfrac{1}{6} + 5^2 \cdot \dfrac{1}{6} + 6^2 \cdot \dfrac{1}{6} = \dfrac{91}{6}$

$E(X)^2 = \left(\dfrac{7}{2}\right)^2 = \dfrac{49}{4}$，因此，$V(X) = \dfrac{91}{6} - \dfrac{49}{4} = \dfrac{35}{12}$

標準差 $\sigma(X) = \sqrt{\dfrac{35}{12}} \cong 1.71$

X	1	2	3	4	5	6
p	$\dfrac{1}{6}$	$\dfrac{1}{6}$	$\dfrac{1}{6}$	$\dfrac{1}{6}$	$\dfrac{1}{6}$	$\dfrac{1}{6}$

📟 Business 博奕的期望值

　　期望值的概念可以用於計算博奕的期望收益。如果有一個公益彩券的期望值是賣價的 50%，也就是買一張彩券要 100 元，但平均中獎的期望值只能回收 50 元，這種彩券會有人想買嗎？另外一個賽馬彩券的期望值約為 75%，表示花 1000 元平均可回收 750 元。雖然整體來說還是有很有可能虧錢，但至少期望值比前一個公益彩券還值得期待。

　　在商業投資的領域也會使用期望值的概念。投資機構在分析之後，制定出內部的機率分布表，計算出期望值作為投資的判斷依據。

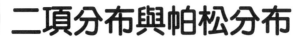
05 二項分布與帕松分布

二項分布與帕松分布表示隨機試驗只有「成功或失敗」、「正面或反面」…這一類只有兩種結果的機率分布。

Point

理解那一種現象屬於二項分布或帕松分布

二項分布（期望值：np，變異數：$np(1-p)$）

如果一個隨機試驗的結果只有兩種情形，就稱為伯努利試驗。

假設伯努利試驗（*Bernoulli trial*）成功的機率為 p，失敗的機率為 $1-p$，重複進行 n 次試驗，出現 k 次成功（也就是有 $n-k$ 次失敗）的機率為：

$$P(k) = C_k^n \, p^k (1-p)^{n-k}$$

帕松分布（期望值：λ，變異數：λ）

在二項分布的伯努利試驗中，如果試驗的次數 n 很大，但是 P 又很小的時候（例如電信公司每天處理撥打的電話數量非常多，但出現故障的機率非常小），這時候就適用於帕松分布。假設 λ 為成功的期望值（np），則 k 次成功的機率為：

$$P(k) = e^{-\lambda} \frac{\lambda^k}{k!}$$

例）下圖為利用二項分布與帕松分布畫出來的圖形。

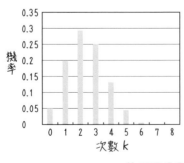

$n = 8$　$p = 0.3$ 的二項分布

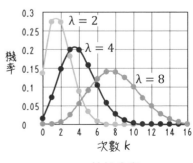

帕松分布

二項分布與帕松分布都是伯努利試驗（只會有兩種結果）的機率分布。而擲骰子由於有 6 種點數的結果，所以就不屬於伯努利試驗。不過，我們如果把擲骰子的條件改為「出現 3 以上的點數」，由於結果只有「小於等於 3」或「3 以上」兩種結果，就符合伯努利試驗的定義。

我們可以利用二項分布，正確地表示伯努利試驗的機率分布。當 n 較小時不會有甚麼問題，可是當 n 很大時在計算上就會有點麻煩。例如當 $n = 2000$ 就需要計算 $P(k) = C_k^{2000} p^k (1-p)^{2000-k}$，因此就可以考慮用其他的機率分布進行逼近。

當 n 很大但 p 卻很小，這種情況在真實世界非常多，像前面提到的電話故障的機率就很低，此外像是電商購物訂單量非常大，但客訴的機率很小也是如此，此時的二項分布就可以改用帕松分布的公式來進行逼近。帕松分布適合用於每單位時間內發生次數的機率分布，例如每小時會發生幾次客訴，λ 就是單位時間內的平均發生率。

💻Business 擊出安打的次數、瑕疵品的個數

我們在 Point 中畫出了 $n = 8$、$p = 0.3$ 的二項分布圖。如果我們將其視為某位打擊率 3 成的棒球選手，在 8 次打席中擊出安打的機率分布。從圖表可以發現，連續 8 個打席都沒有安打的機率（$p = 0$）也還有 0.05（5%），他在 8 次打擊中的期望值約為 2.38。

接下來考慮某工廠一天生產 1 萬個產品的情形。假設出現瑕疵品的機率 0.02%、0.04%、0.08% 時，對應到帕森分布每天產生不良品的個數為 λ = 2、4、8。

06 常態分布

常態分布被稱為統計學最重要的發現，我們會在本單元學習常態
分布的函數圖形與期望值、變異數的關係。

Point

常態分布的標準差越大，則圖形分布的範圍越廣

常態分布

用下面這個機率密度函數
(*probability density function*)
表示的機率分布稱為常態分布。

$$f(x) = \frac{1}{\sqrt{2\pi\sigma^2}} \exp\left(-\frac{(x-\mu)^2}{2\sigma^2}\right)$$

平均值（期望值）μ

變異數 σ^2，標準差 σ

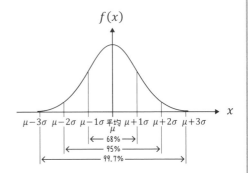

標準常態分布

將平均值為 μ，變異數為 σ^2 的隨機變數 X 進行 $Z = \dfrac{x-\mu}{\sigma}$ 的標準化
後，Z 的平均值會變成 0，也就是會平移到 $x=0$ 的位置做為中心，變異
數會變成 1。Z 的機率分布稱為標準常態分布（*standard normal
distribution*），其機率密度函數就是將 $\mu=0$、$\sigma=1$ 代入常態分布的機率
密度函數，就變成下式：

$$f(z) = \frac{1}{\sqrt{2\pi}} \exp\left(-\frac{z^2}{2}\right)$$

為什麼常態分布這麼重要？

常態分布是統計學中最重要的機率分布，因為真實世界中很多機率分布
都是遵守常態分布，因此許多假設都是以常態分布為前提。

常態分布重要之處在於形狀（**左右對稱的鐘型曲線**）與參數（**平均值 μ 與標準差 σ**）。常態分布函數圖形的橫軸是統計數據，縱軸為各數據的函數值。其中，常態分布是利用連續的機率密度函數，因此機率密度函數**曲線下的面積（積分值）就是機率**。

　　下左圖的常態分布圖形是表示測驗分數的散佈情形，函數下方由 50~60 分圍出來的面積對應的是考 50~60 分人數的佔比。所有考試分數的佔比加總為 100%，也就是計算從 0~100 分完整範圍的面積（積分值）。

　　決定常態分布的形狀要看標準差與平均值兩個參數。如下右圖，當參數改變時，圖形也會跟著改變。平均值 μ 是決定曲線中間位置。標準差 σ 決定曲線寬度，值越大表示數據離散程度越大，所以常態分布的範圍也變寬。曲線下的面積在 $\mu \pm \sigma$ 範圍所圍區域面積約佔全體的 68%，$\mu \pm 2\sigma$ 約佔全體的 95%，而 $\mu \pm 3\sigma$ 約佔全體的 99.7% 幾乎涵蓋所有的數據。

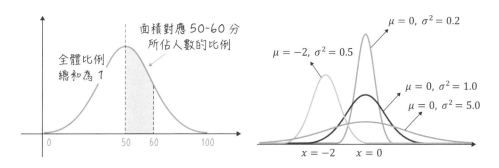

　　標準常態分布的隨機變數 Z 是經過標準化後的隨機變數，其標準差為 1 且平均值為 0。將函數積分求機率的過程有點複雜，不過在標準化後，可利用「標準常態分配表」的積分值，就可以簡單得到對應的機率。本書不介紹標準常態分配表的用法，您可上網搜尋。

Business 常態分布非萬能

　　真實世界中很多機率分布都是遵守常態分布，但實際上也有很多並非如此。特別是在股票等有價證券的統計時，許多大範圍價格變動的機率會超過常態分布的機率。雖然統計理論是以常態分布為前提，但我們也會發現常態分布與實際數據之間還是會有誤差，稱為統計預測的誤差。

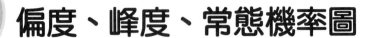

07 偏度、峰度、常態機率圖

偏度與峰度是常態分布的偏離指標，判斷一組數據是否符合常態分布，可以使用常態機率圖，讀者可以大概瞭解一下。

> **Point**
> **常態機率圖越接近一條直線，越會是常態分布的形狀**

偏度（skewness）

用於表示常態分布是左右對稱、左偏或右偏的程度。計算偏度的式子：

$$Sw = \frac{1}{n}\sum_{i=1}^{n}\left(\frac{x_i - \bar{x}}{s}\right)^3 = \frac{1}{n}\left\{\left(\frac{x_1 - \bar{x}}{s}\right)^3 + \left(\frac{x_2 - \bar{x}}{s}\right)^3 + \cdots\cdots + \left(\frac{x_n - \bar{x}}{s}\right)^3\right\}$$

峰度（kurtosis）

表示常態分布的平坦程度，峰度值越大代表分布的兩端尾部越厚，也就是中間越平坦。計算峰度的式子：

$$Sk = \frac{1}{n}\sum_{i=1}^{n}\left(\frac{x_i - \bar{x}}{s}\right)^4 - 3 = \frac{1}{n}\left\{\left(\frac{x_1 - \bar{x}}{s}\right)^4 + \left(\frac{x_2 - \bar{x}}{s}\right)^4 + \cdots\cdots + \left(\frac{x_n - \bar{x}}{s}\right)^4\right\} - 3$$

常態機率圖（normal probability plot）

一群數據是否符合常態分布，可以藉由常態機率圖做判斷。右圖的縱軸是數據的值，假設有 n 個，然後將標準常態分布圖用 n 個 x_i（分位點）將圖形切分成 $n+1$ 個區域，且每個區域的面積（機率）要相同，然後將這 n 個 x_i 分位點當作常態機率圖的橫座標。最後，配對縱軸的 n 個數據值就可以畫出 n 個點，再用一條直線去逼近這 n 個點，各點越貼近此直線，就越是常態分布，否則就不是常態分布。常態機率圖也稱為 $Q-Q$ 圖。

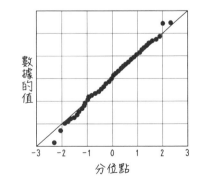

掌握常態分布的偏離程度

　　常態分布的圖形是左右對稱的鐘形，但有些數據會有偏左或偏右的情形。這個指標稱為偏度。常態分布的偏度為 0，若偏度為正，則偏左；偏度為負則偏右。

　　峰度是表示分布的平坦程度。峰度為 0 稱為常態峰；峰度大於 0 稱為高狹峰；峰度小於 0 稱為低闊峰。

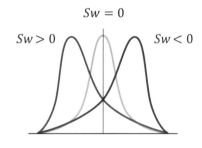

偏度（Sw）與機率分布的關係
$Sw = 0$ 為無偏離的常態分布

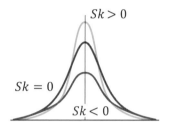

峰度（Sk）與機率分布的關係
$Sk = 0$ 為常態峰

Business ## 常態機率圖的使用方法

　　常態機率圖的圖形雖然有點不夠直覺，但讀者要記住：**如果整體數據呈現常態分布，則圖形上各點會形成一條漂亮的直線。如果偏離常態分布，離直線就會有些距離**。即使有時候會看到將橫軸與縱軸顛倒，不過判斷數據是否是常態分布的條件相同。

數據分布圖

縱軸 機率密度 （下方圍出的面積為機率）
橫軸 數據

  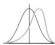

常態機率圖

縱軸 數據值
橫軸 分位點

   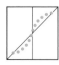

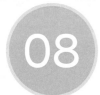

08 大數法則與中央極限定理

此為討論統計與機率的預設前提，可以瞭解統計上所謂的「多」是甚麼意思。

Point

當發生機率越低時，需要的統計樣本就越「多」

大數法則

● 試驗次數越多，得到的機率值會越接近理論的機率值。

● 樣本數越多，樣本的平均值會接近母體平均值。

中央極限定理

　　從母體取出 n 個樣本，假設樣本平均值的隨機變數為 X。若樣本數 n 足夠大時（大於 30），則無論原本的母體是否為常態分布，X 都會趨近於常態分布。

📖 怎樣才算「多」？

　　大數法則（*law of large numbers*）在直觀上非常明顯。也就是，當「試驗次數足夠多時，實際的試驗結果會接近數學的理論結果」。

　　我們考慮擲一個公正骰子，每個點數出現的機率理論上為 $\frac{1}{6}$。但我們如果統計擲 100、1000、10000 次，出現各點數的機率並不會是各 $\frac{1}{6}$，那是因為重複試驗的次數仍不夠多。若試驗的次數越多，例如 1 億次、10 億次…，就會越來越接近理論的各 $\frac{1}{6}$，這就是大數法則。

　　如果我們把問題改為從標示 1~60 號的卡片中抽取一張。縱使進行 100 次的重複試驗，沒抽到 1 號卡片的機率約為 19%，如果要接近理論值每張卡片被抽到的機率 $\frac{1}{60}$，那就要進行很多很多次的試驗。要記得，**到底需要多少次的重複試驗，會隨著出現機率的大小而異。**

有些產業是利用大數法則來獲利的，例如保險業。保戶計算保險的期望值時通常為負的，因為保險業是以收取的保費來支付保險理賠，這種讓公司獲利的流程非常明顯。舉例來說，我們考慮每 10000 小時會發生 1 次事故的保險。假設保險期間為 1 日。那麼每份合約發生事故的機率為 0.0024 $\left(1 \div \left(\dfrac{10000}{24}\right)\right)$，發生率相當低。不過，當保險公司有 5000 份合約時，平均有 12 (0.0024×5000) 份合約會發生事故，這是保險公司能夠管控的。

雖然發生事故的機率很低，但萬一發生事故，賠償金額可能不是一般人能負擔得起，因此還是多數人願意投保。保險公司只要依事故發生機率，精算出可以獲利的保費收入與理賠金額，就能夠銷售此種保單。

📖 中央極限定理：樣本平均值的分布會趨近常態分布

中央極限定理 (*central limit theorem*) 簡單來說就是「**無論母體是甚麼分布，只要獨立且隨機從母體中抽出的樣本數夠多，則樣本平均值的分布會趨近於常態分布**」。

這裡希望讀者不要誤解的是，接近常態分布的是「**樣本平均值**」。如下圖，以擲公正骰子為例，每個點數出現的機率皆是 $\dfrac{1}{6}$ 的均勻分布。但是重複試驗「一次擲 30 個骰子得到的點數平均值」非常非常多次，則此平均值會接近常態分布。也就是說，每次擲 30 個骰子會出現的點數和是 30~180，而點數和落在中間 105 附近的次數顯然要比落在兩端的次數來得高。因此其平均值落在 3.5 的次數會最高，而平均值落在 0 與 6 的機率最低。重複此試驗非常多次，平均值就會呈現常態分布。此外，「平均值分布」的離散程度稱為**標準誤** (*standard error*)，為標準差除以試驗次數的平方根。

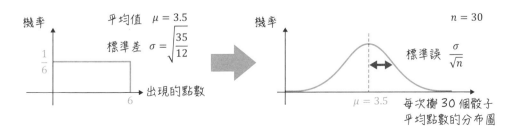

317

數據是統計的基礎

由於統計分析受到相當程度的重視，因此本書有部分篇幅著重在介紹統計的基礎。那麼為什麼統計會受到關注呢？其實答案很明顯，就是為了要取得有意義的數據。

在 IT 尚未發展的年代，例如超市賣場是以人工方式處理庫存與出貨管理。其中庫存管理則是以紙筆的方式記錄。所以，大量商品銷售時偶爾會發生生產量估計錯誤，或來不及補貨的情況，無法有效管理。

不過在 IT 化管理庫存系統後，就可以順利地掌握市區銷售點的庫存量，而解決上述沒有效率的管理模式。

隨著網路購物與電子支付的發展，廠商不僅能得到顧客的購買資訊，也能夠瞭解客戶的屬性 (性別、年齡、購買履歷等)。當廠商掌握這些數據，就能夠針對特定族群制定商品，配合有效率的市場行銷而增加購買慾望。統計學就是為了分析這類數據，而受到極大的關注。

不過，最重要的還是數據，統計只是用既有數據進行處理與分析的手段。本書並未著墨於「如何取得有效的數據」，不過這是目前最重要的課題，像是 Amazon、Google 與 Facebook 等企業因為掌握大量消費與供應的數據，再利用 AI 機器學習的技術加持，因此能夠成為 IT 產業領頭羊。因此，對於希望在工作上活用統計的讀者，首先應該著重在取得有意義的數據。

統計進階

統計需要電腦幫忙

本單元會介紹高中數學課程外的內容，包括**統計推測**（信賴區間的推測、假設檢定）與**多變量分析**（迴歸分析與主成分分析等）。

這些內容在計算上非常複雜，只能用電腦進行計算，不太可能靠紙筆算出來。隨著軟體技術與 AI 機器學習建模的框架（*framework*）提供許多方便的功能，軟體的函式庫在內部就能解決複雜的運算，有助於我們專心做分析工作。因此，對於沒有深厚數學背景的人來說，還是可以取得一定的成果。

不過如果不懂統計，一旦軟體跑出不符預期的結果時，一來可能無法判斷正確性，二來也沒辦法找出原因做修正。對於軟體工程師來說，要有能力找出問題所在並修正統計模型是非常重要的課題。

統計推論是藉由抽樣來推論母體

在統計上，母體的資料並不容易得知，例如要調查全體公民投票的傾向，我們就無法一一詢問到所有選民的投票意願，這不僅在執行上有其難度，更何況要花費大量的時間與金錢，因此大多是抽樣調查，所以只能在有限的數據內，得到推論的結果。

這時就需要推論統計學（*inferential statistics*），藉由抽樣得到的資訊就可以得到「某某事情在 95% 的信賴區間成立」等量化的結論。假設我想得到一個有意義的結果，經過重複多次抽樣後或許能獲得想要的數據。此外，即使有 95% 的信賴度，但還是有 5% 是錯的可能，因此本質上的問題還是收集到的數據代表性如何？這裡面就包括了統計的技術。

迴歸分析可以預測未來

多變量分析是為了探討多個變量關聯性的分析方法。例如，影響某商品的銷售量有許多因素，包括價格、顧客數、時間範圍、天氣、氣溫、宣傳等，我們可以將這些可能影響銷售量的因素視為多個變數（也就是自變數，不受其他變數影響），因此銷售量（1 個變數）便可由自變數組合出來，銷售量變數稱為依變數，會受到自變數的改變而改變。進行迴歸分析之後得到數學模型，以後只要輸入這些自變數的數據，就可以預測出銷售量。

不過，當自變數過多時，我們也可能發現某些自變數對銷售量的影響極小，或是某幾個自變數可以結合並刪減掉非必要的自變數，只保留最有價值的自變數，這種單純化的作法稱為「**主成分分析**」與「**因素分析**」。

通識學習的讀者

先著重於理解專有名詞的意義。需要知道信賴區間、假設檢定、虛無假設、p 值、迴歸分析、決定係數、主成分分析、因素分析等內容的概念。

工作應用的讀者

不僅要理解專有名詞，對於數學模型也應該要有相當程度的認識。雖然不需要實際做多變量分析，但也需要知道電腦內部會如何進行運算。

升學考試的讀者

這部分屬於大學或是職場才需要學習的內容，現階段應該要加強基礎內容的學習，太難的部分可以跳過。

01 母體平均數的區間估計

由樣本平均數估計母體平均數的方法，要著重於計算信賴區間的理論。

> **Point**
>
> ### 用樣本平均數為常態分布的觀念，來估計信賴區間
>
> 從母體中取出足夠大的 n（約 30 以上）個樣本 $\left(x_1, x_2, \ldots, x_{n-1}, x_n\right)$。此時，母體平均 μ 在 95% 信心水準（$confidence\ level$）下的信賴區間（$confidence\ interval$，母體平均數落在這個區間）會是：
>
> $$\bar{x} - 1.96 \times \sqrt{\frac{s^2}{n}} \leqq \mu \leqq \bar{x} + 1.96 \times \sqrt{\frac{s^2}{n}}$$
>
> 上式是 95% 信心水準的情形。如果將係數從 1.96 改為 1.64 是代表 90% 信心水準。如果係數是 2.58 則代表 99% 信心水準。
>
> 其中，$\bar{x}$ 為樣本平均且為母體平均 μ 的不偏統計量，也就是樣本平均值的期望值會等於母體平均值：$E\left(\bar{x}\right) = \mu$ 稱為不偏。s^2 為樣本變異數且為母體變異數 σ^2 的不偏統計量，也就是樣本變異數的期望值會等於母體變異數：$E\left(s^2\right) = \sigma^2$。
>
> $$\bar{x} = \frac{1}{n} \sum_{i=1}^{n} x_i \qquad s^2 = \frac{1}{n-1} \sum_{i=1}^{n} (x_i - \bar{x})^2$$

📖 由樣本統計值估算母體平均值

本單元會介紹從母體中隨機選出樣本，藉此估計母體平均值的方法。例如「隨機選出 100 名成年男性，計算這 100 人平均身高來估算全體成年男性的平均身高」等類似的問題。

考慮這類問題時，一定要注意的是**不偏統計量**（$unbiased\ statistic$）。根據中央極限定理，母體平均會與樣本平均一致。不過，如果按照一般方法考慮離散程度時，樣本變異數會比母體變異數少。

因此為了補正，樣本的變異數不是除以 n，而是除以 $n-1$ 使得更接近母體變異數，這稱為不偏變異數。

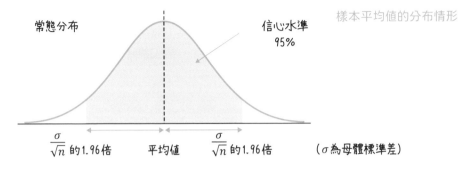

樣本平均值的分布情形

如同我們在 Chapter15 單元 8 提到的，假設母體平均數為 μ、母體標準差為 σ，而樣本平均數的平均 x 與樣本標準誤 $\dfrac{\sigma}{\sqrt{n}}$ 則是服從常態分布。而常態分布中 $\mu \pm 1.96 \times \dfrac{\sigma}{\sqrt{n}}$ 則包含 95% 的區間。因此，利用樣本平均數 x，那麼我們可以說：有 95% 的信心母體平均數 μ 位於 $x \pm 1.96 \times \dfrac{\sigma}{\sqrt{n}}$ 的區間。

應該有讀者發現上面的式子與 Point 中的式子不同。上面的式子是用母體標準差 σ 表示，而 Point 中則是以樣本的不偏標準差 s 表示。實際上，應該是要以 σ 表示，不過當 n 很大（約 30 以上）時 $\sigma \cong s$ 所以我們可以用 s 替換。當 n 較小時，Point 中推測的信賴區間會偏小，因此就必須要使用 t 分布（$t - distribution$）。由於本書沒有講述 t 分布，有需要的讀者請自行參閱統計學的專業書籍。

Business 成年男性的平均身高

隨機選取 100 名成年男性做為樣本，假設樣本的平均身高為 171cm，不偏變異數為 49，我們試著用樣本來估計整體成年男性的平均身高。

套用 Point 的公式，由於 $\sqrt{\dfrac{s^2}{n}} = \sqrt{\dfrac{49}{100}} = 0.7$，在信心水準 95% 的信賴區間為 $171 - 1.96 \times 0.7 \leq \mu \leq 171 + 1.96 \times 0.7$，也就是母體平均值會介於 $169.6 \sim 172.4\text{cm}$。也就是說，我們有 95% 的信心，整體成年男性的平均身高會在 $169.6 \sim 172.4\text{cm}$ 的信賴區間內。

母體比率的區間估計

經常使用於估計收視率與民意調查，藉由樣本來推估母體的情形。

Point

將估計母體平均數的 σ 改為 $\sqrt{p(1-p)}$

從母體中取出足夠大（約 100 以上）的樣本，其中樣本的比率為 p 時，我們可以推測母體比率 P（大寫 P）在 95% 信心水準下的信賴區間表示為：

$$p - 1.96\sqrt{\frac{p(1-p)}{n}} \leqq P \leqq p + 1.96\sqrt{\frac{p(1-p)}{n}}$$

上式是 95% 信心水準的情形，如果將係數從 1.96 改為 1.64，代表 90% 信心水準，如果係數為 2.58 則代表 99% 信心水準。

 由樣本統計值估算母體平均

假設我們要由某個樣本的調查結果，計算出政府內閣的支持率。為了得到可能的結果而計算樣本數的情形，就是本單元要介紹的**母體比率的區間估計**。

這個情形可以用「出現正面的機率為 p 的伯努利分布（投擲硬幣一次，觀察出現正面或反面的機率分布）」建立圖形。由於伯努利分布的標準差為 $p(1-p)$，將上一單元介紹的估計母體平均數的 σ 替換為 $\sigma = \sqrt{p(1-p)}$，就得到 Point 中的信賴區間。

樣本比率的分布如下頁圖所示。這裡的信賴區間則是用來描述母體比率 P（母體中某類別的個數／母體個數）。雖然 P 是用來計算信賴區間的，但是當 n 足夠大（100 以上）時，樣本比率 p（樣本中某類別的個數／樣本個數）由於很接近母體比率 P，所以就得到 Point 中的式子。

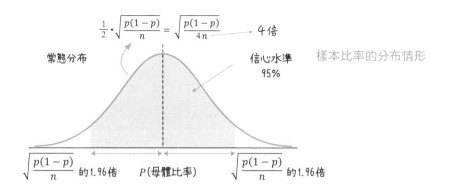

$$\frac{1}{2} \cdot \sqrt{\frac{p(1-p)}{n}} = \sqrt{\frac{p(1-p)}{4n}} \rightarrow 4 \,倍$$

常態分布　　　　　　　　　　　　　　　信心水準
95%

樣本比率的分布情形

$\sqrt{\dfrac{p(1-p)}{n}}$ 的 1.96 倍　　　　P(母體比率)　　　　$\sqrt{\dfrac{p(1-p)}{n}}$ 的 1.96 倍

💻 Business 電視節目的收視率

電視節目收視率是利用樣本的戶數來計算。假設某地區大約有 1500 萬戶（母體），我們的樣本數取 900 戶（樣本數）。我們想用這 900 戶的收視率去推估母體的收視率。

分別假設當樣本收視率為 $p = 0.2$（收視率 20%）、$p = 0.1$（收視率 10%）、$p = 0.01$（收視率 1%）的時候，$n = 900$ 在 95% 信心水準下的信賴區間，母體的收視率各為多少（分別將 p、n 代入 Point 公式中）：

$p = 0.2$　（收視率 20%）：$P = (20 \pm 2.61)\%$
$p = 0.1$　（收視率 10%）：$P = (10 \pm 1.96)\%$
$p = 0.01$（收視率 1%）：$P = (1 \pm 0.65)\%$

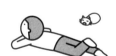

p 是 900 戶樣本的收視率，最後算出來的 P 是母體的估計收視率。例如當樣本的收視率為 10% 時，母體收視率有 95% 信心水準會在 8.04% 到 11.96% 的信賴區間內。

如果想要提高調查的精準度時，就是增加抽樣的戶數，如果提升精度讓離散程度減半（上圖 95% 信賴區間距離減半，中間會更高聳），則 n 的抽樣數要變成 4 倍，也就是需要調查 3600 戶。樣本平均收視率 10%，則 95% 信賴區間會是 $(10 \pm 0.5)\%$。當然抽樣的戶數越高，調查的費用也會越高，因此抽樣調查的精準度與費用有很大的關係。

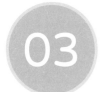
03 假設檢定

假設檢定經常用於品質管理等相關工作。先認識專有名詞的意義後，再嘗試理解內容。

Point

虛無假設與對立假設經過檢定後只有一個會成立

統計上的假設檢定

假設檢定可區分成「假設」與「檢定」兩個部分，其意義就是用統計方法去**檢定**（也就是驗證）虛無假設是拒絕或接受。

虛無假設與對立假設

虛無假設與對立假設是正反兩面，也就是說設定一個虛無假設時，其反面就是對立假設。例如驗證某學校的男女同學身高是否一樣？我們假設「男女身高相同」是虛無假設，其對立假設就是「男女身高不同」。

假設檢定的程序

(1) 建立欲拒絕的虛無假設與欲接受的對立假設。

(2) 決定要進行檢定的機率分布與顯著水準（*significant level*）。

(3) 以虛無假設為基礎並計算統計量，求出測定結果的發生機率 p。

(4) 求出的機率 p 若低於顯著水準，我們便拒絕虛無假設，並接受對立假設。
　　如果高於顯著水準，則無法拒絕虛無假設，表示虛無假設是可能的。

名詞解釋

- 顯著水準：虛無假設是否成立的機率值。一般設定為 5% 或 1%。例如設定 5% 時，計算出來的 p 值機率若小於 5%，表示拒絕虛無假設。

- p 值：當虛無假設成立時，樣本觀察結果出現的機率。p 值越高就表示虛無假設成立的機率越高，也就表示對立假設成立的機率越低。同理，若 p 值越低（低於顯著水準設定的機率值），就表示拒絕虛無假設。

接下來，我們利用以下的品管問題介紹假設檢定的過程。

（問題）A 工廠與 B 工廠生產相同的產品。某日，A 工廠取 200 個樣本，平均重量為 530g、標準差 6g。B 工廠取 180 個樣本，平均重量為 528g、標準差 5g。那麼 A 工廠與 B 工廠的產品平均重量是否不同？

由於我們想知道 A 工廠與 B 工廠生產的產品平均重量是否不同，因此我們建立如下的虛無假設與對立假設：

虛無假設：A 工廠與 B 工廠生產的產品平均重量相同

對立假設：A 工廠與 B 工廠生產的產品平均重量不同

統計量如右表所示。由於樣本數足夠大，因此我們假設樣本變異數與母體變異數相等。

	A 工廠	B 工廠
母體變異數	$\sigma_A^2 = 6^2$	$\sigma_B^2 = 5^2$
樣本數	$n_A = 200$	$n_B = 180$
樣本平均重量	$\overline{x_A} = 530$	$\overline{x_B} = 528$

接下來要做檢定，判斷是否應該拒絕虛無假設。我們要檢定 A 工廠與 B 工廠兩組樣本平均值的差，假設服從常態分布（Z 分布）。我們將顯著水準 α 設為 0.05（5%），標準差為 $\sqrt{\dfrac{\sigma_A^2}{n_A} + \dfrac{\sigma_B^2}{n_B}} = 0.5647$。計算兩者是否有顯著差異的檢定統計量 Z_0 的公式如右：$Z_0 = \dfrac{\bar{x}_A - \bar{x}_B}{\sqrt{\dfrac{\sigma_A^2}{n_A} + \dfrac{\sigma_B^2}{n_B}}} = 3.5417 \cdots \cdots \fallingdotseq 3.542$

由此可知，當顯著水準 $\alpha = 0.05$ 時，$|Z_0|$ 大於等於 Z 分布值 1.960，表示兩者的差異程度顯著，因此我們可以拒絕虛無假設，所以我們經過假設檢定後可以得知 A 工廠與 B 工廠生產的產品平均重量不同。但若 $|Z_0|$ 算出來小於 1.960，則表示兩者差異不顯著，就不能拒絕虛無假設。此時計算出來的 p 值小於 0.02%，也低於顯著水準。如果顯著水準是設為 0.01（1.0%），則 $|Z_0|$ 大於等於 2.58 表示兩者差異程度顯著。

04 單變量迴歸分析

我們可以從觀察到的數據中，找出一個迴歸方程式，能夠盡可能符合那些數據。本單元介紹只有一個變量的迴歸分析。

Point

找出誤差平方和最小的迴歸方程式

有 $(x_1, y_1), (x_2, y_2), \dots\dots, (x_n, y_n)$ 共 n 組數據，其中每一個 y_i 是已知的觀察值。我們要找出一個迴歸方程式儘可能接近這 n 組數據，用 $y = f(x)$ 來表示，而將 x 代入 $f(x)$ 後得出的 y 稱為預測值。當自變數只有一個時，稱為單變量迴歸分析。如果是線性迴歸，就是找出一條最能逼近這 n 組數據的直線方程式。

最小平方法

利用最小平方法可求出 n 個數據與迴歸方程式的誤差平方和：

$$\sum_{i=1}^{n} \{y_i - f(x_i)\}^2 \quad \leftarrow \text{每一筆數據與迴歸方程式的誤差取平方}$$

決定係數（或稱為判定係數）

決定係數 R^2 用於判斷迴歸方程式 $f(x)$ 是否能最大程度的逼近那 n 個數據。R^2 越接近於 1 就表示越符合，決定係數的定義如下。下式中的 μ_Y 是數據中 $y_1, y_1 \dots\dots, y_n$ 的平均值。

$$R^2 = 1 - \frac{\sum_{i=1}^{n} (y_i - f(x_i))^2}{\sum_{i=1}^{n} (y_i - \mu_Y)^2}$$

上式最右邊的分子是觀察值與預測值的誤差平方和，如果預測值越接近觀察值，則分子就會越接近於 0，則 R^2 就越接近於 1。

假設此迴歸方程式是線性方程式，也就是可以寫為 $y = f(x) = ax + b$，則 a(直線的斜率)、b(截距) 這兩個迴歸係數可以用下面的公式求出：

$$a = \frac{n \sum_{i=1}^{n} x_i y_i - \sum_{i=1}^{n} x_i \sum_{i=1}^{n} y_i}{n \sum_{i=1}^{n} x_i^2 - \left(\sum_{i=1}^{n} x_i\right)^2} \quad b = \frac{\sum_{i=1}^{n} x_i^2 \sum_{i=1}^{n} y_i - \sum_{i=1}^{n} x_i y_i \sum_{i=1}^{n} x_i}{n \sum_{i=1}^{n} x_i^2 - \left(\sum_{i=1}^{n} x_i\right)^2}$$

📖 迴歸分析的意義

右圖中有 10 個數據點，分別是
$(1,4)$、$(2,3)$、$(3,7)$、$(4,4)$、$(5,5)$、
$(6,3.5)$、$(7,5)$、$(8,7)$、$(9,9)$、
$(10,14)$，要找出一條離各數據最接近
的直線，要找出 $y = ax + b$ 的迴歸係
數，可代入 Point 中的公式，得到
$a = 0.809$、$b = 1.7$，也就是：
$y = 0.809x + 1.7$。

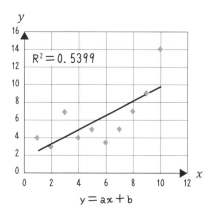

算出 $\mu_Y = \dfrac{4 + 3 + 7 + 4 + 5 + 3.5 + 5 + 7 + 9 + 14)}{10} = 6.15$

再將數字代入決定係數公式可得到

$$R^2 = 1 - \frac{46.01819}{100.025} = 1 - 0.4601 = 0.5399$$

R^2 越接近 1 表示此條迴歸線的精確度越高，不過看起來只有 0.5399，
從圖上也能看出這條直線離各數據點有不小的距離。真實案例的數據量可
能很高，就需要靠電腦來計算了。

💻 Business 活動的效果

推廣活動對於行銷人員相當重要，我們可以利用迴歸分析來看活動的效
果。如下圖，在特價期間，我們將贈送顧客明信片張數與來客數的資料進
行迴歸分析。此時，線性迴歸的
斜率為 0.1，表示每贈送 100 張
明信片，就會增加 10 名來客。
這樣的結果在討論行銷效果時很
有幫助。

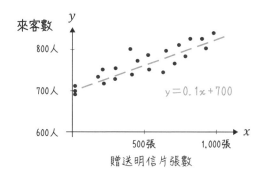

05 多變量迴歸分析

有兩個以上自變數的迴歸分析稱為多變量迴歸分析。通常真實世界的依變數都會受到至少兩個自變數的影響。

> **Point**
>
> ### 自變數超過1個，就是多變量
>
> 　單變量的線性迴歸分析中，我們將依變數 y 用只有 1 個自變數的 $y = ax + b$ 方程式就能表示出來。如果依變數 y 要用 2 個或多個自變數來表示的迴歸分析，例如 $y = a_1x_1 + a_2x_2 + \ldots + a_nx_n + b$，則稱為多變量迴歸分析 (*multiple regression analysis*)。
>
>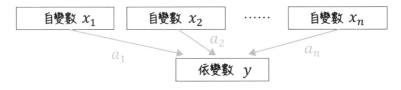

多個自變數的迴歸分析稱為多變量迴歸分析

　多變量迴歸分析是利用至少兩個自變數來描述依變數的方法。舉例來說，如果我們的依變數是營業額，在單變量迴歸分析中，我們只用顧客人數一個自變數來表示，但在多變量迴歸分析中，除了顧客人數以外，我們還可以納入其他影響因素，例如氣溫高低、是否假日的影響，這樣就會有三個自變數了。

　算出多變量迴歸分析的各項迴歸係數要複雜得多，通常不可能靠紙筆計算，所以這裡我們不會真的做計算，而是學習觀念即可。不過，請讀者至少要知道，各項迴歸係數的求法與單變量迴歸分析類似，同樣是利用最小平方法計算。

在實際做多變量迴歸分析時，要注意多個自變數之間可能會有關聯性，稱為**多重共線性**（*multicollinearity*）。例如，自變數中有顧客人數、男性顧客數、女性顧客數等 3 個變數。但我們知道「男性顧客數＋女性顧客數＝顧客人數」，也就是說這三個自變數是有很強的關聯性。在這種情況下，會讓多變量迴歸分析的精確度下降，因此需要排除類似的自變數。當我們處理掉多重共線性的問題之後，多變量迴歸分析的精確度就會提高，也就是決定係數會接近 1。實際進行分析的時候，若自變數過多，會增加運算的複雜度與時間，因此要注意自變數的數量也需納入運算成本的考量。

Business 氣候條件與農作物收穫量的關係

我們利用下表的氣候條件（月平均氣溫、日照時間、降雨量）與農作物的收穫量進行多變量迴歸分析。

平均氣溫(°C)	日照時間(h)	降雨量(mm)	收穫量(kg)
19.2	127	170	454.3
21.1	126	153	498.1
21.8	104	183	554.3
22.2	100	149	489.7

我們對以上的數據進行多變量迴歸分析後，就會得到以下的結果：

考慮 95% 的區間即可，大約是 ±2X（標準誤）

以 2 為標準，越大越好

以 0.05 為標準，越小越好

	係數	標準誤	t	P-值
y截距	−27.5	97.6	−0.28	0.7805
平均氣溫	11.6	3.82	3.04	0.0054
日照時間(h)	1.10	0.332	3.30	0.0028
降雨量(mm)	0.98	0.131	7.45	0.0000

再填入迴歸係數，得到下面的多變量迴歸方程式：

（收穫量）$= 11.6 \times$（平均氣溫）$+ 1.10 \times$（日照時間）$+ 0.98 \times$（降雨量）$- 27.5$

06 主成分分析

利用線性座標轉換的方式，將數據轉換到新座標後，找出彼此不相關的新變數，這些變數稱為主成分。在 AI 機器學習中可以用來找出真正有用的變數。

Point

為了降低數據的維度，找出兩兩不相關(互相垂直)的合成新變數

若原本數據的變數太多(維度太高)將不利於運算，可用主成分分析(PCA，$principal\ components\ analysis$)找出多個變數間的共通部分，而產生稱為主成分的合成變數，如此即可降低變數的數量。以下圖中的變數 x_1 與 x_2 為例，找出離散程度(變異數)最大的主成分係數 a、b。

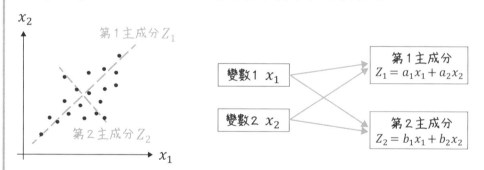

- 按照主成分的變異數(離散程度)，由大到小排序，並稱為第 1、第 2、… 主成分。
- 各主成分兩兩互相垂直。
- 一般來說，主成分係數滿足 $a_1^2 + a_2^2 = 1$ 的限制條件。
- 由於是找出主成分變數的個數，但是考量分析的目的(降低維度，減少數據量)，將誤差控制在可允許範圍內並且越小越好。

主成分分析是由原來多個變數，合成出較少的新變數，此時要注意**減少、最大變異數、垂直**等三個重點。

第 1 個重點的減少是指整理數據後，讓我們更容易進行判斷。例如，我們有國文、數學、英文等 3 科的測驗結果，計算總分的指標就類似於減少數據量的目的。由於 3 個科目的資料是 3 個維度，但總分只有 1 個維度，也讓我們更容易判斷合格、不合格。這就是減少數據量的優點。

第 2 個重點是最大變異數。我們試著考慮如果變異數太小會產生甚麼情形。假設數學測驗的成績由於題目過於簡單，所以 100 分有 20 位學生，另外 10 位學生則是因為計算錯誤而得到 95 分。類似這樣的考試沒有辦法正確判斷學生的學力程度。這就是變異數過低的情形。為了能夠進行正確的判斷，有足夠大的變異數才比較合適。

第 3 個重點是垂直。這裡就是我們在向量的單元說明的線性獨立。我們將統計資料用向量表示後，主成分分析就相當於變換座標軸（參閱 Chapter11 單元 3）。讓座標軸互相垂直後，就可以讓數據的不確定性影響減到最低。所以我們才會在主成分分析中，讓每個主成分兩兩互相垂直。

💻 Business 品牌印象調查

讀者是否有看過同一個產業中，各企業的品牌印象調查？根據每個企業的印象進行數十項的問卷調查，將得到的問卷進行主成分分析，而得到右圖的結果。

我們將問卷數十個題目結果，利用主成分分析整理成 2 個最重要的主成分，也就是「價格」與「科技能力」並對應到直角座標軸。如此一來，就可以很清楚區分出消費者對這六個企業的印象。

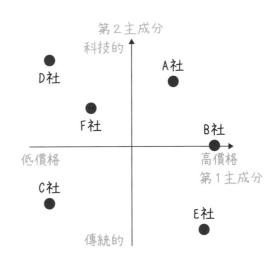

07 因素分析

透過數據分析的結果，將眾多變數用少數幾個變數（共同因素）做為代表。經常用於機器學習領域。

Point

找出眾多變數與少數共同因素的關係

因素分析（*factor analysis*）的目的，是想用少數的變數（共同因素）來代表原本較多的變數。因此需要找出共同因素與原本變數之間的相關性。

例如下圖，3 個變數可以用 2 個共同因素組成。其中，我們稱 a、b 與 c 為因素負荷量（*factor loading*，也就是變數與因素間的相關性，數值會在 0~1 之間，可以視為共同因數的加權），e 則稱為獨特因素或誤差項。

在因素分析中，事先想定共同因素與各變數關係的分析方法，稱為結構方程模型（*SEM*）。例如有的變數不受某共同因子影響。

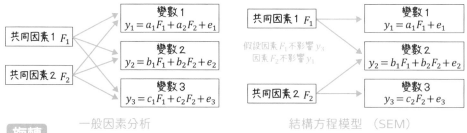

一般因素分析　　　　　　　　　　結構方程模型（SEM）

旋轉

有時候會旋轉座標軸來明確得到共同因素的意義。旋轉有保持垂直的正交旋轉（*orthogonal rotation*）與個別旋轉座標軸而不保持直角座標的斜交旋轉（*oblique rotation*）。其中，斜交旋轉也代表旋轉後，因素之間有相互關係。

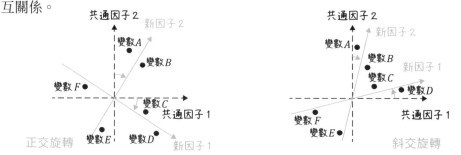

正交旋轉　　　　　　　　　　　　　　　　　斜交旋轉

因素分析與主成分分析的想法不同。主成分分析的目的是減少變數,由一群變數找出少數互相獨立的主成分,也就是「**變數→主成分**」。而因素分析則是將一群變數用共同因素乘上因素負荷量來表示,也就是「**共同因素→變數**」,實際上也就是用較少數的共同因素來代表一群變數。

因素分析的重點在於找到的「**共同因素代表甚麼意義**」。因此,我們會在一開始限制共同因素與變數的關係,或是為了明確得到共同因素的意義而旋轉座標軸等操作方式。所以,我們可以說因素分析的主要目的,是為了找出變數本質意義的方法。

💻 Business 顧客問卷的分析

假設某家餐廳想藉由問卷得知顧客滿意的重點。問卷中有 9 個問題的意見(下表左列,如同有 9 個影響變數),如果直接看這 9 個變數會覺得每個都很重要,那麼影響的變數就太多了,是否能夠找出共通點呢?我們針對問卷結果作因素分析,會發現這 9 個問題都可由 3 個共同因素乘上因素負荷量加總而來,也就是說 3 個共同因素可以用來代表 9 個變數。

下表可看出問卷上面 3 個問題與「有喜歡的餐點」因素的相關性最高(分數高於 0.60,藍字),中間 3 個與「能輕鬆享用」因素相關性最高,後面 3 個與「能與家人共餐」因素相關性最高。所以原本 9 個變數減為 3 個了。

問卷內容	因素		
	有喜歡的餐點	能輕鬆享用	能與家人共餐
有獨家的菜單	0.86	0.25	0.02
有季節性菜單	0.82	0.42	0.05
可以看見廚房	0.60	0.11	0.31
點餐容易	0.01	0.78	0.35
價格實惠	0.40	0.68	0.41
可選擇食物份量	0.12	0.64	0.46
有兒童菜單	0.02	0.00	0.94
愉快的用餐氛圍	0.00	0.00	0.71
內部裝潢舒適	0.00	0.01	0.62

數據是最大的敵人

數學理論是從西元前就發展至今，從國中一直到高中與大學所學到的數學，那些公式、定理都是千錘百煉的智慧結晶，也可以說是百分百正確的。但現代的統計學則是倚靠數據分析而來，因此數據的來源與可靠性就影響到之後的分析是否有意義，當然也包括分析的方法。

我們不能單純地相信數據，因為到處都存在著陷阱，例如量測儀器故障、錯誤的選取條件、甚至連在軟體中操作都可能出錯，因此一定要對取得的數據抱著懷疑的態度。

如果數據中出現明顯的錯誤，當然可以馬上發現，但是大部分的情形並不容易發現。當我們在解讀數據時，真的很需要感覺與經驗。

因為發現微中子（*neutrino*）而榮獲諾貝爾物理學獎的小柴昌俊（*Koshiba Masatoshi*）博士，他在完成微中子的報告後，並未馬上對外宣布，而是再經過詳細驗證後才發表。所以處理數據必須非常慎重，務必排除所有可能的錯誤。

說到錯誤，縱使是論文中的數學式子也還是有可能出錯。所以當引用論文內容時，也還是需要抱持驗證的態度。當然，既有的公式、定理與法則都已經過驗證不會有問題，但是在更專業的領域，能夠審查的人就更少，也就更有失誤的可能。可想而知，從網際網路搜尋而來的資訊，彼此抄來抄去，錯誤的資訊也就更容易散布，我們必須具備推理與驗證的能力才能判斷資訊的真偽。學習沒有捷徑，基本功一定要打好。

後記

本書是針對高中考生以及成年人的數學進行編寫，所以比起演練複雜的題目，我們比較著重在數學概念。經過閱讀本書後，應該對「甚麼是微積分」「甚麼是向量」「甚麼是統計」等等具備基本的能力。

當然，為了要能夠實際將數學應用到工作中，就不能只靠書本的知識，而是要面對職場中的問題，試圖思考並用數學的方法解決之，才能幫助你提升層次。

本書不是「好玩的數學」或是「數學的藝術」，而是重視實用，因此本質上就與過去其他數學書籍有明顯的區別。我們以廚房刀具為例，如果廚師的廚藝不高，就分辨不出優質刀具與便宜刀具之間有甚麼差異，不過藉由不斷磨練而提升廚藝，那麼優質刀具就可以為佳餚增添一層光輝，這是因為廚師的技藝達到一個層次之後，就能看出優質刀具的美。

數學也是工具，因此也適用同樣的道理。讀者能夠藉由本書，實際學習到實用的數學，並且在未來也能體會到數學的美。也希望讀者們在讀完本書之後，能對數學有更多的體會，並進而在有興趣的主題繼續努力。

蔵本貴文

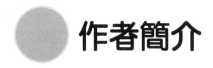

作者簡介

蔵本貴文（Kuramoto Takafumi）

1978 年 1 月生。關西學院大學理學院物理系畢業後，由於追求尖端物理的實踐與學習，而就職於某大型半導體企業。目前則是利用微積分、三角函數與複變數函數的知識，將半導體裝置的特性用數學式建立模型的專業工作。此外，也以工程類作家的身分撰寫書籍與編輯工作。著作有《學校不會教的數學！只要這一本書就可以讓你知道高中數學的重點與使用方法》（日本秀和出版社）。
Twitter 帳號：@engineer_writer

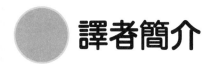

譯者簡介

黃鵬瑞 博士

日本弘前大學理學博士
淡江大學數學碩士
現職於台灣某上櫃光學公司研發部門，擔任專案工程師與負責資料分析等工作。
研究領域：線性代數、圖論